张玉琴临证用方选粹

赵凯　熊晓东　主编

辽宁科学技术出版社

图书在版编目（CIP）数据

张玉琴临证用方选粹 / 赵凯，熊晓东主编. — 沈阳：辽宁科学技术出版社，2020.5

ISBN 978-7-5591-1406-8

Ⅰ.①张… Ⅱ.①赵… ②熊… Ⅲ.①方剂学 Ⅳ.①R289

中国版本图书馆CIP数据核字（2019）第242000号

出版发行：辽宁科学技术出版社
（地址：沈阳市和平区十一纬路25号　邮编：110003）
印 刷 者：辽宁新华印务有限公司
经 销 者：各地新华书店
幅面尺寸：170mm×240mm
印　　张：24.5
字　　数：400千字
出版时间：2020年5月第1版
印刷时间：2020年5月第1次印刷
责任编辑：刘晓娟
封面设计：杜　江
版式设计：颖　溢
责任校对：王玉宝

书　　号：ISBN 978-7-5591-1406-8
定　　价：58.00元

联系电话：024-23284365
E-mail:lingmin19@163.com
htttp://www.lnkj.com.cn

张玉琴简介

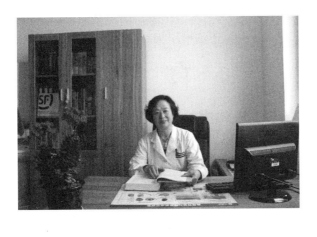

张玉琴教授1953年生于辽宁省沈阳市，主任中医师，博士生导师，毕业于辽宁中医药大学，系第五、六批全国老中医药专家经验继承工作指导老师，辽宁省名老中医，受聘于十余家医疗学术团体，担任副主任委员、常务理事、委员、编委等职，主持、参与国家、省、市级课题多项。

张玉琴教授擅长治疗消渴病及其并发症、瘿病、中风、眩晕、胸痹心痛、喘证、痹症等常见病及疑难疾病，在临床中取得显著疗效，深受患者好评。张玉琴教授尤其在消渴病及其并发症治疗方面造诣颇深。张玉琴教授通过多年临床实践，在学术上提出了消渴病的"三郁""三瘀"观点，认为消渴病的发生和"气郁、食郁、酒郁"密切相关，消渴病的后期会出现"湿瘀、痰瘀、血瘀"的病因病机。依据"三郁""三瘀"观点，张玉琴教授在消渴病治疗中提出了"肝脾同治"的主张，丰富了消渴病的病因病机，开创了消渴病治疗的新方法。

自 序

　　"中医药学是祖国的伟大宝库，应该努力发掘，加以提高。"几千年来，从古至今，无数优秀的医者，通过临床践行中医理论，证实了中医临床疗效，为中华民族的繁荣昌盛做出不可磨灭的贡献。

　　我近古稀之年，临床40余载，一直从事中医内科临床疾病的诊治工作，多年的临床实践使我对消渴、瘿病、中风、胸痹、郁证、不寐等内科杂病有些心得体会，治病救人得心应手使我感到欣慰，我愿意把自己毕生所得传于后辈，希望他们继承前辈精华，不断地努力，振兴中医事业，造福人类。

　　当今国家繁荣昌盛，人民生活蒸蒸日上，民族需要中医更加强大，中医药事业需要更迅猛的发展，国家中医药管理局设立了名老中医药经验的传承及名中医工作室建设项目，本人有幸被选为指导老师，医院也非常重视中医药传承工作。我的学生熊晓东主任，是名中医工作室建设项目的负责人，他带领名中医工作室的全体医生，热爱中医，尊师敬师，勤奋专研，踏踏实实搞临床工作，收集病例，总结经验，组织撰写论文，编写书籍。如此书能使读者和患者受益，为临床医生辨证施治提供一些思路和方法，我倍感欣慰，中医药事业后继有人，喜不自胜，欣然作序以资鼓励。

张玉琴

序 言

中医中药是中华民族文化瑰宝，为中华民族繁衍兴盛做出了巨大贡献。因此，中医药必须要传承发展，而医门传薪则是中医传承发展的重要环节，是国家培养优秀中医临床人才的具体措施。近年来，随着中医事业的蓬勃发展，中医传承越来越受到重视，得到社会各界的认可。实践证明，中医的传承不仅是中医技术的传承，更是中医文化的传承。

张玉琴全国名老中医传承工作室为国家中医药管理局2016年确定的建设项目，根据国家中医药管理局相关要求，通过整理和研究名老中医张玉琴的典型医案，常见病、疑难病的诊疗经验，总结其学术思想和临床经验，继承名老中医思想，发挥中医特色，并使之发扬光大。

张玉琴教授悬壶济世40余年，以仁心仁术治愈患者无数，积累了大量的经验和心得，实践出真知。名中医工作室全体学员在张玉琴教授言传身教指导下，耳濡目染，潜移默化中领悟到中医的博大精深。他们在繁忙的日常工作之余，笔耕不辍，将跟师侍诊时老师医案整理并加以分类研究，编撰成《张玉琴临证用方选粹》，其成果是工作室的一笔宝贵财富。为了加强成果的交流与推广，让更多中医人得惠于此，故将此书予以公开发行。本书以医案为切入点，注重临床实践，可作为中医临床人员参考用书。

赵 凯

前　言

　　"学经典，跟名师，做临床"这是年轻的中医医生成长的必经之路，为了更好地继承名老中医的学术经验，国家中医药管理局设立了名老中医药经验的传承及名中医工作室建设项目，笔者有幸跟师于全国名老中医张玉琴教授学习，收获良多。

　　学习期间我们通过跟师出诊、跟师查房等方式，对老师的学术思想和临证经验进行系统学习，并客观、准确、真实地记录了老师治疗各种疑难重病的临证思想和用药特点，同时加以分析研究，力求完整展现临床诊治全过程。老师以对岐黄医术强烈的使命感和责任感，将临床经验与中医经典理论相结合，心传口授，临证指导，把独到的用药经验毫无保留地教授予我们，其精神时刻激励着吾辈在中医临床的道路上不断前行。兹将老师的医案整理编辑成书，供同道借鉴。

　　本书以介绍老师临证用方遣药为重点。以经方、时方、自拟方为序，以验案举例为主线，重点介绍老师临证常用方51首，诸方按"组成""用法""功用""主治""方解"等内容介绍。选用典型病案附录于后，全书载病案达200多例，选案丰富，按语精详，处方精妙，全面反映了张玉琴教授临床的辨证治疗思想和用药经验。通过整理我们深深体会到老师扎实的中医功底以及遣方用药的独到之处。

　　书稿倾注了全体名中医工作室成员的辛勤劳动，在此，感谢工作室秘书陈西慧及工作室成员陈霞、孙欣、刘剑明、金晋、王淼、金华、王瑶为此书成稿所做的付出；特别感谢沈阳市第二中医医院的院领导及医务科等部门领

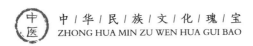

导对工作室工作的支持和指导。

　　本书内容精简实用，以医案实例为依托，理、法、方、药皆俱，便于读者掌握，适用于中医专业人员阅读参考。书稿已完成，由于学识所限，对医案整理研究有失全面，不能把老师的所有精华尽显，恳请各位同道批评指正。

目录

经方

时方

自拟方

张玉琴临证用方选粹

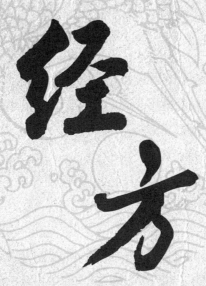

经方

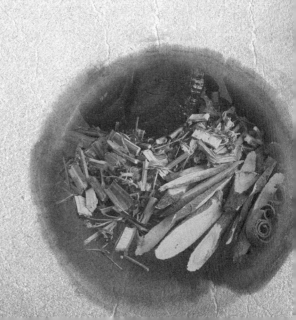

栀子豉汤《伤寒论》

[组成]栀子十四个（9g），香豉四合（6g）。

[用法]先煮栀子，后纳豆豉，去滓，分为二服，温进一服，得吐者，止后服。

（现代用法：水煎服）。

[功用]清宣郁热，除烦止躁。

[主治]外感热病气分轻症，表邪已罢，虚烦不得眠，甚者反复颠倒，心中懊
　　　侬，胸脘痞闷，饥不能食，舌苔薄黄腻，脉数。

[附录]

　1. 发汗后，水药不得入口为逆，若更发汗，必吐下不止。发汗吐下后，
虚烦不得眠，若剧者，必反复颠倒，心中懊侬，栀子豉汤主之。《伤寒论》

　2. 发汗若下之而烦热，胸中窒者，栀子豉汤主之。《伤寒论》

　3. 伤寒五六日，大下之后，身热不去，心中结痛者，未欲解也，栀子豉
汤主之。《伤寒论》

　4. 阳明病，下之，其外有热，手足温，不结胸，心中懊侬，饥不能食，
但头汗出者，栀子豉汤主之。《伤寒论》

　5. 下利后更烦，按之心下濡者，为虚烦也，宜栀子豉汤。《伤寒论》

[方解]栀子苦寒，入心、肝、胃、肺、三焦经，清泄郁热，其体轻上浮，清中
　　　有宣；淡豆豉辛甘，气味轻薄，入肺、胃经，解表宣热，和降胃气，宣
　　　中有降。栀子配伍淡豆豉，清中有宣，宣中有降，一宣一降，宣泄火郁
　　　而除烦。

【张氏临证经验】

一、治疗焦虑症（郁证）

[临床表现]性情急躁易怒，胸胁胀满，口苦而干，或头痛、目赤、耳鸣，或嘈杂吞酸，二便调，舌质红，苔黄，脉弦数。

[辨证]肝郁化火。

[治法]疏肝解郁泻火。

[方药]栀子豉汤加减。

[附]病案举例

患者汤某，女性，53岁，自由职业，2017年1月5日初诊。

主诉：心烦意乱3个月余。患者近3个月心烦意乱，急躁易怒，口苦而干，大便秘结，未予重视。今日来诊求治，现症见：心烦意乱，急躁易怒，口苦而干，纳可，夜寐欠安，二便调，舌质红，苔黄，脉弦数。

辨证：肝郁化火。

治法：疏肝解郁泻火。

处方：栀子10g，淡豆豉20g，柴胡10g，枳壳20g，白芍10g。14剂，水煎服。

二诊2017年1月21日：患者无心烦症状，情绪仍急躁易怒，口苦而干，夜寐欠安，二便调，舌质红，苔薄黄，脉弦数。上方加茯神20g。7剂，水煎服。

三诊2017年2月3日：患者无心烦症状，情绪平和，无口苦口干，夜寐安，二便调，舌质淡红，苔薄白，脉弦细。嘱咐患者调畅情志，起居有常，此后随访3个月，该患者未见复发。

[按]郁证是由于情志不舒、气机郁滞所致，以心情抑郁、情绪不宁、胸部满闷、胁肋胀痛，或易怒易哭，或咽中如有异物梗塞等症为主要临床表现的一类病证。该患临床症状当属肝郁化火所致郁证。患者平素情绪急躁，肝气郁滞，肝失条达，气机不畅，以致气郁化火，扰乱心神而致本病。方

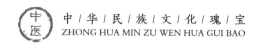

中栀子清泄郁热；淡豆豉调中除烦；柴胡疏解肝郁，白芍柔肝阴，枳壳理气，茯神宁心安神。诸药共奏疏肝解郁泻火之功。

二、治疗失眠（不寐）

[临床表现]心烦不寐，入睡困难，心悸多梦，伴头晕耳鸣，腰膝酸软，潮热盗汗，五心烦热，咽干少津，男子遗精，女子月经不调，舌红少苔，脉细数。

[辨证]心肾不交。

[治法]交通心肾。

[方药]栀子豉汤加减。

[附]病案举例

患者屠某，男，59岁，自由职业，2017年5月11日初诊。

主诉：失眠半年余。患者近半年因为工作压力大，出现失眠症状，每日睡眠不足3h，曾口服地西泮片治疗，初期失眠可改善，近4个月失眠症状加重，今来诊求疗。现症见：失眠，入睡困难，醒后不易复睡，每日睡眠3～4h，醒后疲乏，精神不振，伴有腰酸，时有盗汗，纳可，二便调，舌红，少苔，脉细数。

辨证：心肾不交。

治法：交通心肾。

处方：栀子10g，淡豆豉20g，熟地黄15g，山茱萸20g。14剂，水煎服。

二诊2017年5月28日：患者每日入睡5～6h，醒后精神饱满，仍有腰酸及盗汗症状，舌红，少苔，脉细数。上方加山药20g，继服14剂。

三诊2017年6月16日：患者每日入睡6～7h，醒后神清气爽，无腰酸及盗汗症状，舌淡红，少苔，脉细。嘱咐患者调畅情志，调整工作节奏，随访半年未见复发。

[按]不寐是以经常不能获得正常睡眠为特征的一类病证。多为情志所伤、饮食不节、劳逸失调、久病体虚等因素引起脏腑机能紊乱，气血失和，阴阳失调，阳不入阴而发病。《类证治裁·不寐》："阳气自动而之静，则寐；阴气自静而之动，则寤；不寐者，病在阳不交阴也。"该患者平素工作

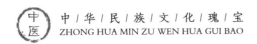

压力过大，心火亢盛于上，热扰心神，加之患者年近六旬，肾精渐亏，肾水不能上济于心，心火独亢于上故发本病。方中栀子清泄郁热，引心火下行，淡豆豉调中除烦，熟地黄、山茱萸、山药补肝肾之阴，使肾水与心火相交。

三、治疗心律失常（心悸）

[临床表现]心悸时发时止，受惊易作，胸闷烦躁，失眠多梦，口干苦，大便干，小便短赤，舌红苔黄，脉弦数。

[辨证]热扰心神。

[治法]清心安神。

[方药]栀子豉汤加减。

[附]病案举例

患者汤某，男性，39岁，自由职业，2017年9月6日初诊。

主诉：心悸3月余。患者近3个月无明显诱因反复出现心悸，劳累或情绪激动后加重，伴胸闷烦躁，失眠多梦。患者平素怕热，喜冷饮。今日特寻中医治疗来诊。现症见：反复心悸，伴胸闷烦躁，失眠多梦，每次发作持续时间1～3h，发作次数，4～5次/d，休息后自行缓解，纳可，大便干，小便短赤，舌红苔黄，脉弦数。心电图：窦性心动过速。

辨证：热扰心神。

治法：清心安神。

处方：栀子10g，淡豆豉20g，酸枣仁30g，柏子仁20g。14剂，水煎服。

二诊2017年9月22日：患者仍有心悸症状，每次发作持续时间30min至1h，发作次数，1～2次/d，无胸闷烦躁及失眠多梦，纳可，大便略干，小便略赤，舌红苔薄黄，脉弦数。上方加枳实15g，继服14剂。

三诊2017年10月14日：患者无心悸症状，无胸闷烦躁及失眠多梦，纳可，二便调，舌淡红苔薄白，脉弦细。3个月后随访未见复发。

[按]心悸是因外感或内伤，致气血阴阳亏虚，心失所养；或痰饮瘀血阻滞，心脉不畅，引起以心中急剧跳动，惊慌不安，甚则不能自主为主要临床表现的一种心脏常见病证。《伤寒论》及《金匮要略》中以惊悸、心动

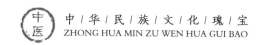

悸、心下悸等为病证名,认为其主要病因有惊扰、水饮、虚损及汗后受邪等。该患者平素怕热,喜冷饮,属于热性体质,热郁闭于内而化火,邪毒内扰心神,心神不安则心悸。栀子、淡豆豉清心火散邪热,枳实行气导滞,酸枣仁、柏子仁宁心安神。诸药合用清心安神。

肾气丸《金匮要略》

[组成]干地黄八两,薯蓣四两,山茱萸四两,泽泻三两,茯苓三两,牡丹皮三两,桂枝一两,附子一两(炮制)。

[用法]上为末,炼蜜为丸,如梧桐子大。每服15丸(6g),加至25丸(10g),酒送下,每日2次。(现代用法:水煎服)

[功用]补益肾气。

[主治]肾气亏虚所致腰痛、痰饮、水肿、消渴、脚气、转胞、虚劳等。小便不利或小便反多,伴腰膝酸软、耳鸣。舌质淡红,苔薄白,脉沉细。

[附录]

1. "男子消渴,小便反多,以饮一斗,小便一斗,肾气丸主之。"《金匮要略·消渴小便不利淋病脉证并治》

2. "虚劳腰痛,少腹拘急,小便不利者,八味肾气丸主之。"《金匮要略·血痹虚劳病脉证并治》

3. "夫短气有微饮,当从小便去之,苓桂术甘汤主之,肾气丸亦主之。"《金匮要略·痰饮咳嗽》

4. "妇人病,饮食如故,烦热不得卧,而反倚息者,何也?师曰:此名转胞,不得溺也。以胞系了戾,故致此病。但利小便则愈。宜肾气丸主之。"《金匮要略·妇人杂病》

5. 崔氏八味丸:"治脚气上入,少腹不仁。"《金匮要略·中风历节》

[方解]肾为先天之本,水火之脏,主藏精,内寓元阴元阳,肾气虚弱,阳气衰微,上不能蒸腾津液于肺而散布全身,下不能气化达于膀胱致开阖失

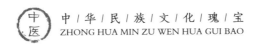
司。肾气丸在《金匮要略》中用治痰饮、腰痛、转胞等。医家张璐言：
"专用附、桂蒸发津气于上，地黄滋培阴血于下，萸肉涩肝肾之精，
山药补黄庭之气，丹皮散不归之血，茯苓守五脏之气，泽泻通膀胱之气
化。"

【张氏临证经验】

一、治疗糖尿病肾病（水肿）

[临床表现]面浮身肿，腰以下为甚，按之凹陷不起，心悸，气促，腰部冷痛酸
　　　　　重，尿量减少，四肢厥冷，怯寒神疲，面色㿠白或灰滞，舌质淡
　　　　　胖，苔白，脉沉细或沉迟无力。

[辨证]肾阳亏虚，水饮内停。

[治法]温肾助阳，化气行水。

[方药]肾气丸加减。

[附]病案举例

　　患者李某，女，71岁，退休职员，2015年4月7日初诊。

　　主诉：面浮足肿半年。患者半年前无诱因出现面浮足肿，畏寒肢冷，倦怠，未经诊治，今日来诊。现症见：面浮足肿，畏寒肢冷，倦怠乏力，面色㿠白、纳可，小便频数，大便秘结，夜寐安，舌淡而胖，尺脉沉细。既往糖尿病20年，未系统治疗。随机血糖：12.7mmol/L，尿常规：GLU：（++），pro：（+）。

　　辨证：肾阳亏虚，水饮内停。

　　治法：温肾助阳，化气行水。

　　处方：熟地黄30g，山茱萸15g，怀山药15g，茯苓30g，泽泻15g，牡丹皮15g，桂枝10g，制附子6g，牛膝10g，车前子10g。14剂，水煎服。

　　二诊2015年4月28日：患者自诉服药14剂后，颜面双下肢水肿显著消退，畏寒肢冷及倦怠乏力减轻，纳可，夜寐安，二便调。舌淡苔白，尺脉细。14剂，水煎服。

　　三诊2015年5月19日： 患者面浮肢肿痊愈，无畏寒肢冷诸症，纳可，夜寐安，二便调，舌质淡红，苔薄白，脉细。尿常规：GLU：（－），pro：（－）。上方去牛膝、车前子，熟地黄由30g减至15g，茯苓由30g减至15g。14剂，水煎服。

　　随访3个月，患者诸症未见复发。

[按]糖尿病肾病是糖尿病微血管病变，西医治疗主要是控制血糖、降压、调脂、改善微循环、低蛋白饮食等对症治疗，目前无特效药物。水肿是指因感受外邪，饮食失调，或劳倦过度等，使肺失宣降通调，脾失健运，肾失开合，膀胱气化失常，导致体内水液潴留，泛滥肌肤，以头面、眼睑、四肢、腹背，甚至全身水肿为临床特征的一类病证。《景岳全书·肿胀》所云："凡水肿等证，乃肺脾肾三脏相干之病。盖水为至阴，故其本在肾。"指出调肾在水肿治疗中的重要性。该患者糖尿病日久，久病及肾，阴损及阳，肾阳不足，气化无权，水湿浸淫，故发为水肿。患者面浮肢肿为肾气亏虚、气化无权所致，肾虚温煦失司则畏寒肢冷，倦怠乏力，肾阳亏虚，水液直趋下焦，故小便频数。方中熟地黄归肝肾经，滋阴养血，填精益髓，附子温阳通督，桂枝补火助阳，增强温补温阳，化气行水之功。山茱萸滋养肝肾，山药滋肾补脾，泽泻、茯苓、丹皮利水渗湿，车前子通利小便，牛膝引药下行，诸药合用，共奏温肾化气、利水消肿之效。

二、治疗前列腺肥大（淋证）

[临床表现]小便不甚赤涩，但淋沥不已，时作时止，遇劳即发，腰酸膝软，神疲乏力，形寒肢冷，四肢不温，舌质淡，苔白，脉细弱。

[辨证]脾肾两虚，膀胱气化无权。

[治法]补脾益肾。

[方药]肾气丸加减。

[附]病案举例

　　患者张某，男，41岁，自由职业，2015年7月14日初诊。

　　主诉： 尿频、尿不尽，会阴部胀坠不适2年，加重2周。2年前患者无明显诱因出现尿频、尿不尽，会阴部胀坠不适，当地诊为"前列腺肥大"，予口服哈乐胶囊及前列康片治疗，症状无改善。2周前着凉后症状加重，今来诊求治。现症见：尿频、尿不尽，会阴部胀坠不适，精神萎靡不振，畏寒肢冷，大便溏，纳少，夜寐安。舌边齿痕，舌苔白，舌质暗红，脉沉细。彩超：前列腺肥大。尿常规：WBC：（－），pro：（－）。

辨证：脾肾阳虚。

治法：补脾益肾。

处方：熟地黄30g，山茱萸15g，怀山药15g，茯苓30g，泽泻15g，牡丹皮15g，桂枝10g，制附子6g，炒白术30g，猪苓15g。14剂，水煎服。

二诊2015年8月1日：患者自诉服药后，尿频、尿不尽明显好转，会阴部略坠胀，仍畏寒肢冷，大便偶有溏泄。舌质红，苔薄白，脉沉细。原方14剂，水煎服。

三诊2015年8月27日：患者诸症已愈，无不适感，舌质淡红，苔薄白，脉细。改为金匮肾气丸口服3个月。

随访3个月，该患者未见复发。

[按]淋之名称，始见于《内经》。《临证指南医案·淋浊》指出："治淋之法，有通有塞，要当分别，有瘀血积塞住溺管者，宜先通，无瘀积而虚滑者，宜峻补。"实则清利，虚则补益，是治疗淋证的基本原则。该患者为肾阳虚所致淋证。肾阳虚气化不利，小便频数。肾阳虚温煦失司，则畏寒肢冷。熟地黄滋阴养血，附子桂枝辛温通阳，白术、山药、山茱萸补肝脾益精血；猪苓、泽泻、牡丹皮、茯苓利水渗湿。诸药合用共奏补脾益肾之药效。

三、治疗自身免疫性甲状腺病——甲状腺功能减低（虚劳）

[临床表现]神疲倦怠，腰背酸痛，遗精，阳痿，多尿或不尽，面色苍白，面浮肢肿，畏寒肢冷，下利清谷或五更腹泻，舌质淡胖，有齿痕，苔白，脉沉迟。

[辨证]肾阳亏虚，温煦失职。

[治法]温补肾阳。

[方药]肾气丸加减。

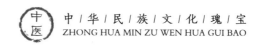

[附]病案举例

患者陆某，女性，59岁，自由职业，2016年3月5日初诊。

主诉：神疲倦怠、怕冷1年余。患者近1年神疲倦怠、怕冷，腰膝酸软，食少，纳呆。未予重视，今来诊求治。现症见：神疲倦怠、怕冷，腰膝酸软，食少，纳呆，夜寐安，二便调，舌质淡，苔白，脉沉细。甲状腺彩超：甲状腺弥漫性改变。甲状腺功能：FT3 1.8pg/mL，FT4 0.76ng/mL，TSH 6.9uIU/mL，TPO-ab 600IU/mL。

辨证：肾阳亏虚，温煦失职。

治法：温补肾阳。

处方：熟地黄30g，山茱萸15g，怀山药15g，白术10g，桂枝10g，制附子6g，菟丝子15g，鹿角胶20g。30剂，水煎服。

二诊2016年4月7日：患者诸症显著改善。甲状腺功能：FT3 2.2pg/mL，FT4 1.16ng/mL，TSH 3.9uIU/mL，TPO-ab600IU/mL。改用肾气丸口服1个月。

3个月后随访未见复发。

[按]虚劳又称虚损，是由于禀赋薄弱、后天失养及外感内伤等多种原因引起的，以脏腑功能衰退、气血阴阳亏损、日久不复为主要病机。《素问·三部九候论》说："虚则补之。"本病以补益为基本原则。该患者为肾阳虚所致虚劳。肾虚则神疲倦怠，阳虚温煦失司则怕冷，腰为肾之府，肾虚则腰膝酸软。熟地黄滋阴养血，附子桂枝辛温通阳，菟丝子、鹿角胶温补肾气，白术、山药、山茱萸补肝脾益精血。诸药合用共奏温补肾阳之效。

四、治疗多眠证（多寐）

[临床表现]倦怠嗜卧，精神疲乏懒言，形寒肢冷，面色㿠白，舌质淡，苔薄白，脉沉细无力。

[辨证]阳虚气弱，心神失荣。

[治法]益气温阳。

[方药]肾气丸加减。

[附]病案举例

患者范某，女，67岁，退休职员，2016年7月19日初诊。

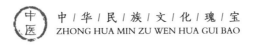

主诉：倦怠、多眠半年。患者近半年倦怠、多眠，每日睡眠时间14～16h左右，醒后疲乏无力，伴有形寒肢冷，曾就诊某西医院，予以复合维生素治疗，症状无改善，今来我院寻求中医治疗。现症见：倦怠、多眠、形寒肢冷，纳可，二便调。舌淡，苔薄白，脉沉细。

辨证：阳虚气弱，心神失荣。

治法：益气温阳。

处方：熟地黄30g，山茱萸15g，怀山药15g，桂枝10g，制附子6g，人参10g，升麻15g。30剂，水煎服。

二诊2016年8月5日：患者倦怠、多眠显著改善，每日睡眠时间8～12h，舌淡，苔薄白，脉细。原方再服14剂，水煎服。

三诊2016年8月20日：患者睡眠正常，精力充沛，无不适症状。随访3个月，未再发作。

[按] "多寐"之病名首见于清·沈金鳌所著之《杂病源流犀烛·不寐多寐源流》。多寐指不分昼夜，时时欲睡，呼之即醒，醒后复睡的病症。《内经》认为睡眠现象和阴阳二气有关，清醒是阳气盛的表现，入睡是阴气盛的结果，多寐的病机是阳虚阴盛。多寐者，阳虚阴盛之病。《灵枢》曰：足太阳有通项入于脑者，正属目本，名曰眼系。在项中两筋间，入脑，乃别阳跷阴跷，阴阳相交。阳入阴，阴出阳，交于目内。阳气盛则目，阴气盛则瞑目。熟地黄滋阴养血，附子、桂枝辛温通阳，白术、山药、山茱萸补肝脾益精血；人参大补元气，升麻升举阳气；诸药合用益气温阳。

五、治疗腰肌劳损（腰痛）

[临床表现] 腰痛以酸软为主，喜按喜揉，腰膝无力，遇劳则甚，卧则减轻，常反复发作，则少腹拘急，面色㿠白，手足不温，少气乏力，舌淡，苔白，脉沉细。

[辨证]腰为肾之府，肾虚则腰痛。

[治法]温补肾阳。

[方药]肾气丸加减。

[附]病案举例

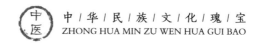

患者胡某，男，71岁，退休教师，2017年10月5日初诊。

主诉：腰痛4月余。患者近4个月无明显诱因出现腰痛，伴腿软无力，下肢发凉，痛时喜揉喜按，得温痛减，在当地医院行腰部CT：未见异常。予口服芬必得胶囊，症状无改善，今来诊求治。现症见：腰痛，伴腿软无力，下肢发凉，痛时喜揉喜按，神情倦怠，纳尚可，夜寐安，大便调，小便清长。舌淡白，苔白，脉沉细。

辨证：肾虚腰痛。

治法：温补肾阳。

处方：熟地黄30g，山茱萸15g，怀山药15g，茯苓30g，泽泻15g，牡丹皮15g，桂枝10g，制附子6g，杜仲20g，延胡索10g，补骨脂20g，桑寄生20g。14剂，水煎服。

二诊2017年10月21日：患者服药14剂后腰痛略有改善，腿软无力，下肢发凉明显缓解，舌淡白，苔白，脉沉细。上方继续口服14剂，水煎服。

三诊2017年11月9日：无腰痛诸症，精神状态佳，二便调，舌淡红，苔薄白，脉细。随访1个月，患者腰痛无复发。

[按]腰痛是指腰部感受外邪，或因劳伤，或由肾虚而引起气血运行失调，脉络绌急，腰府失养所致的以腰部一侧或两侧疼痛为主要症状的一类病证。

《素问·脉要精微论》指出："腰者，肾之府，转摇不能，肾将惫矣。"说明了肾虚腰痛的特点。《金匮要略》已开始对腰痛进行辨证论治，肾虚腰痛用肾气丸。本患者为肾阳虚所致腰痛。熟地黄归肝肾经，滋阴养血，填精益髓，附子温阳通督，桂枝补火助阳，增强温阳化气行水之功。山茱萸滋养肝肾，山药滋肾补脾，泽泻、茯苓、丹皮利水渗湿，杜仲、延胡索、补骨脂、桑寄生强腰脊止痛。诸药合用温补肾阳。

麻黄细辛附子汤 《伤寒论》

[组成]麻黄二两（10g）（去节），细辛二两（10g），附子一枚（10g）

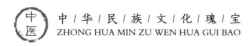
（炮，去皮，破八片）。

[用法]上三味，以水一斗，先煮麻黄减二升，去上沫，内诸药，煮取三升，去
　　　滓。温服一升，每日三服。

[功用]温经解表

[主治]少阴病兼表。

[附录]《伤寒论》第301条："少阴病，始得之，反发热，脉沉者，麻黄细辛
　　　附子汤主之。"

[方解]方中麻黄解表邪，附子温肾阳，细辛气味辛温雄烈，佐附子以温经，佐
　　　麻黄以解表，三药合用，于温阳中促进解表，于解表中不伤阳气。

　　本方在《伤寒论》原文中治疗少阴兼表证，少阴病，脉沉，感受外邪，
故反发热。治疗予以温阳解表之剂。麻黄附子细辛汤临证使用要点在于：脉
沉、舌淡、苔白、精神萎靡等阳虚之证，发热或不发热、恶寒无汗等表证。
《张氏医通》"暴哑声不出，咽喉异常，卒然而起，或欲咳不能咳，或无痰，
或清痰上溢，脉多沉紧，或数急无伦。此大寒犯肾，麻黄附子细辛汤温之，并
以蜜制附子嚼之，慎不可轻用寒凉之剂。"临床可用于呼吸道感染、过敏性鼻
炎、疼痛等有上述表现者。

　　现代药理研究，麻黄附子细辛汤的药理作用复杂。麻黄具有显著的发汗
解表、平喘镇咳、抗炎、抗过敏、镇痛及中枢兴奋作用，尚有显著的肾上腺
素样神经兴奋效果，能使血压升高，心搏增加，血糖升高。附子有显著的强
心、扩张外周肌肉血管、抗炎、镇痛、兴奋肾上腺皮质及抗寒冷作用。细辛
具有显著的镇痛、抗炎、解热、解除支气管痉挛，以及抗组胺、抗炎作用，
故既能增强麻黄的解热、平喘、抗炎、抗过敏等作用，又能增强附子的振奋
新陈代谢、强心、扩张外周血管、提高血糖、镇痛抗炎等效果。三药配合，
能较好地产生温阳散寒的效果。

　　麻黄　始载于《神农本草经》，有发汗散寒、宣肺平喘、利水消肿等功
效，用于风寒感冒、胸闷喘咳、风水水肿等。现代研究发现，其化学成分主
要包括生物碱类、挥发油类、黄酮等，生物碱为其主要有效成分。药理研究
表明有发汗、利尿、镇咳、平喘、解热及抗病毒等作用，近年来又发现麻黄
具有对抗急性血瘀症形成的作用。

附子　始载于《神农本草经》，有回阳救逆、补火助阳、祛风寒湿邪等功效，用于亡阳虚脱，心腹冷痛，虚寒吐泻，阳虚外感，寒湿痹痛等。现代化学研究发现，其主要成分为乌头碱、次乌头碱、新乌头碱等双酯型生物碱等。药理研究表明有强心、升压、抗缓慢性心律失常以及镇痛、抗炎等作用。

细辛　始载于《神农本草经》，有解表散寒、祛风止痛、通鼻窍、温肺化饮等功效，主治风寒表证、头痛、牙痛、风湿痹痛、鼻塞、痰饮咳喘等症。现代化学研究发现，其有效成分为挥发油，主要含甲基丁香酚、黄樟醚、细辛醚等。现代药理学研究表明细辛具有解热镇痛、镇静、中枢抑制、局部麻醉等多种药理作用。

麻黄附子细辛汤药理作用：①抗病毒作用，研究结果显示麻黄细辛附子汤可明显改善肾阳虚外感动物的生理状况，降低肺组织的病理损伤，显著升高血清中 TNF-α 水平，增强机体的抗氧化能力，从而达到对该病证的防治作用。②免疫调节作用，方中炮附子的作用最显著，两味药配伍研究，以麻黄、细辛配伍作用最为显著。③抗炎作用，研究结果表明麻黄附子细辛汤作为抗炎药物有效。④镇痛作用，研究经口给予麻黄细辛附子汤水煎液及醇沉液均有镇痛作用，并兼有一定的镇静作用。

【张氏临证经验】

一、治疗呼吸系统感染（咳嗽）

[临床表现]发热，或不发热，恶寒，乏力，或咳嗽，精神萎靡，舌质淡而润泽，白苔，脉沉。

[辨证]肾阳不足，感受外邪。

[治法]温阳解表。

[方药]麻黄附子细辛汤加减。

[附]病案举例

　　患者张某，女，53岁，自由职业，2018年1月16日初诊。

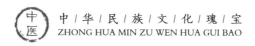

主诉：咳嗽、周身不适10余天。回国后（一直旅居加拿大）感冒，遂咳嗽，曾发热，经口服止咳药物、罗红霉素等，咳嗽略减，无发热，但一直周身不适、乏力、爱睡觉，怕冷，舌质淡红，舌尖红，苔薄黄，脉沉弱。既往：20余天前在中国医科大学附属第一医院做左乳腺结节切除术，近日觉消瘦。肺CT：双下肺见淡片影。

辨证：肾阳不足，感受外邪，入里化热。

治法：温阳散寒，止咳化痰。

处方：蜜麻黄6g，制附子10g，细辛5g，桔梗15g，紫菀15g，荆芥10g，百部15g，金银花15g，连翘15g。5剂，水煎服。

二诊2018年1月20日：咳嗽好转，欣喜告诉周身不适明显好转，较前有力，身体较前舒适，怕冷稍好转，觉后背窜痛，有时脖子痛。舌质淡红，薄白苔，脉沉而无力。上方减银花及连翘，改制附子为15g，加入葛根10g，桂枝10g。7剂，水煎服。

三诊2018年1月27日：患者咳嗽基本消失，怕冷好转，身体较前轻快，背部疼痛及脖子痛好转。舌质淡红，薄白苔，脉沉而无力。

上方去桔梗、紫菀、荆芥及百部。加入党参15g，茯苓15g，白术15g。以进一步益气扶正、温阳止痛。15剂，水煎服。

[按]按中医辨证施治，并非所有的炎症，均用清热解毒药物。该患按体质学说为素体阳虚，其平素的怕冷、疲惫、乳腺结节均为阳虚的表现。在感受外寒后，出现了发热，咳嗽，周身不适、乏力、爱睡觉，怕冷。这里的发热，并非高热，结合其舌、脉可知阳虚外感无疑。故采用温阳解表、宣肺止咳化痰之法而取效。复诊发现患者又现阳虚寒滞关节之证，参附子汤之意，加入党参15g，茯苓15g，白术15g，桂枝10g，葛根10g。以进一步益气扶正、温阳通络止痛。附子汤（305条：少阴病，身体痛、手足寒、骨节痛、脉沉着，附子汤主之。附子二枚，茯苓三两，人参二两，白术四两，芍药三两）。

二、治疗过敏性鼻炎（鼻渊）

[临床表现]突然和反复发作的鼻痒、喷嚏、流清涕、鼻塞，乏力，精神萎靡，

或有平素爱感冒，怕冷，汗出多等。舌质淡而润泽，白苔，脉沉。

[辨证]肾阳不足，表虚外感风邪。

[治法]温阳解表。

[方药]麻黄附子细辛汤加减。

[附]病案举例

患者赵某，男，45岁，文职，2018年3月2日初诊。

主诉： 反复流涕不止，喷嚏不断3年余，加重4天。患者于3年前受寒后突然出现流涕不止，喷嚏不断，平素怕冷，恶风，后遇凉即发，尤晨起喷嚏连连，眼、鼻、咽痒，鼻塞流清涕，活动后症减。4天前熬夜疲劳加之着凉后上症又作，喷嚏、流涕，怕冷、恶风，乏力。胃纳欠佳，小便可，大便三至四日一行。舌淡红苔白，脉沉紧。

辨证： 阳虚感受外寒。

治法： 温阳宣肺散寒。

处方： 蜜麻黄10g，细辛3g，制附子10g，苏叶10g，防风10g，桔梗10g，杏仁10g，炙甘草10g。3剂，水煎服。

二诊2018年3月6日： 患者服上方后流涕及喷嚏减轻，仍觉鼻塞，怕冷好转，仍有汗出恶风。胃纳好转，大便已解，舌淡红苔白，脉沉紧。胃纳好转，大便调，上方去苏叶及杏仁、桔梗，加入黄芪15g，白术20g，白芷10g，改制附子为15g。10剂，水煎服。

三诊2018年3月16日： 患者流涕及喷嚏基本止住，鼻塞好转，怕冷减轻，仍有时乏力，汗多，恶风，二便调。舌淡红苔白，脉沉。上方去白芷，改麻黄为6g，加入党参15g，陈皮10g以健脾益气，共奏益气扶正，温阳止汗之功。15剂，水煎服。

后随访至今未发。

[按]过敏性鼻炎是以突然和反复发作的鼻痒、喷嚏、流清涕、鼻塞等为特征的一种常见、多发性鼻病，常反复发作，缠绵难愈，影响患者的生活质量。其成因为：元阳不足，肺气不固，失其卫外功能而表现为一系列的肺气虚寒之证。治疗上麻黄附子细辛汤温肺散寒，常常辅以玉屏风散以益气固表，共奏补气温阳、散寒固表之功。

玉屏风散方由黄芪、白术、防风组成。方中黄芪益气固表；白术健脾益气，助黄芪以加强益气固表之功，使气旺表实；佐以防风走表祛邪。三者合用，补中寓散，固表而不留邪，祛邪而不伤正，共奏益气固表之功。现代研究表明，玉屏风散能增强机体免疫功能，且对机体免疫功能呈双向调节性效应，麻黄附子细辛汤具有抗炎、调节免疫的作用。另外，可加入一些抗过敏的中药如乌梅、蝉蜕和通鼻窍的中药如辛夷、苍耳子、白芷等以改善症状。

另外，毕竟麻黄附子细辛汤与玉屏风散均为补益温热之药，需注意防止伤阴，不可过量。

三、治疗心律失常（心悸）

[临床表现]心悸不安，时有胸闷气短，恶寒，乏力，精神萎靡，舌质淡暗，白苔，脉沉而无力。

[辨证]心阳不足，鼓动无力。

[治法]温阳散寒。

[方药]麻黄附子细辛汤加减。

[附]病案举例

患者窦某，女，53岁，文职，2018年4月12日初诊。

主诉： 反复心慌气短5年，加重1周。患者于5年前出现心慌气短，悸动不安，胸闷，伴有乏力，怕冷，手足不温，夜寐欠安，曾做动态心电图提示：病态窦房结综合征，平均心率52次/min，最低35次/min，曾有一次晕厥，建议做起搏器治疗，患者拒绝。一直间断用药维持。1周前因事劳累受凉，出现心悸不安，胸闷气短，背冷肢凉，双下肢肿胀，乏力，纳差，寐欠安，二便尚可。舌淡暗，苔薄白，脉沉迟无力。心电图：窦性心律不齐。辨证：心阳不足，阴寒闭阻。

治法： 温阳散寒。

处方： 蜜麻黄10g，制附子10g，细辛5g，生晒参20g，麦冬15g，五味子10g，丹参10g，桂枝10g，炙甘草15g。5剂，水煎服。

二诊2018年4月17日： 患者心悸胸闷大为好转，怕冷好转，心中畅快，双下肢仍微肿，乏力减轻，夜寐好转，舌质淡暗，苔薄白，脉沉迟无力。调整治疗，上方加入黄芪20g，改丹参20g，加入瓜蒌15g，茯苓15g以益气宽胸，健脾利湿，活血通络。10剂，水煎服。

三诊2018年4月28日：患者怕冷明显减轻，心悸偶作，胸闷好转，乏力减轻，双下肢基本不肿，纳可，寐安，二便调。舌淡、苔薄白，脉沉无力。上方减去茯苓，改黄芪为30g，继服15剂，水煎服。

电话随访症状基本消失。

[按]麻黄附子细辛汤现代药理学研究认为，麻黄碱可兴奋中枢神经系统，提高窦房结功能，附子的有效成分是去甲乌头碱，该药可能是β受体部分激动剂，主要作用于慢通道而发挥其抗缓慢型心律失常的作用，同时可改善窦房结的自律性，改善窦房、房室的传导，明显缩短A-H间期，可使病态窦房结综合征患者的窦房结恢复时间、窦房结校正恢复时间、窦房传导时间缩短，窦房结固有心率加速，细辛亦可兴奋β受体，提高心率，从根本上改变了心脏的病理状态，从而使心律恢复正常。

缓慢型心律失常属于中医胸痹、心悸及迟涩结代脉的范畴，皆因心阳不振，气虚血瘀所致。常用麻黄附子细辛汤合桂枝甘草汤、生脉饮等合方治之。肾阳为一身阳气之根本，阳气损伤日久，必然心阳不足，阴寒内生，心悸胸闷、四肢厥冷随之发生。以麻黄附子细辛汤温阳散寒，使心胸中阴霾消散，桂枝甘草汤为温心阳之基本方，治疗"心下悸，欲得按"之证，生脉饮益气养阴生脉，合用以温阳益气，通脉。临床可以酌加宽胸理气、活血之品如薤白、瓜蒌、丹参之类以标本兼治。

四、治疗乳腺增生症（胁痛）

[临床表现]乳腺增生，乳房胀痛，常见恶寒，乏力，精神萎靡，舌质淡而润泽，苔白，脉沉。

[辨证]肾阳不足，阳虚寒凝。

[治法]温阳散寒。

[方药]麻黄附子细辛汤加减。

[附]病案举例

患者张某，女，41岁，教师，2018年3月2日初诊。

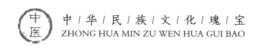
主诉：双乳胀痛6年。6年前出现每于月经前双乳胀痛不适，烦躁易怒，乳腺彩超提示：乳腺增生。伴有怕冷、乏力，纳可，夜寐安，小便调，大便干。乳腺彩超：双乳见多发结节影，大者1.2cm×1.8cm。舌质暗淡，体胖大，有齿痕，苔薄白，脉沉。既往荨麻疹，碰凉水后皮肤易出现荨麻疹，瘙痒。

辨证：阳虚寒凝。

治法：温阳散寒。

处方：麻黄10g，细辛10g，附子15g，黄芪30，白芷20g，当归20g，皂刺20g，赤芍20g，白术30g，茯苓30g，炙甘草30g。5剂，水煎服。

二诊2018年3月7日：药后患者周身发热，舒适，怕冷乏力减轻，发现皮肤碰冷水后出现荨麻疹减轻，舌体胖大，边有齿痕，苔薄白，脉沉。上方加黄芪至50g，续服15剂，水煎服。

三诊2018年3月24日：服药后患者周身发热，汗出，心情舒畅，此次月经来时未觉胀痛，荨麻疹明显减轻。偶有心慌，舌质淡，边微齿痕，苔薄白，脉沉。改麻黄为5g，细辛5g，继服15剂，水煎服。

半年后电话随访，患者乳房胀痛明显好转，后又服药约30剂，复查彩超，乳腺增生较前减小。

[按]乳腺增生是临床常见病，成因诸多，正亏阳虚寒凝是原因之一。元气先虚，寒邪才能直中经络，形成凝滞的包块。由于元气不足，寒邪不能外出，包块长期存在，患者出现怕冷、乏力等症状。治疗以麻黄附子细辛汤温补阳气，疏风散寒，加以黄芪、白术、茯苓补气健脾，加强运化之功。

麻黄辛温发汗，能够表散风寒，开宣肺气；附子壮元阳，补命火，搜逐深陷的寒邪；细辛走经窜络，入髓透骨，启闭开窍，既可以助麻黄表散风寒，开通上焦的清窍，又能够助附子温暖命门，拨动肾中机窍，甚至还具有宣肺、散寒、温通肾阳的功能，具有开窍、启闭的作用。所以对于寒邪困阻，阻滞清窍所导致的一系列的病证，该方均有很好的效果。

大剂量黄芪、白术、茯苓以健脾胃、补足中气，托邪外出，加强祛邪动力。白芷、皂刺打通瘀结包块、引药入内。当归、赤芍活血调血、打通经络。此病病机为正气亏虚，风寒侵袭，直中脉络，结瘀成形。立法为温补阳

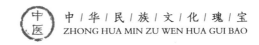

气，疏风散寒，攻邪外出。病在肌表，当以温药发之。

五、治疗抑郁症（郁证）

[临床表现]情绪低落，心虚胆怯，恶寒，乏力，精神萎靡，失眠，舌质淡而润泽，白苔，脉沉。

[辨证]阳虚气滞。

[治法]温阳散寒，理气开郁。

[方药]麻黄附子细辛汤加减。

[附]病案举例

刘某，女，43岁，工人，2018年4月2日初诊。

主诉：心情低落3个月。3个月前因事未遂心愿出现情绪低落，少言寡语，心虚胆怯，健忘失眠，怕冷，乏力，影响生活，曾服西药百忧解，略好转，仍觉情绪低落，求中医来诊。舌淡暗，白腻苔，脉沉弦。既往过敏性鼻炎。

辨证：阳虚气滞痰阻。

治法：温阳理气，化痰解郁。

处方：蜜麻黄5g，细辛5g，附子15g，黄芪20g，浮小麦30g，炙甘草30g，茯苓15g，陈皮15g，黄芩10g，半夏10g，大枣20g。5剂，水煎服。

二诊2018年4月7日：患者心情好转，怕冷减轻，较前有力，但仍健忘失眠，手足凉，怕冷。舌淡暗，白腻苔，脉沉弦。上方加入夜交藤15g，龙齿40g以安神定志，加入郁金15g以开窍醒神。15剂，水煎服。

三诊2018年4月22日：患者心情明显好转，可以正常工作生活，健忘好转，怕冷减轻，仍略乏力，自述过敏性鼻炎较前明显好转。舌质淡，苔薄白，脉沉。上方减附子为10g，改黄芪为30g，加入酸枣仁10g，15剂，水煎服。

1月后电话随访：诸症好转，停药后正常工作。

[按]抑郁症一病，大多为痰气作祟多见，有虚有实，该患则表现为一派阳虚之象，加之过敏性鼻炎大多为阳虚肺气不足所致，故予以麻黄附子细辛汤以温振阳气、宣通气机，并配合甘麦大枣汤养心安神、润燥缓急。浮小麦养

心安神，甘草、大枣润燥缓急，故对心失所养，精神失常之情绪低落、心烦诸症有较好疗效。温胆汤理气祛痰，以恢复少阳舒畅条达之生机。共奏温阳除霾、条畅气机、豁痰醒神、养心安神之功。

小柴胡汤《伤寒论》

[组成]柴胡半斤，黄芩三两，人参三两，炙甘草三两，生姜三两，大枣十二枚，半夏半升。

[用法]上七味，以水一斗二升，煮取六升，去滓，再煎取三升。温服一升，日三服。

[功用]和解少阳。

[主治]往来寒热，胸胁苦满，嘿嘿不欲饮食，心烦喜呕，或胸中烦而不呕，或渴，或腹中痛，或胁下痞硬，或心下悸，小便不利，或不渴，身有微热，或咳者。

[附录]《伤寒论》96条原文为："伤寒五六日，中风，往来寒热，胸胁苦满，嘿嘿不欲饮食，心烦喜呕，或胸中烦而不呕，或渴，或腹中痛，或胁下痞硬，或心下悸，小便不利，或不渴，身有微热，或咳者，小柴胡汤主之。若胸中烦而不呕者，去半夏、人参，加栝楼实一枚。若渴，去半夏，加人参合前成四两半，栝楼根四两。若腹中痛者，去黄芩，加芍药三两。若胁硬，去大枣，加牡蛎四两。若心下悸、小便不利者，去黄芩，加茯苓四两。若不渴，外有微热者，去人参，加桂枝三两，温覆微汗愈。若咳者，去人参、大枣、生姜，加五味子半升，干姜二两。"

[方解]以柴胡为君，黄芩为臣，二药相合，经腑同治，清疏并行，使气郁得达，火郁得发，枢机通利，胆腑清和。半夏配生姜，一则辛散佐柴胡黄芩疏郁逐邪，一则调理胃气，降逆止呕，一则化痰消饮以利三焦通畅。人参甘草大枣一则扶正祛邪，因病入少阳，正气有衰，故益少阳正气，助正抗邪；其中人参味甘温，甘草甘平，邪气传里，则里气不治。甘以

缓之，是以甘物为之助，故用人参、甘草为佐，以扶正气而复之也。二则防邪内入，因少阳为阳气之枢，正虚之时，外邪易入三阴，故遵"见肝之病，知肝传脾，当先实脾"之旨，预为固护，使邪气不得内传。其中生姜味辛温，大枣味甘温。《黄帝内经》曰："辛甘发散为阳。"表邪未已，迤逦内传，即未作实，宜当两解。其在外者，必以辛甘之物发散。故生姜大枣为使辅柴胡以和表。三则抑柴胡、黄芩之苦寒，以防伤害脾胃之气。正如陈修园云："少阳为枢，而所以运此枢者，胃也。小柴胡汤之参枣，是补胃中之正气以转枢。"如是寒热并用，攻补兼施，相辅相成，既能疏利少阳枢机，又能调畅气机升降，更使表里内外宣通，营卫气血通达，七物相合，而成和解之良方。

[附方]

1. 柴胡桂枝汤《伤寒论》：小柴胡汤半量加桂枝汤半量而成。功用：和解少阳，兼以解表。主治：少阳兼表证，发热，微恶寒，支节烦疼，微呕，心下支结，外证未去者。

2. 大柴胡汤《伤寒论》：小柴胡汤去人参、甘草，加大黄、枳实、芍药而成。功用：和解少阳，通下里实。主治：少阳病兼里实。呕不止，心下急，郁郁微烦者。

3. 柴胡加芒硝汤《伤寒论》：小柴胡汤加芒硝。功用：和解少阳，兼以泻热去实。主治：少阳病兼里实误下后。胸胁满而呕，潮热，微利。

4. 柴胡桂枝干姜汤《伤寒论》：小柴胡汤去人参、大枣、半夏、生姜，加入干姜、桂枝、栝楼根。功用：和解少阳，温化水饮。主治：少阳病兼水饮内结。

5. 柴胡加龙骨牡蛎汤《伤寒论》：小柴胡汤去大枣，加入铅丹、桂枝、茯苓、大黄、牡蛎而成。主治：伤寒误下，病入少阳，邪气弥漫，烦惊谵语。见胸满烦惊、小便不利、谵语、一身尽重，不可转侧者。

【张氏临证经验】

一、治疗肺炎（发热）

[临床表现]发热，甚至高热，往来寒热，咳嗽，黄痰，恶心，口苦、咽干、纳差，舌质红，苔黄或黄腻，脉弦数。

[辨证]热邪入少阳。

[治法]疏解少阳。

[方药]小柴胡汤加减。

[附]病案举例

患者董某，男，65岁，农民，2018年3月3日初诊。

主诉：发热5天。5天前感寒后觉怕冷，发热，自测体温39℃，服退热药后好转，旋即又发热，2天前出现恶寒消失，仍高热，少汗，咳嗽，黄痰，气短、恶心，腹胀，不欲饮食，睡眠可，大便干。肺CT：双肺多发淡片影。血常规：白细胞：5.28×10⁹/L，单核：11%。自服罗红霉素、清开灵等无好转，来诊。舌质红而干，苔黄，脉弦滑。

辨证：少阳阳明合病。

治法：和解少阳，兼清阳明之热。

处方：北柴胡 25g，黄芩 10g，清半夏 15g，炙甘草 10g，党参15g，生石膏40g，栀子15g，生姜10g，大枣10枚。5剂，水煎服。

二诊2018年3月8日：患者服药后第二天体温好转，第三天体温未超过37.5℃，仍咳嗽，气短，恶心好转，腹胀减轻，可进食少许。大便日2～3行。舌质红，苔黄，脉弦滑。调整治疗，减石膏为15g，加入紫菀15g，款冬花15g，芦根20g以清肺热，宣肺止咳化痰。7剂，水煎服。

三诊2018年3月15日：患者体温完全正常，恶心及腹胀消失，饮食正常，二便正常，仍有咳嗽，少许黄痰，口干。舌质淡红，薄黄苔，脉略滑。调整治疗：改为止嗽散加减：桔梗15g，紫菀15g，款冬花15g，芦根15g，百部15g，薄荷10g，炙甘草10g。7剂，水煎服。

后随访，诸症消失，一切如常。

[按]肺炎2～3天到一周内，多呈现二阳或三阳合病之证。重在和解少阳，兼以清阳明里热。病邪之所以能从太阳传入少阳，主要原因是胃气失振，气血内却。补中滋液、增强胃气实为祛邪之要着。小柴胡汤中，柴胡的品种及用量很有考究，退热以北柴胡为佳，用之退热者用量宜大，可以25～30g，甚至40g或更多。有是证用是药，热退减量或调整方剂。

少阳合并阳明内热，同时可予以清阳明热邪的要药：生石膏。张仲景用石膏11方，是从烦躁、渴、喘、呕四处着眼。对于生石膏之研究最有见地的近代的医家张锡纯先生说："清热首崇石膏，石膏凉而辛散，有发汗透热之功，对外感发热无汗者可清热透汗，力辨白虎汤无汗之禁。"

二、治疗慢性咳嗽（咳嗽）

[临床表现]咳嗽，多迁延不愈，或反复发作，伴有胸闷或腹胀，或欲呕，或咽喉堵闷感，不欲饮食，或恶心、口苦、咽干等，舌质淡红，苔黄或薄白，脉弦。

[辨证]肝气犯肺，少阳枢机不利。

[治法]疏肝利气，宣肺止咳。

[方药]小柴胡汤加减。

[附]病案举例

患者石某，女，62岁，退休工人，2018年1月4日初诊。

主诉：咳嗽2个月，加重1周。2个月前咳嗽，不重，未在意，近1周上症加重，咳嗽阵作，有痰，质白量少，伴口苦，咽干，失眠，乏力。肺CT：未见明显异常。家中近年有亲人相继离世。神清，面色晦暗，语声清楚略低微，舌质淡暗，苔薄黄，六脉弦，尺脉沉而无力。

辨证：肝火犯肺。

治法：疏肝泻火，宣肺止咳。

处方：北柴胡 10g，黄芩 10g，清半夏 6g，炙甘草 10g，桔梗 15g，紫菀 15g，荆芥 6g，百部 10g，前胡 15g，陈皮 15g。5剂，水煎服。

二诊2018年1月9日：患者咳嗽较前明显减轻，口苦好转，精神较前愉

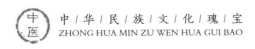
悦，仍口干、乏力、夜寐差。舌质淡暗，苔薄黄，脉弦，双尺无力。上方加太子参15g，麦冬15g，天门冬15g，知母10g，川芎6g，酸枣仁15g以益气养阴，养血安神。7剂，水煎服。

三诊2018年1月16日：咳嗽基本消失，精神愉悦，口苦基本消失，无咽干，睡眠好转，较前有力。纳可，二便调。舌质淡红，苔薄白，六脉沉弱。效不更方，继服上方15剂，水煎服。

1月后电话随访，诸症消失，精神愉悦。

[按]小柴胡汤是和解少阳之方，少阳分足少阳胆和手少阳三焦，第一，《素问·阴阳离合论》言："少阳为枢。"少阳为气机之枢纽，主枢转气机，使气机出入有序。小柴胡汤调和枢机，枢机和畅，则客邪能转枢外出。第二，《素问·灵兰秘典论》云："三焦者，决渎之官，水道出焉。"《难经·六十六难》言："三焦者，原气之别使也，主通行三气，经历于五脏六腑。"《灵枢·本输》说："三焦者，中渎之府也，水道出焉，属膀胱，是孤之府也。"说明三焦是全身阳气与水液运行的通道，经历于五脏六腑，是最大的腑，即三焦乃气化之场所。故小柴胡汤疏利三焦，条畅气机，使气血津液运行正常，使已生之痰、饮、水湿、瘀、食积邪气在内化解，并防内邪之再生。第三，胆附于肝，肝胆同属木，肝主疏泄，条畅气机，疏理脾土，调节水液代谢，肝郁则克脾，胆郁则乘胃，郁而化火，木火可刑金。故小柴胡汤疏肝解热，开郁调气，化痰降逆，扶正祛邪，使肝胆得平，肺脾得安。综上，小柴胡汤有调和枢机、条畅气机、疏利肝胆之功，在外感咳嗽中，使枢机和畅，邪能速从外解；在内伤咳嗽中，使气机条畅，邪能在内平息，气血调和，邪气不生。

陈修园《医学实在易》中论咳嗽有云："胸中之饮咳源头，方外奇方切漫求，又有小柴加减法，通调津液治优优。"所治咳嗽可见于急慢性支气管炎、咳嗽变异型哮喘、感染后咳嗽、支气管扩张咳嗽等。小柴胡汤所治咳嗽多有或迁延不愈，或反复发作，或发病与情志有关，或与月经有关，或多夜间发作者。

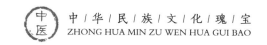
三、治疗失眠（不寐）

[临床表现]入睡困难，夜寐多梦，甚至整夜不寐，心烦，口苦、咽干，或心
慌，舌质红，苔薄白或黄，脉弦。

[辨证]阴阳失调。

[治法]调和阴阳。

[方药]小柴胡汤加减。

[附]病案举例

患者张某，女，62岁，退休文员，2018年3月3日初诊。

主诉：失眠半年。半年来因家遇事不顺，心中怫郁，出现夜寐困难，梦
多，甚至整夜不寐，常口服佐匹克隆、安定等药对症，伴有口苦、心烦、时
有心慌，纳差，二便尚调。舌质淡红，薄白苔，脉弦。

辨证：阴阳失调。

治法：调和阴阳。

处方：柴胡10g，炒黄芩10g，法半夏25g，党参15g，甘草6g，生姜6片，
红枣6枚。5剂，水煎服。

二诊2018年3月8日：患者失眠较前好转，心烦口苦减轻，余症如前。舌
质淡红，薄白苔，脉弦。上方加入茯神15g，夜交藤20g。7剂，水煎服。

三诊2018年3月15日：患者夜寐明显好转，基本能保证5～6h睡眠，心烦
口苦明显好转，心情畅快，纳可，夜寐安，二便调。效不更方，继服上方7
剂，水煎服。

3个月后随访，患者状态好，未复发。

[按]失眠是睡眠障碍两大疾病中的一种，西医治疗以对症为主，停药复发。失
眠也是中医特色治疗病种之一。失眠病机虽多，总属营卫失调，阴阳不
交，从营卫阴阳论治。《灵枢·营卫生会》："卫气行于阴二十五度，行
于阳二十五度，分为昼夜，故气至阳而起，至阴而止……夜半而大会，万
民皆卧，命曰合阴。"卫气循经而行，白天行于阳经则寤，夜间行于阴经
则寐。营属血为阴，卫属气为阳，营卫、气血、阴阳，分则为三，合论实
一，故曰营卫即是血，血气即是阴阳，所以有"阳入于阴则寐，阳出于阴

则瘵。"由上可知，正常的睡眠与卫气的正常循行息息相关，卫气运行调畅则营卫相合，阴阳和谐，睡眠乃安。卫气循行失常因素诸多，可因情志不遂，肝胆疏泄不利，气机升降失常；三焦气化不利；脾胃运化失和等原因导致。

小柴胡汤可疏利肝胆，调和脾胃，畅达三焦，调和营卫，调配阴阳最切失眠病机。方中柴胡辛平轻清，入肝胆、三焦经，既能疏肝利胆，又能畅达三焦气机；黄芩苦寒重浊，入肝、胆经，清热泻火；半夏辛温干燥，归脾、胃经，一则健脾燥湿，和胃化痰止呕，调和脾胃，一则交通阴阳，若治用交通阴阳；黄芩伍半夏，一寒一温，辛开苦降，顺阴阳之醒而调和阴阳；人参、甘草味甘安中，益气健脾，以资营卫，此外人参具有安精神，定魂魄之功；姜、枣调和表里之营卫。寒热并用，攻补兼施，既疏利三焦气机，又宣通内外气血，既调畅肝胆脾胃，又调和营卫阴阳，堪称和方之祖。《伤寒论》中小柴胡汤是治疗少阳病之主方，《内经》云"少阳为枢"，"枢"的本义为户扉之转轴，有运转、开合、出入之义，引申为事物的关键。枢是处于"阳"与"阴"之间的。故它可司表里之开合，任气机之出入，主气血之升降，掌阴阳之运转。

故失眠多以小柴胡汤治之，临证之时，据症加减。若情绪忧虑，胁肋满闷，喜叹息，脉弦者乃肝气郁结，可合用四逆散；若胆小易惊，心烦口苦，舌苔黄腻，脉滑数乃痰热上扰，可合用温胆汤。

四、治疗便秘（便秘）

[临床表现]大便干结，数日一行，或纳差，时口苦，心烦或情志抑郁，或渴而思饮，或夜寐欠安，舌质红或淡红，或舌边齿痕，苔白或黄、脉沉弦。

[辨证]少阳阳明同病。

[治法]和枢机，调气布津。

[方药]小柴胡汤加减。

[附]病案举例

患者姜某，女，42岁，职员，2018年3月3日初诊。

主诉：大便秘结4年有余。4年来常有大便秘结，常2～3天排便一次，甚至5～7天排便1次，登厕努责，大便干结，常诱发痔疮出血。除便秘外，常有腹胀、胁痛、乳房胀痛、口苦心烦，曾服火麻仁滋脾丸、番泻叶等，停药复发。舌质红，苔白，脉弦细。

辨证：少阳气秘。

治法：和解少阳，疏肝理气。

处方：柴胡10g，炒黄芩10g，法半夏10g，党参15g，炒白芍15g，香附10g，甘草6g，生姜6片，红枣6枚。5剂，水煎服。

二诊2018年3月8日：患者便秘较前好转，胁痛、乳房胀痛减轻，口苦减轻，舌质红，苔薄白，脉弦细。上方加入薄荷10g以宣郁升清，加入陈皮10g以理气，加入决明子20g以润肠。7剂，水煎服。

三诊2018年3月15日：患者排便基本正常，无腹胀，胁痛及乳房胀痛消失，无口苦心烦，舌质淡红，薄白苔，脉细。上方去决明子，继服7剂，水煎服。

随访：3个月后随访，大便一直如常，嘱其调畅情志，调整饮食，适度锻炼，随诊。

[按]便秘是临床的常见病，辨证一般多从寒、热、虚、实诸端入手。但临床有一种便秘，病程长，多发生于久坐的脑力劳动者，因工作压力大，情志偏亢，又若因所欲未遂，易致肝疏不畅，久而疏泄失职，木郁土壅，脾胃气滞，纳运失调而成本病。临证每见大便数日行，或秘或干，食纳不香或纳差，心烦或情志抑郁，时口苦，渴而思饮，舌边齿痕，舌红，苔白或黄，脉来沉弦。察脉证，论病机，与小柴胡汤方证合拍。

《伤寒论》第230条云："阳明病，胁下硬满，不大便而呕，舌上白苔者，可与小柴胡汤，上焦得通，津液得下，胃气因和，身濈然汗出而解。"论中"上焦得通，津液得下，胃气因和"言小柴胡汤具有通达表里之功。小柴胡汤能和解少阳，运转枢机，通达三焦，上焦气机通畅，则津液得以布达下行，胃肠得以滋润，大便自调，里气因和；上焦气机调畅，则营卫之气得以布达，太阳表气得以敷布，在表之邪可随汗而解，以此治便秘症，正是借其转运枢机之力而开脾胃气郁之功，是以上焦通，津液若雾露之溉，下泽中

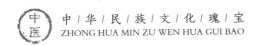
下以养脾体；疏泄畅，气机复升降出入以助脾用，不予补益而补尽在其中，使用时可酌情加入香附、郁金理气解郁，麦芽、陈皮疏肝和胃，薄荷宣郁升清，俟肝气疏泄畅达，脾胃升降和调，则病可愈。

五、治疗亚甲炎（瘿病）

[临床表现]身热，或微恶寒，颈前及咽部疼痛，偶有咳嗽咳痰，或口干、口渴，乏力，纳少，或汗出，夜寐欠安，二便调，舌红，苔薄黄，脉数。

[辨证]风热外袭，痰气交阻于颈前。

[治法]疏风清热，行气消痰散结。

[方药]小柴胡汤加减。

[附]病案举例

患者赵某，男，46岁，工人，2018年3月6日初诊。

主诉：发热伴咽痛10天。患者10天前无明显诱因出现发热，咽部疼痛，轻微咳嗽，少痰，自测体温38℃，就诊于某医院，查：血常规：WBC13.10×10⁹/L，NEUT%69.7%，以抗生素治疗后无明显好转，仍发热，咽痛较前明显，今日来诊：CRP：15.67mg/dL；甲状腺功能：FT₂9.89pmol/L，FT₃35.25pmol/L，TSH0.127μU/mLTgAb36.451U/mL，TPOAb14.72U/mL甲状腺彩超：甲状腺双叶肿大，弥漫性病变（炎症不除外），考虑为"亚急性甲状腺炎"，建议激素治疗，患者拒绝。现患者口干、口渴，乏力，身热，汗出，微恶寒，颈前及咽部疼痛，偶有咳嗽咳痰，纳少，寐欠安，二便调，测体温38.2℃，舌质红，苔薄黄，脉滑数。

辨证：风热袭表证。

治法：辛凉透表，清热解毒为法。

处方：柴胡20g，黄芩15g，半夏15g，金银花15g，连翘10g，牛蒡子10g，淡豆豉10g，生石膏30g，牡丹皮10g，山豆根10g，蒲公英30g，夏枯草15g，陈皮10g，生甘草10g。3剂，水煎服。

二诊2018年3月9日：患者服药3剂后发热呈间作性，多于夜间发热，体温波动在37.2~38.6℃，无汗，颈前及咽部疼痛症状明显，乏力，纳果，舌红，苔薄黄，脉略弦数。辨证为邪郁少阳，继方用小柴胡汤加减。前方去金银花及连翘、牛蒡子、淡豆豉，加入干姜、大枣。处方：柴胡20g，黄芩15g，半夏15g，太子参15g，干姜10g，大枣3枚，生甘草10g，生石膏30g，牡丹皮10g，浙贝母15g，蒲公英30g，夏枯草15g。7剂，水煎服。

三诊2018年3月16日：患者服药后症状明显好转，体温恢复正常，颈前及咽部疼痛明显减轻，口干、口渴症状明显缓解，偶有咳嗽咳痰，舌红，苔薄白，脉数。前方去生石膏、生地黄，改柴胡为15g，黄芩为10g，半夏为10g，加桑叶10g，瓜蒌15g。10剂，水煎服。

四诊2018年3月30日：患者诸症消失，复查甲状腺彩超：甲状腺右叶钙化。

[按]亚急性甲状腺炎（简称亚甲炎）是与病毒感染相关的自限性甲状腺疾病，在临床中可出现发热、寒战、颈前疼痛剧烈等症状，并可表现出治疗反复性，给患者带来很大痛苦。该病属中医学"瘿病""瘿痛'喉结痛'"范畴，中医治疗在缓解症状、缩短疗程、减少复发等方面具有很好的疗效。中医学根据亚甲炎的发病特点和临床表现，将病因归结为外感和内伤两方面：外感多以风热毒邪袭表，气滞痰血壅结，与热搏于颈前而致；内伤则因情志久郁不舒，加之素体气虚，卫表不固，热毒之邪乘虚入侵，邪阻瘿瘤致气滞血瘀，产生结块疼痛。亚甲炎发病机制为气郁发热基础上外感风热邪毒致病，在外为风热或风火，在内为肝郁化热、积热上壅，止于颈部，痰热蕴结，气滞血瘀。

刘渡舟提出了柴胡治疗疾病的3大特点：第一，开郁畅气，疏利肝胆，通利六腑，推陈致新，调整气机的升降出入；第二，木郁则能达之，火郁则能发之；第三，具有退热的功能。既适用于外感，又能治疗多种内伤杂病，作为柴胡类方之代表方，小柴胡汤治气郁，纵横捭阖，升降出入，无所不包其病机特点与刘老所认为的小柴胡汤之所治十分契合。后世医家多有运用小柴胡汤治疗亚甲炎的经验报道，认为本病虽发于颈前，然则主要涉及肝胆，肝胆郁热，少阳失和而为病，以小柴胡汤为主方加减治疗，早期辅以疏风清热之品，中期佐以疏肝清热之品，恢复期加用温阳化痰之品，取得良好临床疗效。

六、治疗肿瘤（肺积）

[临床表现]往来寒热，不欲饮食，心烦喜呕，恶心，口苦、咽干、目眩，舌质红，苔黄或白，脉弦。

[辨证]虚实夹杂，寒热并存。

[治法]和解少阳。

[方药]小柴胡汤。

[附]病案举例

患者赵某，男，65岁，退休工人，2018年3月3日初诊。

主诉：化疗后恶心乏力5天。患者因诊为左小细胞肺癌而行EP方案化疗，化疗后出现乏力，恶心欲吐，纳差，头晕，口苦咽干，伴心烦急躁，自汗眠差，便秘，小便可。血常规示：WBC0.65×10⁹/L，N%38.44%，舌红而干，苔薄黄，脉弦。为求改善症状来诊。肺CT：左肺占位性病变。

辨证：少阳证。

治法：和解少阳。

处方：柴胡15g，清半夏10g，党参15g，生甘草10g，黄芩15g，麦冬15g，黄芪30g，炒麦芽15g，鸡内金12g，沙参15g。5剂，水煎服。

二诊2018年3月8日：患者服上方后诸症减轻，乏力好转，可进少许流食，睡眠好转，仍乏力，大便秘。舌红而干，苔薄黄，脉弦。调整治疗：改黄芪为50g。继服7剂，水煎服。

三诊2018年3月15日：患者较前明显有力，进食基本正常，无头晕，心烦消失，复查血常规正常，可以接受下一疗程化疗。

[按]现如今，肿瘤肆虐已严重威胁着人们的健康。对于肿瘤的治疗，现代医学的手术、放疗、化疗等依然是主流治疗手段，而在术后的恢复及肿瘤的防护当中逐渐体现出中医药的优势。

《黄帝内经·阴阳应象大论》指出："积阳为天，积阴为地。阴静阳躁，阳生阴长，阳杀阴藏。阳化气，阴成形。"机体阳气不足，正气亏虚，气化功能失常使得有形之邪聚集，久而久之形成肿瘤。因此，多数医家认为肿瘤的病机为本虚标实，本虚指脏腑功能低下，标实则是形成痰饮、水气、

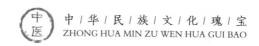

瘀血、热毒等有形病理产物。肿瘤总以虚实夹杂为病机，表现为脏腑失和、气血不调、寒热错杂等症。

《伤寒杂病论》创立了调和营卫、和解少阳、寒热并用、肝脾同调等和法。和法具有双向调节的作用，是通过和解、调和的方式，从半表半里、半上半下入手，使得人体机能恢复平衡，并激发人自身的抗邪能力，从而达到脏腑、阴阳、表里相和，疾病向愈。小柴胡汤为狭义和法的代表方。《伤寒论》97条"血弱气尽，邪气因人"所揭示的小柴胡汤证的病因病机，与肿瘤形成有相似之处。由此可及，小柴胡汤本身具有驱邪外出、调和气血的作用。小柴胡汤为和解之总方。少阳为枢，枢机调达，则太阳可升，阳明可降，表里内外气机通达。陈修园称赞其具有"左右逢源，左宜右有"之功。因此，小柴胡汤可以宣畅三焦气机，调和脏腑气血，调理半表半里之枢机，达到正邪兼顾，邪祛而正安的目的。临床上常以其为主方，加减运用，收效颇佳。现代药理研究表明，小柴胡汤具有抑制肿瘤细胞增殖、诱导细胞分化和凋亡、提高人体免疫力的作用。

临床常用小柴胡汤加减治疗肿瘤术后、放化疗后及肿瘤后期的调摄。可据具体情况加减治疗：痰湿痰热内盛者与温胆汤、二陈汤、小陷胸汤合方；瘀血内停者可与桃红四物汤、桂枝茯苓丸相须为用；汗多者予以桂枝汤调和营卫；另可酌情使用软坚散结之品，瘀血内停者加三棱、莪术或虫类药；热毒壅盛者加夏枯草、连翘；痰浊阻滞者加浙贝母、瓦楞子、海藻、昆布等；再者肿瘤患者可适当运用对抗肿瘤之专药，如白花蛇舌草、黄药子、山慈姑、半枝莲等。

炙甘草汤《伤寒论》

[组成]炙甘草12g，生姜9g，桂枝9g，人参6g，生地黄50g，阿胶6g，麦冬10g，
火麻仁10g，大枣10枚。

[用法]水煎服，阿胶烊化，冲服。

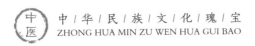

[功用]阴阳气血并补之剂。

[主治]（1）阴血阳气虚弱，心脉失养证。（2）虚劳肺痿证。

[方解]本方是《伤寒论》治疗心悸动、脉结代的名方。其证是有伤寒汗、吐、下或失血后，或杂病阴血不足，阳气不振所致。阴血不足，血脉无以充盈，加之阳气不振，无力鼓动血脉，脉气不相接续，故脉结代；阴血不足，心失所养，或心阳虚弱，不能温养心脉，故心动悸。治宜滋心阴，养心血，益心气，温心阳，以复脉定悸。方中重用生地黄滋阴养血为君，《名医别录》谓地黄"补五脏内伤不足，通血脉，益气力"。配伍炙甘草、人参、大枣益心气，补脾气，以滋气血生化之源；阿胶、麦冬、火麻仁滋心阴，养心血，充血脉，共为臣药。佐以桂枝、生姜辛行温通，温心阳，通血脉，诸厚味滋腻之品得姜、桂则滋而不腻。

【张氏临证经验】

一、治疗心律失常（心悸）

[临床表现]心悸时发时止，气短，头晕目眩，倦怠乏力，胸闷烦躁，失眠多梦，形寒肢冷，舌质淡红，苔薄黄，脉弦细滑。

[辨证]气血阴阳两虚。

[治法]补益气血阴阳。

[方药]炙甘草汤加减。

[附]病案举例1

患者李某，男，81岁，退休文员，2016年12月27日初诊。

主诉：反复心悸、胸闷8年，加重2天。患者于8年前出现心慌、胸闷，无胸痛，无恶心呕吐，就诊于当地医院，查心电图示：窦性心律，Ⅱ、Ⅲ、AVF导联T波低平，被诊为"冠心病"，平素发作时使用硝酸甘油舌下含服对症治疗。2天前患者受寒后自觉胸闷、心悸加重，伴头晕、眼前灰朦，遂就诊于我院。症见：心悸、胸闷，气短，胸前似有物压，全身怕冷，以头部为重、头顶尤甚，不敢脱帽，偶吐涎沫，偶有咽痒、咳嗽、咳白黏痰，纳食无味，多梦易醒，尿频、淋漓不尽，每夜尿4次，大便秘结。形体消瘦，舌淡红、布满裂纹，苔薄黄、前有剥脱，脉弦细。既往有高血压病史10年、慢性咽炎5年、慢性肾功能衰竭（CKD3期）1年。

辨证： 气血阴阳两虚、寒犯厥阴、痰热犯肺。

治法： 补益气血阴阳、暖肝降逆、开咽利肺。

处方： 炙甘草60g，生地黄20g，大枣15g，太子参30g，阿胶12g，麦冬20g，火麻仁15g，桂枝15g，生姜20g，吴茱萸15g，桔梗15g，黄精20g，黄芪30g，丹参20g，川芎20g。7剂，水煎服。

二诊2017年1月3日： 患者心悸好转，每日发作1～2次，气短、胸前似有物压减轻大半，头部怕冷减轻，可脱帽，咽痒、咳嗽稍减。效不更方，7剂，水煎服。

三诊2017年1月10日： 患者复诊，患者无心慌发作，咽痒、咳嗽好转大半。守方继服10剂。

四诊2017年1月21日： 无心慌发作，咽痒咳嗽似无，全身怕冷减轻，头部无明显怕冷，余症若失。随访1个月，患者无心慌、胸闷发作，头部亦无明显怕冷。

电话随诊未复发。

[按]本案患者以心慌、胸闷为主要表现，兼有舌淡红、布满裂纹，苔前剥脱等，正合炙甘草汤"伤寒脉结代、心动悸"，故投以炙甘草汤补益气血阴阳；《伤寒论 辨厥阴病脉证并治》有"干呕，吐涎沫，头痛者，吴茱萸汤主之"，本案患者伴全身怕冷、头部明显、头顶尤甚，偶吐涎沫，此乃吴茱萸汤方证，故以之暖肝降逆；《伤寒论 辨少阴病脉证并治》云："少阴病，二三日，咽痛者，可与甘草汤，不瘥，与桔梗汤。"《金匮要略·肺痿肺痈咳嗽上气病脉证治》有"咳而胸满，振寒脉数，咽干不渴，时出浊唾腥臭，久久吐脓如米粥者，为肺痈，桔梗汤主之"，本案患者咽痒、咳嗽、咳白黏痰，乃桔梗汤方证，故用之以开咽利肺。总之，本案治以炙甘草汤合用吴茱萸汤、桔梗汤以暖肝降逆、开咽利肺止咳，三方合用，方证对应，疗效甚佳。

[附]病案举例2

患者姜某，女，76岁，退休工人，2016年6月26日初诊。

主诉： 反复发作性心悸伴胸闷气短5年。患者5年来无明显诱因反复发作性心悸伴胸闷气短，发作无规律性，活动加重，伴面色苍白、头晕、汗出、口唇发绀、神疲乏力，发作时自数心率达125次/min，每次持续约30min。就诊于当地医院，查心电图示：窦性心动过速，心律不齐，频发室性早搏时呈二三联律，I、AVL导联，V4~V6导联ST-T改变。为求诊治来诊。现症见：纳差，夜寐差，小便调，大便稀，日一行，舌质暗红，苔薄黄，脉细弱。

辨证： 阴阳气血俱虚。

治法： 以滋阴养血，益气通阳，复脉止悸。

处方： 炙甘草30g，红参10g，生地黄10g，麦冬10g，阿胶10g，火麻仁10g，桂枝15g，大枣15枚，生姜10g，肉苁蓉10g，丹参20g，赤芍20g，川芎15g。7剂，水煎服。

二诊2016年7月5日： 患者服上方7剂后，自觉心悸及胸闷气短明显缓解，乏力汗出好转，结代脉象显著减少，余症亦轻，守原方并加黄芪30g，酸枣仁20g。继服7剂。

三诊2016年7月14日： 患者各症状明显缓解。后偶有因劳累诱发此病，但发作时间较短，症状轻。上方中加入砂仁10g，继服7剂。随访6个月，疗效稳定，未再发作。

[按]经典著作《金匮要略》和《伤寒论》称心悸为"心动悸""心下悸"及"惊悸"。认为其主要病因有惊吓、虚劳及汗后气血亏虚而受邪等，如在《金匮要略·惊悸吐衄下血胸满瘀血病脉证治》篇有"寸口脉动而弱，动则为惊，弱则为悸"的记载，论述了心悸时结、代、促脉及其区别，提出了基本治疗原则，并以炙甘草汤等为治疗心悸的常用方剂。《四言诊要》言："善诊脉者，察色按脉，先别阴阳。"明辨阴阳尤为重要。"伤寒，脉结代，心动悸，炙甘草汤主之"，结合症状及体征考虑为心阳不足，鼓动无力，心阴亏虚，气血不足，心脉失于濡养，故脉结代，心动悸是心之阴阳气血俱虚所致而发为本病。偏阳虚：加附子、干姜或加大桂枝的剂量，且桂枝有通阳之效，使之温阳与通阳并用，以防止阳郁化火。偏阴虚：依据"精不足者，补之以味"可酌情加天门冬、五味子、玄参或加大

生地、麦冬的剂量，但禁用滋腻碍胃的药物，使之补而不腻，以平为期。"夫人之所赖以生者，血与气耳"，故需分清气与血的亏虚以指导临床，方可提高疗效。偏血虚者：可加当归、白芍、熟地等，然补血药多阴柔腻滞，以碍胃气，故常配少许醒脾理气和胃之品，以防滋腻滞气。偏气虚者：依据"形不足者，温之以气"且"有形之血不能速生，无形之气所当急固"，并参考"参内芪外草中央"的原则，适量加黄芪、党参、山药等，但应防补之太过，以防"气有余便是火"。

二、治疗不寐

[临床表现]不易入睡，多梦易醒，心悸健忘，神疲食少，伴有头晕，舌淡红，苔白，脉细弱。

[辨证]气血不足，虚火上扰。

[治法]补益心脾，养血安神。

[方药]炙甘草汤加减。

[附]病案举例

患者关某，女，62岁，退休教师，2016年4月6日初诊。

主诉：失眠2余年，近1个月加重。患者2年前开始逐渐睡眠时间减少，且入睡困难，睡后易醒，就诊于当地医院，口服安定等对症治疗，效果不明显，近2个月症状加重，每天只能睡3~4h，醒后伴有精神疲惫，乏力，气短，眩晕，腰酸，心烦，口干，便溏，舌淡红，苔白，脉细弱。

辨证：气血不足，虚火上扰。

治法：补益心脾，养血安神。

处方：炙甘草30g，党参6g，黄芪30g，麦冬20g，熟地黄30g，龙眼肉15g，酸枣仁20g，生牡蛎30g，生龙骨30g，陈皮15g，白术15g，柏子仁20g，大枣5枚。10剂，水煎服。

二诊2016年4月18日：患者每日可睡5h左右，夜梦明显减少，入睡困难减轻，精神渐复，加入合欢皮20g，去黄芪，继服15剂。

三诊2016年5月6日：患者睡眠时间延长至6h，醒后无不适症状。随访半年，未再复发。

[按]思虑劳倦过度，耗伤气血，阴血暗耗，虚热扰神，神不守舍，气虚不摄，
心神不安。《景岳全书·中兴论》又说："气为阳，阳主神也。"气以生
神，脏腑阳气盛则神安，衰则神病故，是阳气被伤则不能养神而导致失
眠。炙甘草汤本方为气血双补，方中加减后炙甘草、党参益气，熟地黄、
柏子仁、合欢皮、大枣养心血以安神，龙骨、牡蛎以镇静安神。诸药合
用，气血得补，心神得安，脏腑和调，阴阳平衡，不寐得愈。

三、治疗产后出血（崩漏）

[临床表现]阴道少量出血，色淡红或暗红，动则加重，时多时少，产后未来月
经，舌质淡，苔白，脉细数。

[辨证]气血两虚。

[治法]益气养阴。

[方药]炙甘草汤加减。

[附]病案举例1

患者张某，女，32岁，职员，2014年10月7日初诊。

主诉：产后50天恶露不止，心悸气短1周。患者分娩后50天，目前仍有恶
露，淋漓不断，颜色淡红，动则血量增加无明显异味。近1周患者出现心悸、
气短，活动后加重，为求诊治来诊。现症见：精神萎靡，面色萎黄，心悸，
气短，烦躁，舌质淡，苔白，脉细数。

辨证：气血两虚。

治法：益气养阴。

处方：炙甘草20g，党参10g，黄芪30g，阿胶15g，麦冬20g，生地20g，当
归20g，艾叶炭10g，旱莲草20g，火麻仁6g，龟板10g，大枣5枚。10剂，水煎
服。

二诊2014年10月18日：10剂后血止，精神状态较出诊时好转，于原方去
艾叶炭，加炒白术10g，陈皮10g，10剂，水煎服。

三诊2014年10月28日：7剂后，精神转佳，食纳渐增。

[按]产时失血耗气，以致冲任不固，不能摄血，而致恶露不绝，阴血愈虚。炙
甘草汤为气血双补之剂，本方药味大多辛甘，具有补气升阳摄血，滋阴养

血生血之功。麦冬、阿胶、生地、火麻仁、当归、大枣均为甘润之品，具有滋阴养血生血之功；炙甘草、党参具有补气升阳之功，既能摄血，又能生血，从而达到平衡阴阳，调和气血，使出血得止，新血得生。

[附]病案举例2

患者姜某，女，38岁，文员，2017年10月7日初诊。

主诉： 月经不规律3个月。患者3个月前因生气后当月行经时间延长，月经量无明显变化，淋漓不尽，未予重视。之后2个月月经量及周期尚可，行经时间延长，来时常出血不止，延绵，色暗质稀，10～15天方净，或止而复至，淋漓不尽。为求中医系统调整来诊。患者观其形体虚羸，面色淡，唇无华，伴头晕、体倦、腰酸、肢凉、大便干，小便正常，舌质淡，可见瘀斑、苔少而润，脉沉细。

辨证： 气虚血少。

治法： 补益气血，温肾固冲。

处方： 炙甘草30g，党参20g，阿胶15g，炒白术15g，麦冬15g，熟地15g，桂枝10g，干姜6g，细辛6g，当归6g，红花10g，枳壳6g，赤芍10g，川芎10g，大枣15枚。15剂，水煎服。嘱忌食寒凉食品。

二诊2017年10月25日： 患者口服15剂后，行经天数8～10天，倦怠乏力好转，精神转佳。舌质暗淡。此后守方继服2个月经周期，月经已趋正常。

[按]崩漏为妇科常见病、疑难病。其病理机制仍离不开脏腑功能之异常、气血之盛衰、冲任之固损。故辨证应从脏腑、气血、冲任为基本点，治气血是为其关键。徐灵胎在《临证指南医案》中说："妇人全以血为主，治法亦当以血为事。"陈自明在《妇人良方》中指出："妇人以血为主。"先贤类似明训甚多，临证亦无不验之效。应用炙甘草汤治疗妇科气虚血少之崩漏，正是据此理法而来，方中麦冬、阿胶、生熟地、火麻仁之品，滋阴养血止血，重用炙甘草，配党参、大枣补气生血，佐以桂枝、干姜、肉桂和阳通脉，诸药合用，调理气血、平衡阴阳，其血自止，故收良效。

四、治疗汗证

[临床表现]大汗淋漓，动则加重，畏风，恶寒，易感冒，手足心热，舌质淡，

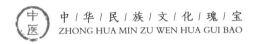

苔白少津，有裂纹，脉细无力，时有结代之象。

[辨证]阴阳气血具虚，心脉失养。

[治法]通阳复脉，阴阳气血并补。

[方药]炙甘草汤加减。

[附]病案举例

患者詹某，男，45岁，退休工人，2017年7月4日初诊。

主诉：汗出不止1年。1年前因女儿突患重病，焦虑之下又昼夜劳碌，复因鼻炎过服寒凉之药对症治疗，遂出现每日大汗淋漓，晨起即汗出不止，动则加重，心绪稍有不好亦汗如雨下，每日需要更内衣6余件，畏风，恶寒，无寒战，易感冒，失眠，每天口服阿普唑仑助睡眠。睡后极易惊醒，手足心热，夜尿频2~3次/夜，晚餐后腹胀难忍，大便质稀却难解，曾多方就医，分别服用过玉屏风散、八珍汤、桂枝汤、六味地黄丸等均罔效。病来神疲，汗出，舌质淡，苔白少津，有裂纹，脉细无力，时有结代之象。

辨证：阴阳气血俱虚，心脉失养。

治法：通阳复脉，阴阳气血并补。

处方：炙甘草20g，生地15g，党参15g，桂枝10g，麦冬20g，阿胶15g，火麻仁15g，煅龙骨30g，煅牡蛎30g，大枣12g，生姜3片。7剂，水煎服。

二诊2017年7月12日：服上药后，诸证略有好转，但效不明显，查仲景原方："上九味，以清酒七升，水八升，先煮八味，取三升，去滓……"可见加清酒可助鼓舞阳气之功效，故嘱患者以黄酒为引服药，上方加炒白术25g、浮小麦30g增加敛汗之力。7剂，水煎服。

三诊2017年7月20日：服药后，药效倍增，周身渐暖，畏寒汗出逐日减轻。查舌质转红，舌苔渐润，脉缓有力，已无结代之象。方药对症。原方再服7剂，以巩固疗效。后即诸症痊愈，未再复发。

[按]此患者之病症起于焦虑及突然的心理打击以致损伤心阳，过劳伤及心血，复因过服寒凉之药进一步损伤阳气，心之阴阳俱虚，气血双损。血汗同源，阳不敛阴，故汗出不止。患者主症虽无明显之"心动悸"之象，但入寐易惊，有脉结代之象，而以汗出畏寒为主要表现，应是心之血脉不充，阳不敛阴所致。拟予通阳复脉之炙甘草汤阴阳气血并补，原

方生地改熟地，并加煅龙牡以止惊敛汗。《素问·阴阳别论》曰："阳加于阴谓之汗。"《素问·宣明五气篇》曰："五脏化液，心为汗"，吴昆有注："心主血，汗者血之余"，说明汗乃心阳蒸化精血而生，心与汗生理上密切相关，在病理上也必相互影响：心的气血失常，可导致各种汗症。如心阳气不足，固摄无权，则见自汗或汗多淋漓。《灵枢·营卫生会》有曰："故夺血者无汗，夺汗者无血"，故汗多淋漓必伤阴血，心阴亏虚，阴不内守，可见睡中盗汗。《素问·经脉别论》又指出："惊而夺精，汗出于心"，突然受惊："心无所依，神无所归，虑无所定"，心气、心精受损，心气涣散，不摄阴液而致汗出。以上皆说明"异常的汗出"是心之气血阴阳虚损的一个重要表现，特别是与受惊后的汗出有关，本例正是这种情况，故用炙甘草汤为主治之而获良效。炙甘草汤出自《伤寒论·辨太阳病脉证并治》，原文为："伤寒，脉结代，心动悸，炙甘草汤主之。"此方又名复脉汤，其病机及主症重点在"脉结代，心动悸"，心主血脉，诸脉皆属于心，因此，二症共同出现，表明阴阳气血俱虚，阴血不足，脉道不充，又心阳虚弱，鼓动无力，近代医家多用炙甘草汤治疗各类疾患所致的心律不齐之证，并将该方视为治心律失常的专方，在临床上疗效显著。仲景立方本义在用炙甘草汤益气滋阴、通阳复脉。方中用炙甘草益气养心，生地黄滋阴养血，党参、大枣健心脾，合炙甘草以资气血生化之源，麦冬、阿胶、火麻仁滋养肝肾阴血、合生地养心充脉以复脉之体，用清酒、桂枝、生姜辛行温通、温心阳、通血脉，全方共奏益气复脉滋阴补血之功效。

五、治疗扩张性心肌病（胸痹）

[临床表现]胸闷、心悸、气短，动则加重，尿量减少，下肢水肿，感冒时加重，舌质黯，边有齿痕，苔少，脉结代。

[辨证]心肾阴虚，水瘀互结。

[治法]滋阴养血，活血利水。

[方药]炙甘草汤加减。

[附]病案举例

患者魏某，男，65岁，退休工人，2017年12月17日初诊。

主诉： 反复胸闷、心悸、气短6年，加重伴双下肢水肿1周。患者6年前因胸闷、心悸、气短就诊于当地医院，当时完善心电图、彩超、胸片等检查后诊断为扩张性心肌病，曾在多家西医医院住院治疗，疗效不佳，病情反复。近1周受凉后上述症状加重，尿量减少，双下肢水肿，可见指压痕，对症治疗后症状始终未见明显好转，为求系统治疗来诊。现症见：胸闷、心悸、气短，近1周夜间平卧憋醒，多梦，失眠，双下肢水肿，舌质黯，边有齿痕，苔少，脉结代。心脏彩超：全心增大，肺动脉内径增宽；左室后壁运动幅度广泛减低；肺动脉轻度高压；左心功能减低；左室假腱索；二三尖瓣重度反流，主动脉瓣中度反流，肺动脉瓣轻度反流。心电图示：窦性心律，V1～V6导联T波低平，HR96次/分。

辨证： 心肾阴虚，水瘀互结。

治法： 滋阴养血，活血利水。

处方： 炙甘草15g，生地10g，干姜10g，麦冬15g，五味子15g，黄芪40g，肉桂10g，丹参20g，麦芽20g，桃仁15g，红花15g，檀香10g，桂枝15g，当归15g，茯苓20g，泽泻20g，红参6g。7剂，水煎服。

二诊2017年12月20日： 口服药7剂后，患者胸闷、气短明显减轻，略心悸，双下肢水肿好转，效不更方，加用：白芍10g，阿胶10g，其余用量不变。续服14剂。

三诊2018年1月8日： 患者口服前方14剂，胸闷、心悸、气短等症未再发，舌淡红，苔薄白，脉弦细，减去桃仁、红花，加陈皮10g，石菖蒲15g，此方继服用20剂，巩固疗效。后嘱患者做成丸剂，坚持服用3个月，随访胸闷、气短等症未再复发，精神体力均佳。

[按]扩张性心肌病，以胸闷、心悸、气急，甚则端坐呼吸、水肿等左心衰竭为主要临床表现。根据其临床症状可归属于中医学"喘证""胸痹"范畴，严重者发展为喘脱，本病病机关键是心脏阴阳两虚，心脉痹阻。炙甘草汤为治疗心悸、胸痹常用方，《千金翼方》将其改名"复脉汤"，并记载"主虚劳不足，汗出而闷，脉结，心悸，行动如常，不出百日，危机者十一死方"，指出本方病机为虚劳所得。本例患者老年男性，久病迁延不

愈，肾阴亏损，心血失荣，肾阳虚衰，不得温煦心阳，君火失用，阳气虚不得推动血行，致心脉痹阻；肾为气之根，肾元不固，摄纳失常则气不归元，阴阳不相接续，气逆于上发为喘；肾阳虚衰，开阖不利，水液输布失常，泛为水肿；心气虚弱，心血瘀滞，痹阻胸阳，故可见胸闷气短，夜间尤甚。舌质黯，脉结代为瘀血之象，苔少为阴虚之征。治疗当以滋阴养血，活血利水，炙甘草汤加减。方中炙甘草、生地益气滋阴，黄芪量大，旨在益气行血，活血止痹，现代研究表明黄芪有明确的利尿，增强心肌收缩力，抗心律失常，减少血栓形成等作用；麦冬、五味子入心经，滋心阴益心血，则血脉得充；干姜、肉桂入肾经补火助阳，气血得阳气的推动而能运行周身，且下焦肾阳得补，温煦作用可以化气行水，治疗水肿，并取阳中求阴，源泉不竭之意；丹参、桃仁、红花活血化瘀，通脉止痛；红参益气温阳有利血液运行，同时温肾助阳利水；桂枝、檀香芳香辛行，散胸中上逆之寒止痹痛。诸药合用，标本兼顾，是为良方。

六、治疗紫癜性肾病（肌衄）

[临床表现]散在下肢出血点，时轻时重，偶有血尿，疹色暗红，压之不褪色，
　　　　　不痛不痒，舌质红，苔白，脉细结代。

[辨证]阴虚内热。

[治法]滋阴清热，凉血止血。

[方药]炙甘草汤加减。

[附]病案举例

　　患者郭某，女，67岁，退休职员，2014年5月10日初诊。

主诉：反复双下肢紫癜3年，加重伴肉眼血尿2天。患者3年前无明显原因出现双下肢对称性、散在性紫癜，在当地医院完善检查，输液治疗（具体用药不详）后，紫癜消退，诊断为"过敏性紫癜"。其后每遇感染等病情易反复，使用激素治疗后症状可缓解，平素使用药物维持治疗，2天前因感冒受寒后上述症状再发，双下肢胫前紫癜加重并伴有肉眼血尿，服用原来药物对症治疗，症状未见好转遂来就诊。现症见：双下肢散在紫癜，疹色暗红，压之不褪色，不痛不痒，大便干，小便黄赤短少，舌质红，苔白，脉细结代。尿

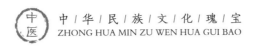

常规：隐血（+++），蛋白（++），镜检红细胞485/μL。即时血糖：9.2mmol/L。

辨证：阴虚内热。

治法：滋阴清热，凉血止血。

处方：炙甘草15g，生地20g，白茅根20g，丹皮10g，紫草30g，淡竹叶10g，侧柏叶10g，旱莲草20g，女贞子12g，茜草15g，茯苓10g。7剂，水煎服。忌食辛辣，慎起居，避风寒。

二诊2014年5月17日：患者服药7剂后，患者皮肤紫癜症状明显好转，复查尿常规：隐血（+），蛋白（++），镜检红细胞 237/μL，上方去侧柏叶，加黄芪 30g，苍术15g，麦芽 30g，余用药不变。14剂，水煎服。

三诊2014年6月2日：服前方14剂，未再发皮肤紫癜，舌淡红，苔薄白，脉弦细，尿检蛋白及隐血转阴，此方继服用1个月，巩固疗效。后随访病情痊愈，未再复发。

[按]西医认为：过敏性紫癜是毛细血管及微血管变态反应性疾病，病理变化为毛细血管脆性及通透性增加，血液外渗，出现以皮肤紫癜、关节痛、腹痛和肾脏损害为临床特征，其中肾脏损害称为紫癜性肾炎。祖国医学根据本病临床症状多归属"血证""肌衄"等病范畴，发病初常由外感诱发。此例患者为老年女性，年老精衰，精血相生，故阴血不足，素有虚热内盛，又外感风邪导致风热相搏，热伤血络，迫血妄行，外溢肌肤，内迫胃肠，甚则及肾，故出现下肢皮肤紫癜及肉眼血尿。小便黄赤短少，舌质红，脉细结代均属阴虚内热之象。炙甘草补益心气，益气复脉，助血归经，且现代研究表明甘草有抗炎、抗过敏作用；生地滋阴益肾降火，为清热凉血、止血要药，入肾经引血热下行；"斑发于胃"，李东垣有言"湿热相缠，湿甚者宜治脾，热甚者宜治胃"，叶天士言"斑色红者属胃热，紫者热机，黑者胃烂"，故在滋阴降火的基础上，以清泻阳明之热为主，白茅根、丹皮、紫草等药，甘寒或苦寒，清热凉血、止血，直折火热蒸腾之势；旱莲草、女贞子归肝肾经，滋阴降火，加强生地补肝肾之阴的作用。用药时长，恐诸药之寒性伤其脾胃，又恐滋阴太过碍其运化功能，加以甘平之麦芽、黄芪顾护脾胃，药性苦温之苍术制约其寒凉之性。诸药合用，消补兼施，体现"治病求本，审证求因"的机理。

七、治疗咳嗽

[临床表现]咳嗽、咳痰、咯血、喘促，动则加重，随季节加重，发热，乏力，精神萎靡，舌淡苔少，脉细弱。

[辨证]气血不足，阳气不振。

[治法]助阳散邪，温养气血。

[方药]炙甘草汤加减。

[附]病案举例1

患者唐某，男，76岁，农民，2014年5月2日初诊。

主诉：反复咳嗽、喘促4年，加重1月余。患者4年前春季感冒治愈后遗留咳嗽、喘促，每于春季及冬季发作，需静点消炎药物、激素等对症治疗方能好转。1个月前患者感冒后再次复发，咳嗽，少痰或无痰，喘促，动则加重，自服消炎药及沙丁醇喷雾剂后症状始终未见好转，今日来诊。现症见：喘促，失眠健忘，口咽干燥，咽痒咳嗽。观其精神不振，瘦削，面色淡白，舌淡苔少，脉细弱，左寸几不可及。胸部X线检查：双肺透光度增加。

辨证：气血不足，阳气不振。

治法：助阳散邪，温养气血。

处方：麦冬15g，炙甘草10g，阿胶10g，生姜15g，桂枝18g，黄芪30g，人参10g，生地20g，大枣10g，远志6g，干姜6g，菟丝子10g，黄精15g，连翘10g，薄荷10g，蝉蜕10g，酸枣仁20g，麦芽20g。7剂，水煎服。

二诊2014年5月10日：7剂后，患者咳嗽减轻，精神转佳，失眠、口咽干燥亦有明显好转，舌淡苔少，脉细，左寸较前有力。上方加制附片9g，去连翘，续服7剂。

三诊2014年5月18日：患者遇冷偶有咳嗽，失眠健忘明显改善，口咽干燥基本消失。上方加肉苁蓉15g续治2周，诸症消失，随访半年余，未见病情复发。

[附]病案举例2

患者林某，女，86岁，退休工人，2013年4月16日初诊。

主诉：肺癌术后3年，咳嗽、咯血半年。患者3年前体检时发现右肺占位性病变，进一步行穿刺术后诊断为"右肺中叶支气管腺癌"，经手术及放化疗后痊愈。半年前感冒后出现剧烈咳嗽伴咯血。胸部增强CT提示：纵隔多发淋巴结肿，考虑多为淋巴结转移；右肺癌术后，右肺中叶缺如，术区及邻近组织未见肿瘤复发。遂前往原手术医院，行纤维支气管镜检及病理活检提示：支气管腺癌。明确诊断后口服阿帕替尼250mg/d。感冒痊愈后，咳嗽、咯血无好转。现症见：咳白色泡沫痰，痰中伴血丝，夜间、晨起及说话多时咳嗽明显，汗多，口咽干燥。观其精神萎靡，面色㿠白，舌绛红，苔白燥，脉左细弱几不可及，右脉虚大。

辨证： 气血虚弱。

治法： 益气养血，化浊止咳，化瘀止血。

处方： 炙甘草10g，麦冬15g，生地黄15g，桂枝20g，生姜10g，火麻仁15g，大枣10g，山茱萸15g，细辛3g，五味子6g，法半夏8g，干姜5g，紫菀15g，百部15g，远志6g，沙参10g，茯苓30g，三七粉9g。5剂，水煎服。

二诊2013年4月22日： 服上方5剂后，咳嗽明显好转，说话基本不咳，痰中未见血丝，咳痰后感轻松，精神较前佳，汗多、口咽干燥好转。舌淡苔略黄，脉右细弱而左寸不及。前方加熟地25g。续服5剂。

三诊2013年4月28日： 续服上方5剂后，睡前及晨起咳嗽亦明显减轻，汗多、口咽干燥消失，精神转佳，体力改善，面色较前明显红润，脉细弱，舌红润苔黄。前方去细辛、半夏、沙参，加浙贝母10g，人参10g。续服20剂，患者偶有咳嗽，无咯血。嘱生活调理，随访1个月，患者晨起及夜间偶有咳嗽，无剧咳。

[按]中医认为咳嗽是一种疾病，有其独立的证候体系，同时咳嗽也是机体的一种保护措施，是机体祛除病邪的一种形式。有咳则有邪实，咳嗽缠绵则有病邪迁延，病邪迁延则有正虚。病例1病浅而求之心肺，初诊用炙甘草汤去阿胶、火麻仁、桂枝，加连翘、薄荷、蝉蜕以助阳散邪。后用炙甘草汤加苏蓉、远志以温养气血。病例2阳气衰惫更甚，所以初诊用炙甘草汤去阿胶、火麻仁、桂枝，加麻黄、附子、细辛以温阳散邪。后用炙甘草汤加附片、白术以温阳运脾。正如洪广祥所言："正虚邪实气机逆乱为慢性咳嗽全程病机。"所以在治疗上要注意：①祛邪与扶正须辨证进退。正虚邪

实是慢性咳嗽的全程病机，故扶正与祛邪是贯穿慢性咳嗽治疗全过程的基本治法。《咳论》云：邪气从皮毛合肺，寒饮食入胃从肺脉上至于肺……外内合邪因而客之，则为肺咳。亦云：五脏六腑皆令人咳，非独肺也。五脏六腑之寒热虚实是慢性咳嗽的内在基础，邪气客之是咳嗽的直接因素，邪气客之而机体咳以祛之。所以，尤应重视祛邪治疗在慢性咳嗽中的重要性。在慢性咳嗽的治疗早期，病情虚实相杂，以邪实为矛盾的主要方面，所以当以祛邪为主，扶正为辅；治疗中期邪实已衰而正虚彰显，治疗当留邪以出路，而稍以缓补，唯待邪气尽时，方可滋养补益。②扶益正气，须不滞碍气机。慢性咳嗽总有脏腑或气血或阴阳不足。病浅多责之心肺，病深则应问之肝、脾、肾。咳嗽迁延则总有病邪缠绵，故扶益正气应避滋腻之物，恐闭门留寇，而用补而不碍之品。邪气尽时，亦须慎予峻补，以固护衰惫之脏气。③祛邪化浊，须固护气血。慢性咳嗽之邪实多或肝气郁结，或痰浊结滞，或痰瘀滞留，兼受风寒或感风热等六淫邪气，而内外合邪，互为因果，造成咳嗽慢性迁延。但治疗时无论是疏肝解郁、温化痰浊、化瘀行滞，还是祛风散寒、疏风解表等，都可耗散气血，损伤正气。所以，在治疗慢性咳嗽的过程中，须合理使用温燥峻烈、辛温发散之药，以固护气血。炙甘草汤中，炙甘草、人参、大枣甘温益气；干地黄、麦冬滋养心血、润肺生津；桂枝、生姜辛温助阳、通行血脉；诸药合用滋而不腻，温而不燥，唯阿胶、火麻仁有滋腻之嫌。加解表之药与桂枝、生姜相合而散邪与固护气血相兼，用于外内合邪之外邪甚者，多用于慢性咳嗽治疗早期；加化瘀祛痰、疏肝解郁之品，则适用于内生实邪甚者，多应用于治疗中期；加温阳之药与人参、桂枝合而温阳益气，适用于气血不足而阳气衰惫之人；加益气养血之品，则五脏之虚皆可滋养，常用于慢性咳嗽之善后调治。上述2例慢性咳嗽，均属气血虚弱，客邪迁延，使用炙甘草汤加减均取得了较好的临床疗效。综上所述，炙甘草汤适用于气血阴阳不足之证，不仅用于心悸动、脉结代之症能起到滋阴养血、通阳复脉之效，辨证加减应用于慢性咳嗽亦可收到良好的临床疗效。

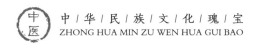

八、治疗甲状腺功能亢进（瘿病）

[临床表现]颈前可见肿大结节，质软不痛，颈部觉胀，胸闷，喜太息，乏力，汗出，多食易饥，舌淡红，苔薄白，脉细弦时结。

[辨证]气阴两亏，气郁痰阻。

[治法]补气养阴，理气舒郁，化痰消瘿。

[方药]炙甘草汤加减。

[附]病案举例

患者谢某，女，18岁，学生，2016年5月28日初诊。

主诉：心悸、多汗、乏力1个月，加重伴多食易饥1周。患者近1个月自觉心悸，活动后加重，休息后亦不能完全缓解，易汗出，乏力，减少课业后症状未见缓解，近1周上述症状加重伴多食易饥，为求诊治来诊。现症见：心悸，乏力，怕热汗出，心烦胸闷，低热不退，手颤，夜寐不安，大便干，月经未来潮。舌淡红，苔薄白，脉细弦时结。甲功：FT$_3$ 4.08pg/mL，FT$_4$ 22.4ng/dL，TSH小于0.001uU/mL，TRAb4.32U/mL。心电图：窦性心律不齐，HR114次分。胸透：心肺未见异常。甲状腺彩超：左甲状腺可见1.3cm×10cm低回声结节，形态规整，边界清，结节内部及周边未见血流。

辨证：气阴两亏，气郁痰阻。

治法：补气养阴，理气舒郁，化痰消瘿。

处方：炙甘草15g，党参25g，麦冬15g，桂枝15g，干地黄20g，火麻仁15g，阿胶10g，牡蛎30g，青皮10g，猫爪草15g，大枣6枚。7剂，水煎服。配合赛治10mg，每日1次，口服。

二诊2016年6月3日：口服上方后，患者自觉心悸、汗多、手颤减轻，大便可，仍觉心烦，夜寐欠佳，脉结。改火麻仁10g，加玄参15 g，浙贝母25g，酸枣仁30 g，续服7剂。

三诊2016年6月10日：患者心悸、手颤明显减轻，睡眠稍好，仍有梦，甲状腺肿块渐消。照上方加橘核30g，7剂。后按上方为主，调治约1月余。复查甲状腺彩超结节大小未见明显变化。

[按]炙甘草汤原治心悸、脉结代，为血虚气弱、阴阳不足者而设。方中炙甘

草、党参、大枣甘温益气、补益心脾；干地黄、麦冬、阿胶滋阴、养心补血、润肺生津；桂枝辛温助阳、通行血脉。合而用之，具有补气养阴之效。本病证属瘿病，由久病至虚，气阴两亏、痰浊郁结而成，故治宜补气养阴、行气散结、消痰除症。使用炙甘草汤加减既可用于心气、心阴不足者，亦可用于肺气、肺阴两亏证。火麻仁甘润。方中加牡蛎、浙贝母、橘核以软坚散结、消痰除症，青皮行气解郁，玄参养阴润燥、软坚散结，使气阴得补，痰结消散，则瘿瘤可治。

九、治疗肺气肿（喘证）

[临床表现]反复气喘、咳嗽，加重时伴有咳痰，晨起及夜间咳喘尤甚，天气转暖减轻，精神萎靡，乏力，舌淡红，苔少，脉虚数。

[辨证]虚劳肺痿。

[治法]补肺养阴，化痰平喘。

[方药]炙甘草汤加减。

[附]病案举例

患者魏某，男，64岁，退休职员，2015年10月8日初诊。

主诉：咳嗽、气喘40年，加重1个月。患者40年前入冬后感冒出现咳嗽咳痰，系统治疗，病情反复，天气转暖后逐渐好转。次年入冬季后再次出现上述症状，之后每年冬季均出现咳嗽、咳痰且发病频率及持续时间逐年延长，体质渐虚，易感冒，感冒后咳喘加剧，晨起及夜间咳喘尤甚，痰白如泡沫。近1个月患者感冒后咳嗽症状加重伴有喘促，咳黄色黏痰，伴有低热，对症使用既往消炎药物、化痰药物后未见好转，遂来诊。现症见：咳嗽，咳痰，喘促，神疲乏力，汗出，气怯声低，心悸，虚烦不眠，咽干口渴，汗多怕风，大便干结，面色㿠白，舌淡红，苔少，脉虚数。胸透提示：慢性支气管炎、肺气肿。患者既往吸烟史，发病时戒烟，好转后复吸。其母亲和姐姐患有慢性支气管炎。

辨证：虚劳肺痿。

治法：补肺养阴，化痰平喘。

处方：炙甘草15g，麦冬15g，阿胶15g，干地黄15g，党参15g，黄芪30g，

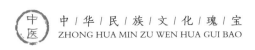

白芍10g，桂枝10g，五味子10g，紫菀20g，苏子20g，大枣5枚。15剂，水煎服。

二诊2015年10月25日：服药后喘息及痰涎显著减少，但动则仍喘，神疲乏力减轻，心悸失眠，口干咽燥，脉舌如前。药已对证，上方去五味子，加川贝母20g，酸枣仁30g。10剂，水煎服。

三诊2015年11月5日：喘咳及虚汗已止，心悸减轻，仍有神疲气短。转用生脉散加茯苓、紫菀、陈皮、川贝母、款冬花等以巩固疗效。

[按]炙甘草汤原治心悸、脉结代，为血虚气弱、阴阳不足者而设。方中炙甘草、党参、大枣性甘温，益气、补益心脾；干地黄、麦冬、阿胶养心补血、滋阴、润肺生津；桂枝性辛温，助阳通行血脉。诸药合用共奏补气养阴之效。既可用于心气、心阴不足者，亦可用于肺气、肺阴两亏证。患者咳嗽、喘息多年，近1个月加重，体羸气短、虚烦失眠、咽干口渴、汗出恶风，伴胸闷痰多，痰如泡沫，此证乃因久咳伤肺，肺阴两虚的表现，肺气宣降不利，遂至喘咳，证属虚劳肺痿。治宜补肺养阴，化痰平喘，故用炙甘草汤益气养阴以补肺，加五味子敛肺气、平喘咳，紫菀、苏子、川贝母降肺气、平喘咳，酸枣仁养心敛汗。

十、治疗浅表性胃炎

[临床表现]消瘦，上腹不适，反酸、嗳气，遇寒加重，贫血貌，皮肤干燥而萎黄，周身疲乏，手足冷，舌暗淡苔薄，脉细弱。

[辨证]气阴两虚，阴血阳气虚弱。

[治法]止血养血，滋阴补气。

[方药]炙甘草汤加减。

[附]病案举例

患者甘某，女，64岁，退休教师，2016年12月19日初诊。

主诉：腹部不适伴消瘦3年。患者近3年来无明显诱因，反复出现左上腹不适，反酸、嗳气，进食寒凉、辛辣食物后疼痛，口服抑酸药物后疼痛可缓解，形体逐渐消瘦（体重逐渐减少达15kg），偶有黑便，1个月前就诊当地医院查胃镜后诊断为"慢性浅表性胃炎"，予口服消炎药物及抑酸药物对症

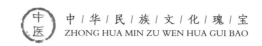

治疗，症状未见明显好转，今日特寻中医治疗来诊。现症见：食后胃胀，遇寒加重，疲乏，手足冷，小腿抽筋频繁，遇凉加重，夜寐不安，大便干结，3～5日一行，偶有黑便。观其身形瘦小，贫血貌，皮肤干燥而萎黄，舌暗淡苔薄，脉细弱。

　　辨证：气阴两虚，阴血阳气虚弱。

　　治法：止血养血，滋阴补气。

　　处方：党参10g，北沙参10g，黄芪40g，麦冬10g，天门冬10g，火麻仁10g，生地黄10g，阿胶10g，肉桂5g，炙甘草10g，枸杞子15g，龙骨15g，山药15g，干姜5g，红枣20g，酸枣仁20g。15剂，水煎服。

　　二诊2017年1月4日：服药半个月后复诊，患者上述症状好转，效不更方，原方续服5个月，患者气色好转，纳可，大便调，体质量增加2kg。

[按]经方的运用既有对体质状态选方，也有对病用专方的思路。此案患者体质状态为较典型的炙甘草汤体质，不治其胃病而但强壮其人。炙甘草汤在古代是止血强壮营养方，有止血、改善贫血状态、纠正营养不良、增强体质等效果，故常作为调理体质方。炙甘草汤适合体质多见于大病、大出血后，或营养不良，或极度疲劳者，或肿瘤患者手术、放化疗后，依证加减划裁，效果显著。

瓜蒌薤白半夏汤《金匮要略》

[组成]瓜蒌12g，薤白9g，半夏9g，黄酒30mL。

[用法]水煎分3次温服。

[功用]通阳散结，祛痰宽胸。

[主治]胸痹。

[方解]方中瓜蒌、薤白皆有通阳散结，行气祛痰的作用，可治疗胸阳不振，痰阻气滞之胸痹；半夏则祛痰散结之力较大，适用于胸痹痰浊较盛，以胸痛彻背，背痛彻胸，且不能安卧为证候特点。

【张氏临证经验】

一、治疗胸痹

[临床表现]胸闷，痰多气短，肢体沉重，形体肥胖，遇雨天而易发作或加重，
    伴有倦怠乏力，纳呆便溏，舌体胖大且边有齿痕，苔浊腻或白滑，
    脉滑。

[辨证]痰浊闭阻证。

[治法]通阳散结，祛痰宽胸。

[方药]瓜蒌薤白半夏汤加减。

[附]病案举例1

  患者金某，男，69岁，退休工人，2015年5月20日初诊。

  主诉：间断胸闷、胸痛1年，加重1天。自述1年前感冒后出现胸闷、胸痛，伴倦怠乏力、咯吐痰涎等症状，发作时有窒息感，每次持续约5min，含服硝酸甘油后可缓解。1天前上述症状加重，至当地急诊科求治，查心电图示Ⅱ、Ⅲ及AVF导联S-T段低平，初步诊断为冠心病、不稳定型心绞痛。给予舌下含化硝酸甘油1片，症状缓解。患者坚持药物保守治疗，遂来诊。现症见：倦怠乏力，咯吐痰涎，肢体沉重，纳呆便溏，舌质胖大兼边有齿痕，舌苔白腻，脉滑数。

  辨证：痰浊闭阻证。

  治法：通阳泄浊，豁痰宣痹。

  处方：瓜蒌12g，薤白9g，半夏9g，天南星3g，枳实6g，茯苓6g，陈皮6g，石菖蒲6g，人参3g，丹参9g，红花9g，炙甘草3g。7剂，水煎服。

  二诊2015年5月28日：服7剂后患者上述症状明显缓解。7剂，水煎服。

  三诊2015年6月5日：患者症状基本消失，改服参苓白术颗粒健脾益气以巩固治疗。

[按]瓜蒌薤白半夏汤出自《金匮要略》，书中载："胸痹不得卧，心痛彻背者，瓜蒌薤白半夏汤主之。"该方主要有通阳散结、祛痰宽胸的作用。张

老师认为方中瓜蒌、薤白及枳实豁痰通阳、理气宽胸；半夏、天南星燥湿化痰，降逆散结；茯苓、陈皮、石菖蒲及人参健脾益气，化湿和胃；炙甘草调和诸药，并佐制半夏、天南星毒性；痰浊痹阻、久而瘀滞者，加丹参、红花活血散瘀。诸药合用，相辅相成，标本兼治，全方共奏通阳散结、祛痰宽胸之功。该患者胸闷、胸痛及咯吐痰涎诸症得以改善，继服参苓白术颗粒健脾益气巩固疗效，以杜绝生痰之源。

[附]病案举例2

患者高某，女，50岁，职员，2015年9月12日初诊。

主诉： 阵发性胸骨后闷痛伴心悸半年。患者近半年来反复阵发性胸骨后闷痛伴心悸，劳累或生气后发作频繁，每次发作持续5~10分钟，自行含服速效救心丸、硝酸甘油后可缓解。曾就诊于当地医院，查心电图示：Ⅱ、Ⅲ、aVF 导联ST段下降> 0.05mV，提示冠状动脉供血不足，诊为冠心病-不稳定心绞痛，于当地医院静点药物对症治疗，建议完善冠脉CTA检查，患者拒绝。今来诊。现症见：胸部痞闷不适，如有异物堵塞感，形体肥胖，面色较红，舌紫暗，苔腻，脉弦滑。

辨证： 痰浊闭阻证。

治法： 温通心阳，泄浊化瘀。

处方： 瓜蒌20g，薤白10g，法半夏10g，苍术10g，降香6g，当归10g，红花10g，丹参20g，红花20g，党参15g，附片6g，黄芪30g，炙甘草6g，延胡索10g，制乳香6g，没药6g，石菖蒲10g。7剂，水煎服。

二诊2015年9月20日： 此方连续口服7剂后，患者即感胸闷症状减轻，上方续服15剂，病情痊愈，心电图提示心肌供血改善。

[按]张老师认为，该患者既有瘀血内阻之证，亦有痰浊阻络之象，以致痰瘀互阻。故选用药物时加用丹参、红花增强活血化瘀之功效。心绞痛发作时，症情危重，当此危急之秋，止痛为当务之急，故用温通心阳、泄浊化瘀等法治其标，"通则不痛"也。古人云"痛无补法"，故本例于止痛治标的同时，又用附片、党参、黄芪温阳益气，离照当空则阴霾自散。

二、治疗心悸

[临床表现]心悸不安，胸闷烦躁，时发时止，受惊易作，舌暗红，苔黄腻，脉涩。

[辨证]痰瘀互结。

[治法]理气通络，活血祛痰。

[方药]瓜蒌薤白半夏汤加减。

[附]病案举例1

患者辛某，男，45岁，工人，2016年8月20日初诊。

主诉：心慌、胸闷4个月余。患者自诉今年4月因从事重体力劳动后出现心慌、胸闷、气促，口服丹参片等中药治疗可缓解症状，其后上述症状反复发作。今日特寻中医治疗来诊，现症见：胸闷，活动后气促，无胸痛，神疲倦怠，纳可，夜寐差，二便调。舌暗红，苔黄腻，脉涩。心电图示窦性心律，非特异性T波异常。

辨证：痰瘀互结。

治法：理气通络，活血祛痰。

处方：瓜蒌15g，法半夏10g，厚朴10g，薤白10g，丹参15g，川芎15g，甘草3g，栀子10g，陈皮10g。7剂，水煎服。

二诊2016年8月28日：服上药7剂后，患者胸闷、活动后气促较前明显减轻，仍夜寐差，神疲倦怠，舌脉同前。上方加石菖蒲10g，酸枣仁10g，远志10g。7剂，水煎服。

三诊2016年9月6日：服上药7剂后，患者胸闷、活动后气促症状完全消失，安然入睡，精力充沛，复查心电图正常。随访至今，未曾复发。

[按]临床上痰瘀互结型心悸，与心脾肾关系密切，脾失健运，痰湿内生，扰动心神；肾阳亏虚，心阳虚衰，阴寒凝滞心脉，心神失养，引发心悸。本例患者舌暗红，苔黄腻，脉弦滑，为痰浊停聚、心阳被遏之表现。患者体内有瘀，血瘀气滞，心失所养，心神不安，故胸闷气促，夜寐差，神疲倦怠。治疗时应痰瘀并治，治以理气通络，活血祛痰，张老师以瓜蒌薤白半夏汤加减，使邪去正安，心神得宁，则诸病自愈。方中瓜蒌为君，导痰下

行，宽胸散结，臣以薤白散阴寒之凝滞，通胸阳之闭结，法半夏、厚朴燥湿化痰，降逆散结，佐以川芎、丹参行气活血，祛瘀生新，使以甘草调和诸药。诸药配伍，共奏理气通络、活血祛痰之效。

[附]病案举例2

患者张某，男，55岁，自由职业，2015年3月10日初诊。

主诉：心慌、心前区憋闷1年余。患者1年前无明显诱因出现心慌、心前区憋闷感，活动时感心前区发紧，气促，甚则呼吸不畅，面色苍白，纳寐欠安，易醒，多梦，二便调，舌质暗，舌体胖大边有齿痕，脉弦滑数。心电图示：窦性心动过速，偶发房性早搏。

辨证：痰火扰心，心脉瘀阻。

治法：祛痰宽胸，活血祛瘀。

处方：瓜蒌15g，薤白10g，法半夏10g，厚朴10g，丹参15g，川芎10g，当归10g，陈皮10g，甘草3g，薏苡仁20g。14剂，水煎服。

二诊2015年3月25日：上方服14剂后，患者气促、心慌明显减轻，劳累后仍觉胸口紧闷，夜寐好转，纳可，小便黄，大便秘结，舌暗、苔黄腻，脉弦。上方去薤白，加黄芩5g，蒲黄10g。7剂，水煎服。随访半年，未曾复发。

[按]患者心慌胸闷1年余，纳寐不安，易醒多梦，《医学衷中参西录·论心病治法》载："每当交睫于甫睡之时，其心中即惊悸而醒，此多因心下有痰饮。"初诊心慌、心前区紧闷、气促、舌暗、舌体胖大、脉弦滑数为痰瘀互结、痰浊内盛的表现，故予瓜蒌薤白半夏汤以祛痰宽胸，通阳散结；丹参、川芎、当归祛瘀活血生新；厚朴、陈皮、薏苡仁燥湿祛痰；甘草调和诸药。

三、治疗胃脘痛

[临床表现]胃痛暴作，恶寒喜暖，得温痛减，遇寒加重，空腹痛甚，劳累或受凉后发作或加重，舌质淡红，苔腻白，脉弦。

[辨证]清阳不升，胃气壅滞。

[治法]开痹通阳，健脾和胃。

[方药]瓜蒌薤白半夏汤加减。

[附]病案举例

患者王某，男，62岁，退休教师，2014年10月15日初诊。

主诉： 反复胃脘痛3年。患者3年来反复出现胃脘疼痛，进食寒冷食物后症状加重，偶有反酸嗳气，饮温开水、进软食后逐渐缓解。曾就诊于当地医院，经胃镜检查诊为"慢性浅表性胃炎"。今日特寻中医治疗来诊，现症见：胃脘胀痛，反酸嗳气，胸部痞满，大便干，舌质淡红，苔腻白，脉弦。

辨证： 清阳不升，胃气壅滞。

治法： 开痹通阳，健脾和胃。

处方： 薤白10g，法半夏6g，瓜蒌10g，煅瓦楞15g，白术15g，神曲15g，鸡内金10g，广郁金10g，川黄连5g，延胡索10g，川楝子10g。14剂，水煎服。

二诊2014年10月30日： 患者服上方14剂后，胃脘痛、反酸、嗳气减轻，舌质淡红，苔薄白。继以此方化裁，续服30剂，疼痛未作，食欲增加，追访1年未发。

[按]《证治准绳·心痛胃脘痛》云："胃脘之受邪，非止其自病者多。然胃脘逼近于心，移其邪上攻于心，为心痛者亦多。"《临证指南医案》中记载叶天士曾用瓜蒌薤白半夏汤治疗饮浊弥留胃脘，胸阳痹阻，以致胃痛久而屡发。张老师认为对于胃痛之胸阳不振，胃气壅滞，痰浊内阻者，每投以本方治疗，效果颇佳。方中"薤白味辛而通，体滑而降；瓜蒌苦润豁痰；半夏自阳而和阴"（叶天士语），共奏通阳开痹、和胃降逆、通则不痛的作用。脘胀者，加青皮、陈皮；吐酸者，加煅瓦楞；嘈杂者，加川黄连、吴茱萸；胸脘痞闷者，加广郁金、降香、枳壳；嗳气者，加生代赭石、苏梗；苔黄者，加蒲公英等。

四、治疗慢性胆囊炎（胁痛）

[临床表现]胁肋刺痛，痛有定处，痛处拒按，甚则引及胸背肩臂，身目发黄，身热恶寒，舌质暗红或紫暗，苔黄腻或厚腻，脉弦滑数。

[辨证]胸阳不振，痰浊瘀阻。

[治法]温通胸阳，祛痰止痛。

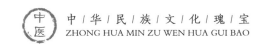

[方药]瓜蒌薤白半夏汤加减。

[附]病案举例1

患者孙某，女，32岁，自由职业，2009年7月5日初诊。

主诉：反复右上腹疼痛4年。患者自诉慢性胆囊炎病史4年余，平素右胁部隐痛反复发作，1周前因过食油腻之品病情再次发作，且伴有胸部闷痛，如有物阻塞感，背部沉重感，自服消炎利胆片无效。今日来诊，现症见：右胁部隐痛伴有胸部闷痛，如有物阻塞感，背部沉重感，现观其痛苦面容，墨菲征阳性。舌暗，苔厚腻，脉弦滑。心电图未见异常。

辨证：胸阳不振，痰浊瘀阻。

治法：温通胸阳，祛痰止痛。

处方：瓜蒌20g，薤白20g，半夏10g，柴胡20g，川楝子10g，延胡索20g，苍术10g，白术10g，石菖蒲10g，陈皮6g，茯苓10g。7剂，水煎服。

二诊2009年7月12日：患者口服7剂后症状基本消失，舌质暗，苔薄白。上方加白芍15g，黄芩10g，延胡索15g，炙香附6g，水蛭6g，炙甘草10g。前后应用30剂，至今未再发作。

[按]慢性胆囊炎应该属于中医"胁痛"或"胃脘痛"，张老师认为，结合现代医学知识，临床多以清热解毒药和疏肝理气药合用治疗，但有时效果较差。有的患者不仅有上腹部不适症状，还会伴有胸部闷痛，并向后背部放散。所以临床中医治疗要以中医理念为指导思想，不能一味地往胁痛和胃痛上靠。根据"胸痛彻背"，此症予瓜蒌薤白半夏汤治疗往往效果显著。

[附]病案举例2

患者郭某，女，79岁，退休职员，2016年9月4日初诊。

主诉：反复右上腹痛6年余。患者6年来每进食油腻、海鲜或每遇生闷气、受凉引发右上腹疼痛，阵发性加剧，且疼痛向右肩背放射。就诊于当地医院，查肝胆脾超声后，诊断为"慢性胆囊炎"，每每发作时，需口服消炎药及禁食对症治疗。今为求中医治疗来诊。现症见：右上腹疼痛，阵发性加剧，且疼痛向右肩背放射。现观其苦闷不乐，舌质淡，苔薄白，脉沉细。

辨证：气机阻滞，脾失温煦。

治法：宣阳，通痹，疏滞。

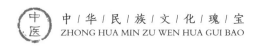
处方：瓜蒌皮15g，薤白10g，法半夏10g，桂枝15g，葛根15g，大腹皮10g，丹参15g，青皮10g，丹参15g。7剂，水煎服。

二诊2016年9月12日：口服7剂后患者腹痛发作减少，继用25剂后诸症悉除。后复查腹部B超检查，胆囊炎症消失。

[按]胁痛常因受寒、生闷气或生冷不节后发生，可连及右上腹部，或伴右肩背痛、阵发性加剧，气短，胸闷，舌质淡，苔薄白，脉沉细。证属阳气痹阻，治宜宣阳通滞，行气化痰，同时配合活血通络，故能随手奏效。

五、治疗郁证（梅核气）

[临床表现]精神抑郁，胸部闷塞，胁肋胀痛，咽中如有物梗塞，吞之不下，咯之不出，舌质紫暗，苔白腻，脉弦滑。

[辨证]情志不遂，痰气郁结。

[治法]开痹，涤痰，解郁。

[方药]瓜蒌薤白半夏汤加味。

[附]病案举例

患者历某，女，47岁，职员，2015年8月4日初诊。

主诉：胸闷、胸痛，如鲠在喉1个月。患者平素性格内向，少言寡语，近日因工作不如意导致心情不佳，不喜进食，时觉咽部及心前区闷塞不适，如有物梗阻感，夜间偶有闷痛感，夜寐差。就诊于当地医院，查心电图及胸片均提示正常。今日特寻中医治疗来诊。现症见：咽部及心前区闷塞不适，如有物梗阻感，夜间偶有闷痛感，夜寐差，纳差。舌质紫暗，苔腻，脉濡细而弦。

辨证：情志不遂，痰气郁结。

治法：开痹，涤痰，解郁。

处方：法半夏10g，薤白15g，瓜蒌皮10g，生代赭石15g，炒枳实6g，厚朴6g，制香附12g，炒延胡索10g，丹参15g，广郁金10g，茯苓12g，莱菔子10g，石菖蒲6g，合欢皮20g。7剂，水煎服。

二诊2015年8月12日：服7剂后患者自觉上述症状好转，效不更方，上方继服14剂，患者症状明显缓解，后随证加减20剂，症状消失。随访半年未再复发。

[按]此病中医应诊为郁证，多由情志不遂、气机郁滞而致病。张老师认为：胸部痞闷不畅，舌苔腻，这是痰阻于胸、胸阳不畅的表现。症情复杂多变，但总以心情抑郁，情绪不宁，胸部满闷，胁肋胀痛或易怒欲哭，或咽中如有异物梗阻等症为主要症状，以"气郁""痰阻"为主要病机。一般以柴胡疏肝汤、半夏厚朴汤等方加减治疗，但有时效果较差，根据本病的气郁痰凝、胸阳不畅的特点，每投以瓜蒌薤白半夏汤通阳开痹涤痰，并相应加入解郁疏肝、开窍宁神之品。瓜蒌薤白半夏汤的作用病位在于胸，故能直达膻中，通阳化浊，使胸阳得振，上下顺通，周身气血运行正常，百病乃安。瓜蒌薤白半夏汤的作用特点在于辛开苦降，温通，胸膻中所在，"膻中者，气之海也"，是宗气聚集之所。此方古人运用于胸痹一病，并不仅仅限于现代医学所谓的冠心病，这正是运用该方异病同治均能收效的道理所在。所以临床应用不能拘泥一点，要辨证运用。

六、治疗乳痈

[临床表现]乳房不结块，肿胀疼痛，伴有全身发热，溃后脓出稠厚，舌红，苔白腻，脉滑。

[辨证]肝郁痰凝。

[治法]化痰通络，理气散结。

[方药]瓜蒌薤白半夏汤合二陈汤加减。

[附]病案举例

患者吉某，女，32岁，教师，2016年4月15日初诊。

主诉：发现乳腺硬块半个月。患者目前哺乳期，受凉后感冒，无发热，自服感冒药对症治疗，后渐觉乳房胀痛，乳汁明显减少，认为感冒哺乳次数减少所致，初不经意，半个月后发现右乳房有硬块，压痛明显，局部皮温高，今日就诊求医。现症见：乳腺硬块，胸闷胁痛，咳吐白痰，纳差，大便干结，舌红，苔白腻，脉滑。

辨证：肝郁痰凝。

治法：化痰通络，理气散结。

处方：瓜蒌仁20g，法半夏10g，茯苓15g，荔枝核10g，王不留行20g，当归10g，炮山甲8g，牡蛎20g，桃仁15g，赤芍15g，陈皮10g，甘草10g，薤白6g，浙贝母10g，火麻仁10g。10剂，水煎服。嘱清淡饮食，忌食油腻。

二诊2016年4月25日：患者口服10剂后，乳房肿块变小变软，吐痰减少，大便调。再予上方7剂续服而告愈。

[按]《诸病源候论·妒乳候》云："此由新产后，儿未能饮之，及饮不泄，或断儿乳，捻其乳汁不尽，皆令乳汁蓄积，与气血相搏，即壮热大渴引饮，牢强掣痛，手不得近也……"乳房肿块与乳腺管阻塞不畅，多属肝郁痰凝，一般以逍遥散合二陈汤疏肝化痰为正治。临床所见，多为痰结血瘀，运用化痰软坚、活血化瘀可收到良好效果。

乌梅丸《伤寒论》

[组成]乌梅三百枚，细辛六两，干姜十两，黄连十六两，当归四两，附子六两，炮去皮，蜀椒四两，桂枝去皮六两，人参六两，黄柏六两。

[用法]上十味，异捣筛、合治之，以苦酒渍乌梅一宿，去核，蒸之五斗米下，饭熟捣成泥，和药令相得，内臼中，与蜜杵二千下，丸如梧桐子大。先食饮服十丸，日三服。稍加至二十丸。禁生冷、滑物、臭食等。

[功用]清上温下。

[主治]蛔厥，久利。

[附录]："厥阴之为病，消渴，气上撞心，心中疼热，饥而不欲食，食则吐蛔，下之利不止，乌梅丸主之"；"蛔厥者，乌梅丸主之，又主久利"。

[方解]本方乌梅丸分别见于《伤寒论·辨厥阴病脉证并治》与《金匮要略·趺蹶手指臂肿转筋阴狐疝蛔虫病脉证治第十九》，本为治蛔厥之方，方中乌梅、苦酒：酸敛益阴，且乌梅味酸，故收敛而不伤阴，使蛔虫得酸则静。黄连、黄柏：苦寒清热，可分别清君、相之火，使浮游之火从下焦

而出，同时使蛔虫得苦则下。细辛、干姜、附子、蜀椒、桂枝：辛热温阳，使蛔虫得辛则伏。人参、当归、白米、白蜜：补益气血，扶正以驱虫外出。且人参合乌梅，则酸甘化阴，当归合乌梅则补养肝血，共为补肝之体，壮厥阴之本。该方以酸之乌梅为君，以辛之川椒、细辛为臣，以温之干姜、桂枝、附子为佐，以苦之黄连与黄柏、甘之人参与当归各为使。诸药合用共奏调和肝之寒热之功。结合药物性味与功效，分析乌梅丸的配伍特点如下：①酸苦相合，酸收之乌梅伍苦寒之黄连，既能滋阴柔肝，又能清热燥湿；②寒温并用，附子、干姜辛温助阳，伍苦寒之黄连、黄柏清泄通降，温阳不化火、清热不助寒；③寓泻于补，在祛邪消导的方药中，加入人参、当归补气调血，祛邪不伤正、扶正不助邪，该方酸甘化阴、辛苦通降，又辛甘为阳、酸苦为阴，诸药运用遵循六经辨证，运肝木以交通心肾、水火相济，全方配伍严谨周密，清上温下、调和气血，实为"治厥阴，防少阳护阳明之全剂"；全方合酸收、苦泄、辛开、甘补、大寒大热等诸药于一炉，共成清上温下、协调寒热、安蛔止痛之剂。

【张氏临证经验】

一、治疗肝炎（泄泻）

[临床表现]口苦、腹胀，伴见食后腹胀明显，咽干口渴思饮，四肢不温，夜寐可，小便调，大便溏薄，舌边尖红，苔薄白微黄，脉沉弦细。

[辨证]上热下寒。

[治法]清上温下。

[方药]乌梅丸加减。

[附]病案举例

患者李某，男，45岁，工人，2016年11月11日初诊。

主诉：腹胀、便溏2周。患者4年前确诊为"慢性乙型肝炎"，间断应用抗病毒药，双环醇片保肝，间断口服中药调理至今，效果不理想。近2周腹胀

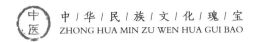

便溏加重来诊，现症见：口苦，腹胀，便溏，伴见食后腹胀明显，口渴咽干思饮，四肢不温，夜寐可，小便调。舌边尖红，苔薄白微黄，脉沉弦细。

辨证：上热下寒。

治法：清上温下。

处方：乌梅30g，细辛5g，桂枝15g，黄连6g，黄柏6g，当归12g，党参15g，干姜10g，制附子10g，炒薏苡仁20g，陈皮12g，桃仁12g，红花10g，厚朴12g，炒麦芽20g，大枣12枚。14剂，水煎服。

二诊2016年11月25日：患者服药2周后，腹胀减轻，未再便溏，口苦咽干仍有，舌红，苔薄白，脉沉弦细。此处方基础上加白茅根30g，芦根20g，继服14剂。

三诊2016年12月9日：腹胀、口苦咽干明显减轻，纳食可，寐可，小便调，大便正常，舌红，苔薄，脉弦滑。效不更方，继14剂。为巩固疗效，缓图根治，续予鳖甲煎丸加减。

[按]肝炎临床以肝脏的慢性反复炎症，纤维化进展为主要病变，主要临床症状表现为精神萎靡，面色无华，皮肤黏膜及巩膜的黄染，胁肋不适，腹胀，腹泻，眩晕耳鸣，病久甚则面色黧黑，腰膝酸软或月经失调等。中医并未有肝炎病名的记载，而是根据临床证候、发病特点的不同归属于中医的"黄疸""胁痛""积聚""臌胀"等病即属于此范畴。张老师在多年的临床中形成"辨病，辨证，辨症"相结合的辨证思路，以现代医学的疾病诊断为参考，辨证为基础，辨主症为靶点，于临床中屡起沉疴。肝炎虽为湿热胶着，但病伏日久，脾阳被厄，而肾中真阴真阳亦是日渐消耗，病邪传至厥阴、太阴，一阳得复，方可祛其沉疴，重用温阳药物以补脾肾阳，阳气得以生发如户枢拨矣，辨证如是，则可放心用附子、桂枝、干姜温补一类药物。张老师依《金匮要略》治肝实脾之原则，治肝不忘护脾胃，养脾胃不滞肝，常于补益肝脾方药中加入防滋补碍胃之品，或加大麦芽、豆蔻、藿香、薄荷、连翘、荷叶等轻散生发之品护胃疏肝。临床应用屡见奇效。

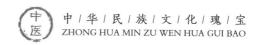

二、治疗慢性心律失常（心悸）

[临床表现]心慌，胸闷，四肢发凉，时有口渴欲饮水，腰膝酸软，形体偏瘦，纳可，夜寐差，大便溏薄。舌质暗红，边有齿痕，苔薄黄腻，脉沉迟。

[辨证]上热下寒。

[治法]清上温下。

[方药]乌梅丸加减。

[附]病案举例

患者陈某，女，56岁，自由职业，2016年3月24日初诊。

主诉：心慌、胸闷2年，加重1个月。患者2年前劳累后出现心慌胸闷，持续数分钟后缓解，当时未检查治疗。1个月前因劳累心慌胸闷再发加重，伴气短乏力，持续十几分钟后逐渐缓解，就诊于当地医院，予口服西药治疗（具体不详）。症状未见缓解，遂求中医诊治。症见：心慌、气短，胸闷、乏力，劳累后加重，心慌胸闷持续十几分钟，缓解后仍觉气短乏力，近1个月心慌、胸闷加重，出现烦躁，胁肋闷胀，四肢发凉，时有口渴欲饮冷，腰膝酸软，纳可，夜寐差，大便溏薄。形体偏瘦，舌质暗红，边有齿痕，苔薄黄腻，脉沉迟。

辨证：寒热错杂，气血亏虚，心神失养。

治法：寒温并调，宁心安神。

处方：乌梅30g，桂枝20g，丹参20g，党参15g，当归15g，黄柏10g，黄连6g，麦冬15g，茯神20g，焦山楂15g，干姜10g，炙甘草5g，仙鹤草20g，菊花12g，杜仲30g。7剂，水煎服。

二诊2016年4月2日：劳累后仍有心慌胸闷不适，持续数分钟，气短乏力较前缓解，其余症状均较前好转，夜寐好转，小便正常，大便溏薄，舌质暗红，苔白腻，脉迟。前方去菊花，续服7剂。

三诊2016年4月10日：症状明显缓解，偶有心慌胸闷不适，无气短乏力，时有胁肋闷胀，四肢渐温，夜寐可，二便正常。舌质暗红，苔白腻，脉弦。前方减桂枝至15g，加炒白芍15g，续服10剂。嘱1个月后复查动态心电

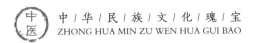

图。患者1个月后查动态心电图提示：平均心率65次/分，最高达102次/分，偶有房早未下传，症状大减，随访1年，上述症状未再加重。

[按]张老师认为，本病病因病机可责之"虚""瘀"二字。"虚"多为心气阴虚、心肾阳虚，"瘀"为心脉瘀阻，气血不畅，既有因虚致瘀，责之心气、血、阴阳亏虚，又有因实致瘀，痰饮（痰热）、瘀血、气滞等所致。临证时，对于气血阴阳不足，以"虚"为主，选用炙甘草汤、归脾汤等方进行加减；对于气滞痰瘀，以"瘀"为主，选用血府逐瘀汤、柴胡疏肝散等方进行加减，同时佐以活血化瘀、宁心安神之品。对于病情复杂，病程日久者，会导致气血阴阳耗伤，虚瘀并见。此患者病情较长，症状逐渐加重，耗伤气血，加之情志不舒，肝失调达，气机不畅，郁久化热。依据初诊症见可知患者目前痰热郁里，痹阻气机，阳气不达四末，脾胃虚寒，气血亏虚，心神失养。辨证属上热下寒，气血虚弱，方用乌梅丸方加减。方中去大辛大热之品附子、细辛、蜀椒以防阳热太过耗伤阴血；麦冬合梅、参、归，加强补血生津之力；加菊花助柏、连清郁热；杜仲助姜、桂通达阳气至四末；仙鹤草、丹参补虚活血；茯苓、山楂健脾宁心，炙甘草调和诸药。以上诸药共奏寒温并调、活血补虚、宁心安神之功。二诊时，郁热减轻，以防寒凉太过损伤脾胃，致虚更虚，故去菊花；三诊时，仍有胁肋闷胀，故加炒白芍补肝体，养肝柔肝。

三、治疗久痢（泄泻）

[临床表现]腹泻，或大便溏薄，每天2~3次，情志不遂诱发，脐下常隐痛，腹部喜暖，口干不渴，多伴发口腔溃疡、口唇生疮，倦怠乏力，食后容易胃胀，舌质暗红，边有齿痕，苔薄黄腻，脉沉迟。

[辨证]上热下寒。

[治法]清上温下。

[方药]乌梅丸加减。

[附]病案举例

患者李某，女，38岁，职员，2016年6月4日初诊。

主诉：腹泻5年。患者近5年反复腹泻，大便不成形，无脓血便，就诊医院查胃肠镜均未见异常，口服中西药治疗，未见缓解来诊。症见：大便溏薄，每天2~3次，生气上火容易诱发，脐下常隐痛，喜欢吃酸性食物，腹部喜暖，口干不渴，口腔溃疡，倦怠乏力，食后容易胃胀。舌质暗红，边有齿痕，苔薄黄腻，脉沉迟。

辨证：肝脾不和，上热下寒。

治法：清上温下，调和肝脾。

处方：乌梅30g，党参20g，黄连6g，黄柏6g，桂枝15g，附子10g，细辛5g，干姜10g，当归10g，川椒5g，柴胡6g，枳壳10g，白芍5g，丹参20g。5剂，水煎服。

二诊2016年6月9日：患者便溏，食水果则胃不适而腹泻，舌红苔少，双关脉弦细，余部无力。方药：乌梅30g，黄连10g，干姜10g，附子6g，党参25g，炒白术15g，茯苓15g，炙甘草5g，白芍10g，生地15g，当归5g，丹参12g，柴胡6g，枳壳6g。7剂，水煎服。

三诊2016年6月16日：症减，夜尿2次，改乌梅10g。7剂，水煎服。

四诊2016年6月23日：晨起及晚餐前胃脘隐痛似乎较前加重，大便已成形，仍口干渴，喜热饮，脉弦细，因为外出，暂时停药。

五诊2016年7月5日：右脉濡，左脉略弦。处方：党参25g，炒白术15g，茯苓15g，炙甘草5g，黄连6g，干姜8g，附子8g，白芍10g，生地15g，丹参15g，柴胡6g，枳壳12g，煅龙牡各30g，炒酸枣仁20g。此方调理至7月末胃肠无不适，停药至今，除偶然饮食有不适腹泻外，大便日一次，成形。

[按]久痢，现代医学称为慢性腹泻，表现为反复迁延不愈，忽重忽轻，对于冷热食物异常敏感，腹泻时急迫，常伴有腹痛。这与乌梅丸肝风内动、寒热失调的病机相吻合。方中以乌梅为主药，是针对病机的核心药物。乌梅敛肝养肝。此外，以附子、川椒温肾肝，以桂枝、细辛、当归通血脉，以人参、干姜温养脾胃，黄连降心火，黄柏清下焦之热。所以，乌梅丸常用于治疗慢性腹泻，包括慢性肠炎、肠易激综合征等。先予乌梅丸合四逆散，脉象有改善，但症状变化不显，再查脉证，双关脉弦细，余部无力，舌红苔少。有气虚及阴虚表现，所以去桂枝、细辛，而加养阴的生地，健脾祛湿的茯苓、白术，服后排便逐渐改善，但出现胃部不适，考虑乌梅酸敛，

张玉琴临证用方选粹
ZHANGYUQINLINZHENGYONGFANGXUANCUI

久用抑制肝气的疏泄，于是去除乌梅而用酸枣仁，多年的病症两年未反复。凡是符合肝脏阴阳俱虚而出现肝气妄动、寒热失调的病机，均可应用。

四、治疗更年期综合征（脏躁）

[临床表现]平素易心烦、焦虑，胆怯，潮热，脾气暴躁，活动时腰以上汗出明显，腰以下发凉。纳差，夜寐欠佳，二便可。舌红、苔薄，脉弦细数。

[辨证]上热下寒。

[治法]清上温下。

[方药]乌梅丸加减。

[附]病案举例

患者张某，女，50岁，职员，2016年1月21日初诊。

主诉：焦虑烦躁伴走路不稳半月余。患者半月前无明显诱因出现行走、下楼梯不稳，心中胆怯，双下肢无力，胃脘部反酸、烧心等子时不适明显。头部CT未见异常；为求中医治疗来诊。症见：心烦、焦虑，活动时腰以上汗出明显，腰以下发凉，纳差，夜寐尚可，二便可。舌红、苔薄，脉左弦数，右细。

辨证：寒热错杂。

治法：清上温下。

方药：乌梅30g，川牛膝12g，枳壳8g，煅瓦楞20g，当归10g，黄连6g，黄柏8g，川椒10g，生龙骨25g，桂枝20g，连翘10g，党参20g，干姜10g，制附子10g，细辛5g，肉桂5g，炙甘草5g。7剂，水煎服。

二诊2016年1月28日：患者诸症较前减轻，白天双下肢易水肿。近期颈背部酸痛。舌淡红、苔薄黄，脉浮细。以上方去川椒、制附子，加葛根20g，丝瓜络15g，桔梗10g，继服7剂。

三诊2016年2月25日：患者诸症改善，唯双下肢仍轻度水肿。以上方加茯苓20g，继服7剂，随访患者双下肢水肿较前明显改善，无其他不适症状。

[按]该病例患者以腰部为界，腰部以上烦热易汗出，腰部以下则有冰凉感，病

机为上热下寒，正气虚损兼心神被扰，且患者子时胃脘不适明显，子时属胆经所旺之时，肝与胆相表里，故治疗上予以乌梅汤加减，取乌梅、黄连、黄柏苦寒泻火，除上热以止烦，川牛膝引药下行，干姜、附子温阳散寒，茯苓等利水渗湿，党参、当归补其不足，共筑泄热散寒、寒热平调之功。

五、治疗糖尿病并发症（消渴病痹症）

[临床表现]平素易心烦、焦虑，胆怯，潮热，脾气暴躁，活动时腰以上汗出明显，腰以下发凉。纳差，夜寐欠佳，二便可。舌红、苔薄，脉弦细数。

[辨证]上热下寒。

[治法]清上温下。

[方药]乌梅丸加减。

[附]病案举例

患者姜某，女性，63岁，退休职员，2016年11月9日初诊。

主诉：患者糖尿病10余年，伴双下肢疼痛麻凉3个月。患者糖尿病10余年，近3个月来双下肢麻木发凉，活动后疼痛，经多处诊治无效来诊。现症见：双下肢麻木发凉，活动后疼痛，夜间腓肠肌痉挛，伴心烦、失眠、头昏、面部灼热感、乏力，颜面及下肢水肿，纳可，二便调。观其双侧趺阳脉弱，左侧甚于右侧，下肢肤温减低，痛温觉减弱，腿反射减低，皮肤干燥无破溃。舌淡红，苔白水滑，脉沉涩。

辨证：肝肾亏虚，瘀血阻络证。

治法：补益肝肾，活血通络。

处方：乌梅30g，桂枝30g，细辛5g，黄连6g，当归10g，生晒参10g，制附子15g，干姜10g，川芎15g，丹参20g，生黄芪50g，白芍50g，麻黄6g，赤芍15g，葛根40g，生龙牡各30g，甘草5g。14剂，水煎服。

二诊2016年11月23日：腓肠肌痉挛明显减轻，守方加茯苓30g，白术20g，天麻10g，香附15g，14剂，水煎服。

三诊2016年12月7日：病人下肢麻木疼痛好转，仍发凉，颜面及下肢水肿消退，乏力感消失，腓肠肌痉挛时有发作，守上方减黄芪，继服14剂。

四诊2016年12月21日：病人腰腿痛好转，活动后疼痛减轻，夜眠可，无头晕及面灼感，仍时有腓肠肌痉挛，舌淡红苔白，脉沉涩，调整处方如下：乌梅30g，肉桂10g，细辛3g，生晒参10g，制附子15g，干姜10g，黄连10g，当归10g，川芎15g，丹参20g，桂枝20g，白芍20g，麻黄8g，防己15g，茯苓15g。7剂，水煎服。

五诊2016年12月28日：病人左下肢疼痛感消失，双下肢仍发凉，偶有夜间左侧腓肠肌痉挛，近日大便干，口干口苦，舌红、苔白腻，脉沉，守上方改桂枝5g，白芍40g，加大黄10g，火麻仁10g，继服7剂。

六诊2017年1月4日：病人时有失眠，大便干，双下肢凉麻疼痛基本消失，活动后无不适，下肢肌痉挛基本未发作，处方如下：乌梅15g，肉桂10g，细辛5g，生晒参10g，制附子15g，干姜10g，黄连6g，当归15g，川芎15g，丹参15g，桂枝10g，白芍30g，麻黄12g，防己10g，茯苓20g，川续断15g，生甘草5g，大黄6g，桃仁12g。14剂，水煎服。

七诊2017年1月20日：病人下肢麻木疼痛及肌痉挛未再发作，守方不变继服7剂，以巩固疗效。

[按]此患者因长期血糖控制不良，合并有周围神经及血管病变，其主要表现腿足发凉、乏力、行走后酸痛，小腿腓肠肌痉挛性疼痛。如果不及时治疗，病变继续进展，可出现静息痛，严重时，出现持续疼痛，下肢动脉搏动消失，合并溃疡、坏死，最终需截肢治疗。此病人常规治疗无明显效果，张老师以乌梅丸为主方合黄芪桂枝五物汤加减治疗，症状很快控制，下肢缺血症状逆转，且疗效持久。张老师常说，治病要守病机抓主证，用药要有方有法。在糖尿病的并发症治疗上，要守主方，以乌梅丸为基础，而扶正化瘀要贯穿始终，根据病情变化，参其脉证，随证治之。

六、治疗难治性胃食管反流病（呃逆）

[临床表现]嗳气频作，反酸，伴口苦、口干，食少腹胀，大便溏薄，舌质淡白、苔黄腻，脉左关弦，右脉缓。

[辨证]上热下寒。

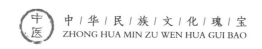

[治法]清上温下。

[方药]乌梅丸加减。

[附]病案举例

患者郝某，男，54岁，工人，2016年7月1日初诊。

主诉：嗳气反酸半年余。患者嗳气反酸半年余，间断服用质子泵抑制剂及促胃肠动力药疗效欠佳。今日来诊，现症见：嗳气频作，反酸明显伴口苦，食少腹胀，大便偏稀，舌质淡白，苔黄腻，左关弦，右脉缓。

辨证：寒热错杂。

治法：清上温下。

处方：乌梅30g，桂枝15g，党参15g，黄连6g，黄柏8g，炒当归15g，制附子12g，干姜10g，川椒5g，北细辛5g。14剂，水煎服。

二诊2016年7月15日：反酸大减，嗳气次数明显减轻，口苦仍存在，便溏，舌质淡，苔黄腻，左关弦，右脉缓，调整前方加炒白术15g，豆蔻15g，陈皮15g，柴胡6g，郁金12g。14剂，水煎服。

三诊2016年7月29日：患者反酸仍有，口苦大减，嗳气症状较前明显好转，大便成形，左关弦，右脉缓，舌质淡，苔薄腻，继守上方。14剂，日一剂水煎服。复诊反酸、口苦、嗳气症状消失。

[按]该患者疾病已半年有余，病来反复，迁延难愈。张老师诊得脉左关为弦，右脉为缓，《素问·脉要精微论》云："左外以候肝，内以候膈，右外以候胃，内以候脾。"《景岳全书·脉神章》云："弦脉为血气不和，为气逆，为邪胜，为肝强脾弱……"右脉缓，指的是脉来怠缓无力，弛纵不鼓之病脉，从脉诊来看，病机乃为肝强脾弱之证，肝失疏泄，横逆犯胃，易致胃气上逆而发嗳气，故可见患者嗳气频频。肝气郁结，化热化火，肝气上逆犯胃，胃失和降而致吐酸口苦。肝气横逆犯脾，脾气虚弱，不能运化水谷，则食少腹胀；气滞湿阻，便溏不爽。气郁化火犯胃致上热，肝气横逆伐脾致下寒，故成厥阴之上热下寒之证，且患者舌质淡白、苔黄腻，亦属寒热错杂之佐证。清代著名医家柯韵伯说："仲景制乌梅丸方，寒热并用，攻补兼施，通理气血，调和三焦，为平治厥阴之主方。"张老师投之乌梅丸，疗效斐然，二诊患者反酸嗳气症状大减，但仍有口苦，便溏，予

加白术、豆蔻、陈皮实脾，加柴胡、郁金疏肝。三诊口苦嗳气明显好转，反酸仍存，加大乌梅用量，取其至酸之味、至柔之性，敛肝泻肝，补肝体以制其用，且大便已成形，脾阳虚衰得以纠复，患者服药后效果甚佳。

七、治疗胃痛（胃脘痛）

[临床表现]胃脘疼痛，胃胀时作，常无反酸嗳气，厌食生冷，腹鸣，怕冷，四肢尤甚。舌淡，苔薄腻，脉弦细。

[辨证]肝胃不和，气机阻滞。

[治法]疏肝和胃，行气止痛。

[方药]乌梅丸加减。

[附]病案举例

患者高某，男，72岁，退休工人，2016年10月13日初诊。

主诉：胃脘疼痛3月余。患者3月前无明显诱因出现胃脘隐痛，自服"胃康胶囊"未见好转。2016年10月6日于当地医院行电子胃镜检查提示：胃炎，遂来诊。现症见：胃脘疼痛，胃胀时作，无反酸嗳气，纳可，厌食生冷，腹鸣，眠差，怕冷，四肢尤甚。近期无明显消瘦，舌淡，苔薄腻，脉弦细。

辨证：肝胃不和，气机阻滞。

治法：疏肝和胃，行气止痛。

处方：紫苏梗15g，制香附12g，炒枳壳12g，炒白芍20g，生甘草5g，柴胡6g，鸡内金12g，佛手柑15g，香橼皮15g，黄连3g，厚朴12g，高良姜5g，杏仁10g，炒麦芽30g。14剂，水煎服。

二诊2016年10月27日：患者胃脘痛胀稍减，自诉疼痛以凌晨2—3点为甚，大便时溏，2～3日1行，舌苔薄腻，质淡红，脉细弦。辨证：胃热瘀阻、脾虚寒湿，治法：清胃化瘀、温脾通阳。处方：乌梅30g，桂枝12g，细辛5g，党参10g，制附片10g，干姜10g，黄连6g，黄柏10g，炒当归15g。14剂，水煎服。

三诊2016年11月10日：服上方后患者胃脘疼痛、胃胀、怕冷症状明显改善，四肢觉温。守上方续服14剂。服上方后疼痛基本消失，遂以原方加减调理，随访半年，无特殊不适。

[按]患者主诉为胃痛，加重于凌晨2—3点，舌淡苔薄腻，脉弦细数，乃上有胃热；厌食生冷，怕冷，四肢尤甚乃下有脾寒，胃胀为气机不调，阻滞中焦。初诊拟理气疏肝、温中和胃法，处方为香苏散合芍药甘草汤加减，脘胀痛虽减，然并未切中病机。二诊上清胃热、下温脾阳，以乌梅丸为主方，符合病机，效如桴鼓。三诊时患者下午脘胀疼痛，符合仲景阳明病欲解时的时间点，故加用制大黄、枳壳、厚朴，取小承气汤之意通滞止痛，竟收意外之效。慢性脾胃病多为久病，或是因气虚而至阳虚寒凝，或因气滞而至痰湿、热郁、血瘀，其病机离不开寒热错杂证，临证时便可用乌梅丸加减。总结张老师对乌梅丸的应用特点如下：①使用乌梅丸时病发时间常以凌晨1—5点为甚；②凡是病位在脾胃（包括肝胆大小肠）的寒热夹杂证均可使用；③凡是症性属于寒热错杂，如寒偏重者表现为腹痛、腹泻、肢冷、恶寒、神疲、面色苍白、舌淡苔白，热偏重者表现为口苦、口干、烦躁、便结、苔黄、脉沉弦细数，且寒热可相互转化，不必悉具，有一证便可使用乌梅丸化裁；④厥阴肝脏本主风木，厥阴心包又领心火之余气，手足同经，风火相煽，故二经一气，强弱从化之后，终含火较多，形成寒热错杂之证，不应以挟寒为重，而是以挟热为重。临证使用乌梅丸时温热药不可重用久用，切记顾护阴液。

八、治疗哮喘（哮病）

[临床表现]咳嗽，胸闷，气短，喘憋，不能平卧，咯痰黄白相间，心烦口苦，口干，喜热饮，四肢厥冷，舌质暗红、苔薄黄，脉弦细数。

[辨证]寒热错杂。

[治法]清上温下。

[方药]乌梅丸加减。

[附]病案举例

患者洪某，女，57岁，职员，2016年6月7日初诊。

主诉：发作性咳嗽、胸闷，气短5年，加重3天。患者支气管哮喘病史5年，每逢气候变化或情绪波动诱发，哮喘加重。现吸入舒利迭（沙美特罗替卡松气雾剂）1～2吸/次，减量则胸闷、气短明显加重，间断使用沙丁胺醇气

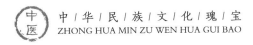
雾剂。3天前因受凉后哮喘加剧，来诊。现症见：咳嗽，胸闷，气短，喘憋，不能平卧，咯痰黄白相间，心烦口苦，口干，胃脘不适，喜热饮，四肢厥冷，舌质暗红，苔薄黄，脉弦细略数。

辨证：肺气蕴滞，寒热错杂。

治法：寒热并用，调和阴阳。

处方：乌梅30g，细辛5g，肉桂12g，黄柏6g，干姜15g，炮附子10g，炙甘草5g，黄连6g，生黄芪20g，党参15g，丹参15g，黄芩12g，当归10g，川椒10g，熟地黄30g，阿胶12g。7剂，水煎服。

二诊2016年6月14日：服药7剂后，患者喘憋减轻，咯痰转白，易于咯出，守上方减去苦寒之黄芩，生黄芪加至50g，未再使用沙丁胺醇气雾剂。续服14剂。

三诊2016年6月28日：患者咳嗽、胸闷偶有发作。上方继服，嘱慎起居，畅情志。约3个月后，舒利迭（沙美特罗替卡松气雾剂）已全部停用，病情稳定，随访半年，未再复发。

[按]中医理论认为，哮喘虽病在肺，但与肝密不可分。首先，肝气不舒，气机失调，气滞于内，则必至肺气蕴滞，宣降失调，肺气上逆而发哮喘；其次，肝木脾土乘克互制，肝郁气滞，脾失健运，水津不行，聚而生痰，痰贮于肺，肺为痰阻，宣肃失调，气逆而喘；再次，风邪致病，外风犯肺，内风生肝，内外相兼，外风束肺，肺失宣降，必发咳喘；肝风内动，挟痰横逆，亦可作哮，因此，气、痰、风均为金木二脏相关的病理基础，也是哮喘发作的关键因素。张老师认为，风、痰、气、瘀、虚是哮喘发病的病理基础，而又是与肝肺两脏密切相关的。哮喘病之喘息胸憋，多为胸中气逆不降所致，又常由情绪波动所诱发，因此哮喘病与肝密切相关。此外哮喘病虚实兼并、寒热错杂的临床表现是辨证之关键。肝风犯肺与厥阴主证，病机相通。因此，肝风犯肺，尤其是同挟寒热而虚实夹杂者，与厥阴病机相关，治以乌梅丸则效果佳。

黄芪桂枝五物汤《金匮要略》

[组成]黄芪四两，芍药三两，桂枝三两，生姜六两，大枣十二枚。

[用法]上药，以水六升，煮取二升，温服七合，日三服。

[功用]益气温经，和血通痹。

[主治]血痹；肌肤麻木不仁，脉微涩而紧。

[附录]血痹阴阳俱微，寸口关上微，尺中小紧，外证身体不仁，如风痹状，黄芪桂枝五物汤主之。

[方解]《金匮要略·血痹虚劳病脉证并治第六》："血痹，阴阳俱微，寸口关上微，尺中小紧，外证身体不仁，如风痹状，黄芪桂枝五物汤主之。"由黄芪、芍药、桂枝、生姜、大枣五味药组成。黄芪桂枝五物汤为桂枝汤去甘草，倍生姜加黄芪而成，黄芪益气以助血行，桂枝通阳辅以芍药除痹，生姜加强温散力量，使营卫调和，共奏通阳行痹之功。方中黄芪为君，甘温益气，补在表之卫气。桂枝散风寒而温经通痹，与黄芪配伍，益气温阳，和血通经。桂枝得黄芪益气而振奋卫阳；黄芪得桂枝，固表而不致留邪。芍药养血和营而通血痹，与桂枝合用，调营卫而和表里，两药为臣。生姜辛温，疏散风邪，以助桂枝之力；大枣甘温，养血益气，以资黄芪、芍药之功；与生姜为伍，又能和营卫，调诸药，以为佐使。黄芪桂枝五物汤主要针对痹证的病因病机起到治病求本的作用。

【张氏临证经验】

一、治疗糖尿病周围神经病变（消渴痹症）

[临床表现]肢体麻木，如有蚁行感，肢末时痛，多呈刺痛，下肢为主，入夜痛甚，神疲乏力，气短，自汗畏风，易于感冒，舌质淡暗，或有

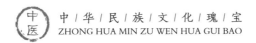

瘀点，苔薄白，脉细涩。

[辨证]久病气虚血瘀，脉络阻滞不通，肢体筋脉失濡养。

[治法]补气活血，化瘀通痹。

[方药]黄芪桂枝五物汤加减。

[附]病案举例

　　患者李某，男，66岁，退休工人，2016年9月1日初诊。

　　主诉：手足末麻木疼痛3个月。患者消渴病病史10余年，一直应用胰岛素联合口服降糖药物治疗，血糖控制尚可。近3个月出现手足末梢麻木，时有针刺样疼痛，今日来诊，现症见：手足末梢麻木，时有针刺样疼痛，伴局部皮肤瘙痒不适，时有头部胀痛麻木之感，神疲乏力，纳可，夜寐欠佳，二便可。手/袜套感觉有，有蚁走感，足背动脉搏动可扪及，胫后动脉搏动可扪及，舌淡暗，边有瘀点，苔薄白，脉沉细涩。

　　辨证：气虚血瘀。

　　治法：补气活血，化瘀通痹。

　　处方：生黄芪30g，桂枝15g，当归10g，白芍10g，桑枝15g，伸筋草30g，木瓜20g，片姜黄15g，鸡血藤30g，海风藤30g，豨莶草20g，槲寄生15g，细辛10g，赤芍10g。14剂，水煎服。

　　二诊2016年9月15日：服尽14剂后，患者乏力、四肢麻木明显缓解，皮肤瘙痒不适之症亦有所减轻。故在前方基础上略做调整，续投14剂，嘱其控制血糖，随访患者再无复发。

[按]血痹证，以阳气不足，阴血涩滞，局部肌肤麻木不仁为特征；《灵枢·邪气脏腑病形篇》曰："阴阳形气俱不足，勿取以针，而调以甘药。"由素体"骨弱肌肤盛"，劳而汗出，腠理开，受微风，邪遂客于血脉，致肌肤麻木不仁，状如风痹，但无痛，是与风痹之区别。《素问·痹论》说："营气虚，则不仁。"故以益气温经，和血通痹为立法。方中黄芪为君，甘温益气。桂枝散风寒而温通经脉，与黄芪配伍，益气温阳，和血通经。桂枝得黄芪益气而振奋卫阳；黄芪得桂枝，固表而不致留邪。《本草求真》：赤芍与白芍主治略同，白能于土中泻木，赤则能于血中活滞。白、赤芍同用，取其养血和营而通血痹之功，补而不滞，不致化生它邪，与桂

张玉琴临证用方选粹
ZHANGYUQINLINZHENGYONGFANGXUANCUI

枝合用，调营卫而和表里，两药为臣。鸡血藤取其养血活血、舒筋活络之功，配伍豨莶草、桑枝、木瓜、伸筋草、槲寄生，意在通痹止痛兼可补肝肾、强筋骨，再佐以少量细辛温经散寒；当归、片姜黄祛除血中瘀滞，养血活血止痛。诸药合用，共奏益气温经、和血通痹之功，故收效甚捷。

二、治疗汗证

[临床表现]汗出，神疲乏力，动则汗出甚，以上半身、头部居多。恶风怕冷，易感冒，舌质淡胖大，苔薄白，脉沉细。

[辨证]气虚亏虚，营卫不调。

[治法]益气补血，调和营卫。

[方药]黄芪桂枝五物汤加减。

[附]病案举例

患者刘某，男，39岁，职员，2016年11月2日初诊。

主诉：患者乏力汗出1个月。患者近1个月来疲乏无力，同时伴有汗出，动则汗出甚，以上半身、头部居多。恶风怕冷，易感冒，兼有胃脘不适感，且进食生冷油腻之品即腹泻，纳差，夜寐欠佳。舌淡胖大，苔薄白，脉沉细。

辨证：气虚血弱，营卫失和，脾胃虚弱之证。

治法：益气和血，健脾和胃。

处方：生黄芪30g，当归20g，桂枝15g，白芍20g，炙甘草10g，五味子20g，山茱萸30g，仙鹤草30g，生龙骨30g，制附子10g，生姜5片。7剂，水煎服。

二诊2016年11月10日：服7剂后，症状较前减轻，患者诉夜寐欠佳无明显改善，故在原方基础上调整用药，调白芍30g，加用白术20g，茯神20g，炒酸枣仁20g，夜交藤15g，合欢皮30g，再服7剂后，胃口大开，夜寐自和，乏力、汗出、恶风尽除。予香砂六君子丸口服调理善后，巩固疗效。

[按]《金匮要略·血痹虚劳病脉证并治》篇云："血痹病从何得之？师曰：夫尊荣人，骨弱肌肤盛，重因疲劳汗出，卧不时动摇，加被微风遂得之。"此乃血痹之轻证，为正虚气血不足，易受外邪，导致气血运行涩滞不利，

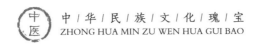

进而犯及脾胃，使之健运失司，可见汗出、疲乏、腹泻、胃脘不适等症，故临证用生黄芪补气，气行则血行；桂枝温经通阳，调和营卫，当归、芍药行血宣痹；姜枣调和营卫，且生姜又可增强桂枝温煦之力，助桂枝走表以散外邪；制附子振奋阳气，又可收敛止汗；配伍生龙骨、五味子、山茱萸、仙鹤草，取其收敛止汗之意，伍少量炙甘草，既可增强止汗之力，又可固护脾胃，调和诸药；《黄帝内经》述痰饮云："脾为生痰之源，肺为储痰之器……脾复健运之常，而痰自化矣。"故其后更加入白术、茯神以健脾安神，配以炒酸枣仁、合欢皮宁心安神助眠。纵观全方，温、补、通、调并用，切合病机，方药得当，故诸症自除，收效甚佳。

三、治疗产后身痛

[临床表现]产后恶风、怕冷，动则汗出，疼痛呈游走性。受寒后微感全身关节疼痛，随后逐渐感觉全身关节疼痛加重，痛处游走不定，得热则舒。神疲乏力，舌淡红、苔薄白，脉沉细。

[辨证]产后营卫不调。

[治法]益气补血，调和营卫。

[方药]黄芪桂枝五物汤加减。

[附]病案举例

患者张某，女，26岁，自由职业，2016年3月15日初诊。

主诉：产后全身诸关节疼痛1年余。患者产后全身诸关节疼痛1年余，一年前产后受寒后略微感全身关节疼痛，疼痛呈游走性。自服感冒药治疗无效。随后逐渐感觉全身关节疼痛加重，痛处游走不定，得热则舒。曾应用中、西药治疗，均无明显效果。深以为苦，今日来诊。现症见：关节疼痛，疼痛呈游走性，恶风、怕冷，动则汗出，面色少华，神疲乏力，纳可，大便稀，每天2次，舌淡红、苔薄白，脉沉细。

辨证：气血亏虚，营卫不和。

治法：调和营卫。

处方：生黄芪60g，桂枝15g，白芍20g，当归15g，防风15g，白术、生龙牡各30g，制附子10g，干姜10g，炙甘草5g。7剂，水煎服。

二诊2016年3月22日：患者诉怕冷明显缓解，汗出减少，大便现成形，每日1行，各关节疼痛略有缓解，精神欠佳，舌脉同前。调整前方生黄芪80g，白芍30g，桂枝30g，以加强调和营卫之功，继服7剂。

三诊2016年3月29日：汗出明显减少，遇冷关节疼痛加重，尤以腰以下诸关节明显，精神好，面部有光泽，但仍怕冷，舌同前，脉细但略有力。治疗前方制附子15g、炙甘草15g，另加鸡血藤30g、海风藤30g、生姜5片。服药30剂后，肢体疼痛消失，可正常工作生活，病情基本痊愈，随访无复发。

[按]本患者产后气血亏虚，腠理不密，感风寒之邪未去致营卫失调，治疗上予益气补血，调和营卫为先，再予扶助正气为续，治疗环环相扣，切合病机，方药得当，故诸症自除，收效甚佳。

四、治疗脑梗死后遗症（中风）

[临床表现]半身不遂，口眼㖞斜，语言不利，面色萎黄。神疲乏力，汗出，恶风，舌淡，苔薄白，脉弦细涩。

[辨证]气虚血瘀，血脉痹阻。

[治法]益气化瘀，调和营卫。

[方药]黄芪桂枝五物汤加减。

[附]病案举例

患者周某，男，72岁，退休工人，2016年11月8日初诊。

主诉：左侧肢体活动不利1个月。患者1个月前突发左侧肢体瘫痪。于当地医院确诊为脑梗死，经住院治疗后病情好转。经治遗有左侧肢体活动不利，左上肢抬举不能，左下肢行走不能，伴肢体麻木、口舌㖞斜、言语不清、面色萎黄。舌淡、苔薄白，脉弦细涩。既往高血压病5年。

辨证：气虚血瘀，血脉痹阻。

治法：益气化瘀。

处方：生黄芪60g，桂枝20g，白芍30g，赤芍15g，川芎10g，当归15g，桃仁10g，红花12g，炒地龙12g，水蛭6g，桑枝15g，川牛膝12g，生姜3片，大枣10枚。14剂，水煎服。

二诊2016年11月22日：服用14剂后，左侧肢体活动不利较前好转，麻木缓解，言语渐清。上方加减续服30剂，左侧肢体活动不利明显好转，生活能够自理，肢体麻木感消失，言语清。随访1年，病情未复发。

[按]本例患者年高体弱，气虚血瘀，血脉痹阻而致肢体活动不利、肢体麻木、面色萎黄、口舌㖞斜。方中重用生黄芪补气，配当归、赤芍、川芎、红花、桃仁养血活血、化瘀通络，炒地龙、水蛭破血化瘀、搜风祛邪通络，白芍、桂枝、桑枝温经通脉、调和营卫，川牛膝祛瘀通脉，生姜、大枣散风养血。调和诸药，共奏益气养血、活血化瘀、温经通痹之功。

五、治疗糖尿病足（脱疽）

[临床表现]神疲乏力，下肢发软，双足发凉，趾端麻木，或足趾发绀，足背动脉搏动减弱，纳可，舌质暗，苔白略腻，脉细涩。

[辨证]久病气虚血瘀，脉络筋脉阻滞不通，肢体筋脉失濡养。

[治法]补气活血，化瘀通痹。

[方药]黄芪桂枝五物汤加减。

[附]病案举例

患者孟某，女，68岁，退休工人，2017年2月7日初诊。

主诉： 右足第一、二趾发绀、刺痛1周。患者8年前确诊糖尿病，近1周出现右足第一、二趾发绀、刺痛。当时未重视，未检查治疗，症状未见缓解，遂来诊，症见：神疲乏力，下肢发软，双足发凉，趾端麻木，右足第一、二趾发绀，足背动脉搏动减弱，纳可，夜寐尚可，舌质黯淡，苔白略腻，脉细弱。

辨证： 血瘀脉阻。

治法： 益气活血，化瘀通络。

处方： 生黄芪60g，桂枝20g，炒白芍20g，当归20g，川芎15g，金银花20g，玄参12g，片姜黄15g，烫水蛭6g，威灵仙15g，鸡血藤30g，大枣12枚。14剂，水煎服。足浴中药：海风藤30g，络石藤30g，鸡血藤30g，钩藤30g，威灵仙30g，桂枝30g，桑枝30g，乳香20g，没药20g。浓煎。

二诊2017年2月21日： 2周后右足发绀色泽及面积无明显变化，刺痛减轻。调整前方去水蛭、威灵仙，加生晒参20g，莪术10g，三棱10g，浴足方同

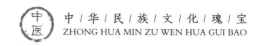

前，继用药2周。

三诊2017年3月7日：右足第一、二趾颜色变淡，疼痛减轻。前方加桑寄生15g，川牛膝15g，黄精30g，守方加减服用近2个月，右足第一、二趾肤色逐渐恢复如常，无疼痛，趾端麻木明显减轻。

[按]糖尿病周围血管病变中下肢动脉的狭窄和闭塞是导致糖尿病足的直接原因，化瘀通脉是其基本治法，在临床运用中还需掌握活血与祛瘀、通行与补益、内服与外用的辨证结合，根据患者身体状况和病情差异有时有度地灵活运用。

六、治疗经行头痛

[临床表现]经前偏头痛或全头痛，神疲乏力，经行血暗，有瘀血块，舌质暗，苔薄白，脉弦细弱。

[辨证]久病气虚血瘀，脉络筋脉阻滞不通，肢体筋脉失濡养。

[治法]补气活血，化瘀通经。

[方药]黄芪桂枝五物汤加减。

[附]病案举例

患者王某，女，30岁，自由职业，2016年2月12日初诊。

主诉：经期头部隐痛4年。患者4年前每逢经前1周及月经期3天出现全头隐痛，两侧尤甚。曾求中西药治疗，症状未见缓解，今来诊。症见：经期头部隐痛，面色苍白，疲乏倦怠，舌质暗，苔薄白，脉弦细弱。

辨证：气血两虚，脾虚气滞。

治法：补脾益气，养血疏肝。

处方：炙黄芪30g，桂枝15g，炒白芍15g，盐菟丝子30g，鸡血藤30g，生姜12g，防风15g，羌活12g，熟地黄15g，当归15g，赤芍15g，党参15g，炙淫羊藿15g，盐巴戟天15g，续断15g，柴胡10g，陈皮12g，大枣12枚。14剂，水煎服。

二诊2016年2月26日：末次月经：3月3日。患者诉服上方后全头疼痛已明显减轻，情志不畅时巅顶胀痛，胁肋胀满，大便溏，舌质暗淡、苔薄白，脉弦细。上方酌加炒白术20g，柴胡12g，郁金15g，川芎12g，继服14剂，并嘱患者平素经前调畅情志。

　　三诊2016年3月12日：患者面色红润，精神可，舌质淡红、苔薄白，脉细。近日偶有口渴欲饮症状，故去炙淫羊藿、盐巴戟天、羌活，加酒黄芩12g，嘱再服7剂，随访2个月，诸症悉除，未再复发。

[按]经行头痛，属中医学"月经前后诸证"范畴，中医认为，"头为诸阳之会"，此患者病程较长，久病易耗伤气血，正气不足，无力驱邪外出，使风寒湿邪稽留，故气血亏虚；加之行经时，气血下注于冲任，经血耗损均可致阴血相对不足，引起脏腑气血亏虚，清窍失养、经血瘀滞而发为经行头痛。方中炙黄芪、炒白芍、熟地黄、大枣补血益气；党参、甘草补脾益气，并取风药防风、羌活升阳之气，脾阳得升故头痛可消；桂枝、生姜散风寒而温经通阳，与炙黄芪配伍，益气温阳、和血通经；当归、鸡血藤、赤芍补血、活血、行血而止痛；炙淫羊藿、盐巴戟天、续断、盐菟丝子温肾助阳，肾阳得温则脾阳得健；脾为"后天之本，气血生化之源"，脾胃得健，可使中焦调和，化生之津液入脉而化赤为血，使气血生化有源；柴胡疏肝行气，合用陈皮，其性辛温既可增强行气止痛之功，性苦亦可燥湿；诸药配伍，共奏补养气血、健脾运脾、止痛之效。二诊见大便溏，故加炒白术健脾利湿实大便。《丹溪心法·头痛》又言"头痛须用川芎"，故给予川芎以补血活血，疏肝解郁，行气祛风而止痛；加大柴胡剂量则可疏肝解郁，减缓胁肋部不适，亦减轻头痛症状。三诊头痛基本消失，但有口渴欲饮症状，考虑药物性热灼伤阴液，故去炙淫羊藿、盐巴戟天、羌活，酌加酒黄芩以清热。

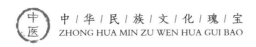
张玉琴临证用方选粹
ZHANGYUQINLINZHENGYONGFANGXUANCUI

七、治疗头痛

[临床表现]头痛隐隐，常伴有昏蒙感，神疲乏力，气短，面色少华，舌质淡，苔薄白，脉细弱。

[辨证]气血亏虚，脑窍失养，不荣则痛。

[治法]补益气血，通窍活络。

[方药]黄芪桂枝五物汤加减。

[附]病案举例

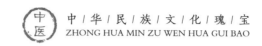

患者冯某，女，63岁，退休教师，2016年04月05日初诊。

主诉：头痛反复发作1年余，加重2天。患者近一年来，头痛隐隐，以后头部较为显著，伴恶风恶寒，神疲乏力，气短声低，每遇感冒、劳累可复发或加重。曾口服中西药未见缓解，两天前劳累后头痛复发，偶有昏蒙感，倦怠乏力，面色少华，气短，纳可，夜寐差，恶风畏寒，舌质淡，苔薄白，脉细弱。

辨证：气血亏虚，营卫失调。

治法：益气补血止痛，调营和卫。

处方：生黄芪60g，桂枝20g，羌活15g，防风15g，生晒参15g，当归15g，白芍20g，川芎15g，延胡索15g，白术20g，炒酸枣仁20g，远志15g，生姜15g，大枣12枚。7剂，水煎服。

二诊2016年04月12日：自觉头痛症状明显缓解，恶风畏寒消失，神疲乏力、夜寐差等症状明显好转，前方去羌活、防风，继服14剂，诸症皆平，随访至今未复发。

[按]《素问·骨空论》："风从外入，令人振寒，汗出，头痛，身重，恶寒，治在风府，调其阴阳。"患者年过六旬，气血虚衰，不能上荣于脑窍，不荣则痛，加之劳累耗伤阳气，故见头痛加重；又复感风寒，营卫失和，表虚不固，故见恶风畏寒之症。辨为气血亏虚，营卫失调；方用黄芪桂枝五物汤加味。组方中重用生黄芪补气，合白术强化补气健脾之功；桂枝温经散寒，芍药养血敛阴，合以调和营卫；党参补气补血生津液；当归、川芎、延胡索补血活血，行气止痛；生姜、防风温中散寒祛风；酸枣仁、远志养心安神；大枣、甘草健脾补中益气，调和药性。全方诸药相互协同，气血得补，营卫调和，头痛之症皆除。

八、治疗高血压病

[临床表现]头涨，头痛隐隐，常伴有昏蒙感，神疲乏力，气短，面色少华，舌质淡，苔薄白，脉细弱。

[辨证]气血亏虚，脑窍失养，不荣则痛。

[治法]补益气血，通窍活络。

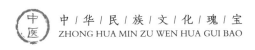

[方药]黄芪桂枝五物汤加减。

[附]病案举例

患者孟某，女，58岁，工人，2017年2月4日初诊。

主诉：肢体麻木伴头晕1个月。近1个月来常感肢体麻木，有时伴有畏风怕冷，易感冒，常感疲乏，汗出，晨起出汗为主，兼有头晕，耳鸣，舌质淡，苔薄白，脉沉细。既往高血压病10余年。

辨证：气虚血弱，营卫失和。

治法：益气温经，和血通痹。

处方：炙黄芪30g，桂枝12g，白芍12g，炙甘草5g，当归10g，鸡血藤30g，豨莶草20g，杜仲15g，炒牛膝10g，炒白蒺藜15g，泽泻15g，陈皮15g，红花12g。7剂，水煎服。

二诊2017年2月11日：服7剂后，患者症状减轻，效不更方，仍用原方7剂，四肢麻木、恶风、汗出尽除。继予补中益气丸调理善后，巩固疗效。

[按]《金匮要略》"血痹阴阳俱微，寸口关上微，外证身体不仁，如风痹状，黄芪桂枝五物汤主之"。《灵枢·邪气脏腑病形篇》"阴阳形气俱不足，勿取以针，而调以甘药"。血痹证由素本"骨弱肌肤盛"，劳而汗出，腠理开，受微风，邪遂客于血脉，致肌肤麻木不仁，状如风痹，但无痛，是与风痹之区别。《素问·痹论》说："营气虚，则不仁。"故以益气温经，和血通痹而立法。方中黄芪为君，甘温益气，补在表之卫气。桂枝散风寒而温经通痹，与黄芪配伍，益气温阳，和血通经。桂枝得黄芪益气而振奋卫阳；黄芪得桂枝，固表而不致留邪。芍药养血和营而通血痹，与桂枝合用，调营卫而和表里，两药为臣。鸡血藤，归肝、肾经，《本草纲目拾遗》：活血，暖腰膝，已风瘫。方中取其养血活血、舒筋活络之功，配伍豨莶草、红花、当归，意在活血通痹。患者症见头晕、耳鸣、晨起汗出，辨证属兼夹肝阳上亢，故张老师佐以杜仲、牛膝补肝肾，强筋骨；白蒺藜、泽泻平抑肝阳；陈皮气味芳香，辛散通温，旨在行气活血。诸药合用，共奏益气温经、和血通痹之功，故收效甚捷。

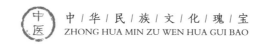

九、治疗颈椎病

[临床表现]颈椎不适，颈项部肌肉僵硬，常伴上肢麻木，颈部活动不适，甚或活动受限，常伴神疲乏力，气短，舌淡红，苔白腻，脉细缓。

[辨证]气血亏虚，颈部经脉失养。

[治法]补益气血，通经活络。

[方药]黄芪桂枝五物汤加减。

[附]病案举例

患者倪某，男，46岁，职员，2016年5月21日初诊。

主诉：颈部不适3年、加重伴僵硬1周。患者因颈部不适3年、加重伴僵硬1周，因工作经常加班，并自觉疲乏无力，颈椎明显不适，活动略受限，未曾系统检查治疗。1周前受凉后，颈椎不适加重，颈项部肌肉僵硬，右上肢麻木，颈部活动明显受限，伴恶风、怕冷，纳可，寐安，二便调。

辨证：营卫不和。

治法：黄芪桂枝五物汤加减。

处方：生黄芪60g，葛根30g，桂枝10g，白芍10g，丝瓜络30g，制附子10g，炙甘草5g。7剂，水煎服。

二诊2016年6月28日：患者颈椎不适明显好转，精神转好，但仍觉疲乏，恶风、怕冷有所缓解，舌脉同前。效不更法，上方将桂枝加至20g，并加仙鹤草30g以加强温通之力，7剂。

三诊2016年7月5日：颈椎不适感除，纳可，大便调，精神好，面部有光泽，余症亦除，舌淡红、苔薄白，脉细有力。上方继服7剂以巩固疗效。

[按]颈椎病是临床常见病，张老师多认为，本病是筋脉不舒，营卫失和所致；临证时主张辨证辨病相结合，随证加减用药以提高疗效。临证加减：兼有气滞者加香附、砂仁；兼阴血亏虚者加当归、白芍、鸡血藤；兼背恶寒者加细辛、制附子，桂枝加量；兼久病入络者，加川芎、莪术。

苓桂术甘汤《金匮要略》

[组成]茯苓12g，桂枝9g，白术6g，炙甘草6g。

[用法]上四味，以水六升，煮取三升，去滓，分温三服（现代用法：水煎服）。

[功用]温阳化饮，健脾利湿。

[主治]中阳不足之痰饮。胸胁支满，目眩心悸，短气而咳，舌苔白滑，脉弦滑或沉紧。

[附录]《金匮要略·痰饮咳嗽病》第16条：心下有痰饮，胸胁支满，目眩，苓桂术甘汤主之。《金匮要略·痰饮咳嗽病》第17条：夫短气有微饮，当从小便去之，苓桂术甘汤主之，金匮肾气丸亦主之。

[方解]本方所治痰饮乃中阳素虚，脾失健运，气化不利，水湿内停所致。盖脾主中州，职司气化，为气机升降之枢纽，若脾阳不足，健运失职，则湿滞而为痰为饮。而痰饮随气升降，无处不到，停于胸胁，则胸胁支满；阻滞中焦，清阳不升，则见头晕目眩；上凌心肺，则致心悸、短气而咳；舌苔白滑，脉沉滑或沉紧皆为痰饮内停之征。《金匮要略》曰"病痰饮者，当以温药和之"，故治疗当以温阳化饮，健脾利水。本方以茯苓为君，健脾利水，渗湿化饮。桂枝为臣，温阳化气，平冲降逆；白术为佐，健脾燥湿。炙甘草调和诸药。本方中茯苓、桂枝相伍，温阳化气，利水平冲。桂枝白术相伍，温阳健脾。炙甘草桂枝相伍，温补中阳。炙甘草和白术益气健脾。四药合用，温阳化饮，健脾利湿，为治疗痰饮病之合剂。

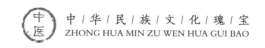
【张氏临证经验】

一、治疗冠心病（心悸）

[临床表现]心悸眩晕，胸闷痞满，渴不欲饮，小便短少，或下肢水肿，形寒肢冷，伴恶心，欲吐，流涎，舌淡胖，苔白滑，脉弦滑或沉细而滑。

[辨证]脾肾阳虚，水饮内停，上凌于心，扰乱心神。

[治法]振奋心阳，化气行水，宁心安神。

[方药]苓桂术甘汤加减。

[附]病案举例

患者张某，男，61岁，退休职员，2010年1月5日初诊。

主诉： 反复心悸3个月。患者发现冠心病5年，近3个月无明显诱因反复出现心悸，劳累后加重甚者出现胸闷胸痛，倦怠乏力，目前应用阿司匹林肠溶片、欣康缓释片及立普妥治疗，今日就诊我院门诊。现症见：反复心悸，劳累后加重甚者出现胸闷胸痛，每次发作持续时间约2h，休息后好转，倦怠乏力，时有心中烦。纳尚可，夜寐安，大便黏，不成形，1～2次/d，小便量少。舌淡暗，苔白滑，脉弦滑。心电图示：窦性心律不齐，频发房早。

辨证： 水饮凌心证。

治法： 振奋心阳，化气行水，宁心安神。

处方： 茯苓30g，桂枝15g，白术15g，炙甘草15g，猪苓15g，黄芪30g，酸枣仁25g，柏子仁15g，当归15g，川芎15g，肉桂10g，瓜蒌30g，薤白30g。14剂，水煎服。

二诊2010年1月19日： 患者诉服药14剂后心悸即愈，但活动后仍有心悸胸闷胸痛症状，纳尚可，夜寐安，二便可。14剂，水煎服。

三诊2010年2月2日： 患者服用14剂后诸症均愈，胸中舒服畅快。随访2周，患者诸症无复发。

[按]患者症见心悸，每于劳累后加重甚者出现胸闷胸痛，时有心中烦。大便黏，不成形，小便量少，舌淡暗，苔白滑，脉弦滑，符合苓桂术甘汤方

证："动则心悸，小便不利。"故治以温阳健脾，平冲化饮。患者年过六
旬，中阳素虚，脾失健运，气化不利，水湿内停，湿滞而为痰为饮。而痰
饮随气升降，上凌心肺可致心悸，小便不利亦为痰饮内停之征。茯苓、猪
苓健脾利水，渗湿化饮；桂枝温阳化气，平冲降逆；黄芪、白术健脾益气
助阳；瓜蒌化痰通痹，理气宽胸；薤白温通胸阳，散结下气；酸枣仁、柏
子仁宁心安神；当归、川芎养血活血；炙甘草调和诸药。张老师认为辨证
属于脾肾阳虚，痰湿阻滞，水气凌心的慢性心力衰竭、冠心病等心血管疾
病，运用本方辨证加味，可收到满意疗效。

二、治疗高血压（眩晕）

[临床表现]头晕昏蒙，或伴视物模糊，胸闷恶心，呕吐痰涎，食少多寐，舌
　　　　　淡，苔白腻，脉弦滑。
[辨证]脾肾阳虚，水饮内停，上蒙清窍，清阳不升。
[治法]温阳利水，降冲化饮。
[方药]苓桂术甘汤加减。
[附]病案举例

　　患者冯某，男，63岁，退休职员，2013年4月2日初诊。

　　主诉：间断头晕5年，加重2个月。患者5年前因头晕就诊于当地医院，诊
断为"高血压"，口服拜新同治疗，症状缓解，患者近2个月头晕症状加重，
无头痛，每天发作2～3次，每次持续5～10min，每日晨起时头晕均发作1次，
随后发作均与体位变换有关，每次测血压在130/80～150/90mmHg之间。就诊
当地医院查头CT示：未见异常。患者非常苦恼，今日就诊笔者院门诊。现症
见：头晕每天反复发作，每次持续3～5min，无视物旋转，头晕与体位变换有
关，晨起时必诱发头晕，严重时因头晕摔倒。纳少，夜寐欠安，二便调。舌
暗，苔白腻，脉弦滑。

　　辨证：水饮上蒙清窍。

　　治法：温阳利水，降冲化饮。

　　处方：茯苓30g，桂枝15g，炙甘草15g，白术15g，泽泻15g，薏苡仁30g，
砂仁6g，天麻10g，当归15g，川芎15g。14剂，水煎服。

二诊2013年4月16日：患者诉服药后头晕好转不明显，其余症状同前。14剂，水煎服。

三诊2013年4月30日：患者诸症消失，不再每天发作，也无摔倒。随访2周，患者头晕无复发。

[按]该患症见头晕每天反复发作，每次持续3～5min，头晕与体位变换有关，严重时摔倒，纳少，夜寐欠安，二便调。舌暗，苔白腻，脉弦滑。符合苓桂术甘汤方证："动则头晕，脉滑。"故治以温阳利水，降冲化饮。医圣张仲景认为，痰饮是眩晕的重要致病因素之一。该患年过六旬，中阳素虚，脾失健运，气化不利，水湿内停，湿滞而为痰为饮。而痰饮随气升降，上犯清窍可致头晕。茯苓、泽泻可健脾利水，渗湿化饮。桂枝温阳化气，平冲降逆。茯苓桂枝相配伍可温阳化气，利水平冲。白术健脾燥湿，茯苓与白术相合可健脾祛湿。砂仁、薏苡仁健脾和胃化湿。当归、川芎养血活血。炙甘草调和诸药，共奏驱逐中焦水饮之效。高血压病是临床常见且多发的严重危害中老年健康的疾病之一，病多属中医"眩晕"范畴。张老师认为辨证属肝肾阴虚、肝阳偏亢者为多，然而临床上属脾肾阳虚、痰湿阻滞、水饮上泛证者亦不少见，均可应用本方临证加味。且此型患者茯苓用量易大，可达20～30g，既健脾又利水降压。

三、治疗盆腔炎（腰痛）

[临床表现]腰骶部或腹部疼痛，白带量增多，经血量多，倦怠乏力，腹部有囊性包块，舌淡暗，苔白腻，脉弦滑。

[辨证]脾肾阳虚，水湿内停，滞碍气血，经脉不利。

[治法]温阳祛湿。

[方药]苓桂术甘汤加减。

[附]病案举例

患者陈某，女，43岁，职员，2012年11月6日初诊。

主诉：间断腰骶部疼痛1年。患者1年前无明显诱因出现腰骶部疼痛，倦怠乏力，白带量增多，经血量尚可，曾就诊于当地医院，经实验室检查白细胞数增多以及妇科按压检查，有囊性包块，诊断为"盆腔炎"，应用抗生素等对症治疗，症状反复，患者非常苦恼，今日就诊我院门诊。现症见：腰骶部疼痛，倦怠乏力，白带量增多，经血量尚可。纳少，夜寐欠安，二便调。舌淡暗，苔白腻，脉弦细。

辨证：脾肾阳虚。

治法：温阳利水，益气养血。

处方：茯苓30g，桂枝12g，白术15g，甘草8g，薏苡仁25g，泽泻15g，苍术15g，延胡索15g，黄芪30g，党参20g，当归20g。14剂，水煎服。

二诊2012年11月20日：患者诉服药后诸症缓解，效不更方，继续中药汤剂上方口服。14剂，水煎服。

三诊2012年12月4日：患者诸症明显缓解，继续服药1月余。随访半年，无复发。

[按]盆腔炎是指女性生殖道及其周围组织的一种炎症，主要表现为腰骶部疼痛，白带增多，腹部有囊性包块等。西医主要的治疗方法为对症予以抗生素治疗，但是由于应用抗生素治疗引起的不良作用较多，故更多的患者应用中药治疗。该患先天禀赋不足，素体虚弱，脾肾阳虚，水湿内停，滞碍气血，经脉不利，故致诸症。张老师应用苓桂术甘汤加减以温阳祛湿。方中茯苓、泽泻健脾利水；薏苡仁、苍术清利下焦之湿；桂枝温阳行水；现代药理研究认为，桂枝具有抗菌，抗病毒，解热镇痛，利尿，抗炎，抗过敏效果；黄芪、党参、白术益气健脾；当归养血活血；甘草调和诸药；延胡索行气止痛；诸药合用共奏药效。

四、治疗抑郁症（痰饮）

[临床表现]情绪低落，精神不济，倦怠乏力，胸部闷塞，胁肋胀满，思睡，头晕目眩，口渴不欲饮水，食少，大便溏，小便量少，舌质淡，苔白腻，脉细弱。

[辨证]脾阳虚弱，饮停于胃，清阳不升。

[治法]温脾化饮，行气开郁。

[方药]苓桂术甘汤加减。

[附]病案举例

患者陈某，女，50岁，职员，2013年3月5日初诊。

主诉：情绪低落半年。患者近半年情绪低落，精神不济，倦怠乏力，胸部闷塞，胁肋胀满，思睡，头晕目眩，口渴不欲饮水，食少，大便溏，到当地医院就诊做全面检查均无明显异常，诊断"抑郁症"。建议西药治疗，患者拒绝，今日特寻中医治疗来诊。现症见：患者情绪低落，精神不济，倦怠乏力，胸部闷塞，胁肋胀满，思睡，头晕目眩，口渴不欲饮水，食少，大便溏，小便量少。舌质淡，苔白腻，脉细弱。

辨证：脾阳虚弱。

治法：温脾化饮，行气开郁。

处方：茯苓30g，桂枝15g，白术15g，甘草10g，陈皮15g，半夏15g，厚朴15g，紫苏15g，太子参15g，郁金15g，丹参20g，苍术12g，砂仁6g。14剂，水煎服。

二诊2013年3月19日：患者精神可，其余症状较前好转，继服30剂病愈。随访1个月后未见复发。

[按]该患临床症状，当属痰饮所致，患者先天禀赋不足，脾阳虚弱，出现一系列阳虚痰饮困阻的症状。方中茯苓、白术健脾渗湿；甘草、桂枝辛甘化阳，通阳化气；半夏、陈皮温化水饮，振奋中阳；太子参益气健脾；苍术、砂仁芳香醒脾祛湿；厚朴、紫苏、理气宽胸，开郁畅中；郁金、丹参活血化瘀；诸药合用共奏温阳化饮、健脾益气之功。

五、治疗胃炎（胃痛）

[临床表现]胃脘胀痛，遇寒加重，腹满不适，倦怠乏力，肢冷，大便溏薄，舌质淡，苔白腻，脉沉细。

[辨证]脾阳虚弱，饮停于胃，清阳不升。

[治法]健脾利湿，温化寒饮。

[方药]苓桂术甘汤加减。

[附]病案举例

患者刘某，女，43岁，职员，2013年3月12日初诊。

主诉：间断性胃脘部疼痛半年，加重1个月。患者于半年前出现胃脘部疼

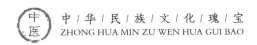

痛不适，就诊于当地医院，诊断为"胃炎"，应用奥美拉唑、吗丁啉等药物治疗，症状缓解，进食生冷后易复发。1个月前进食生冷食物后，又出现如上症状，随自服上述药物，症状未见明显好转，今日就诊我院门诊。现症见：胃脘胀痛，腹满不适，倦怠乏力，背寒肢冷，大便溏薄。观其精神不济，舌质淡，苔白腻，脉沉细。

辨证：脾阳虚弱，水湿内停，阻碍气机升降，气滞不通。

治法：健脾利湿，温化寒饮。

处方：茯苓30，桂枝15g，白术15g，甘草10g，太子参20g，姜半夏15g，陈皮20g，苍术15g，厚朴15g，肉桂8g。7剂，水煎服。

二诊2013年3月20日：服药7剂后，患者病情明显好转，考虑胃痛久发，又兼郁，故加用郁金15g，香附15g。14剂，水煎服。

三诊2013年4月5日：服药14剂后，患者诸症皆除。

[按]胃炎属祖国医学"胃痛""痞满"范畴，脾主运化，升清；胃主受纳腐熟水谷通降。各种原因影响或损伤脾胃功能，均可导致运化作用失司，中焦受阻，气机升降不畅，脾失健运，水湿内停，阻碍气机升降，气滞不通，发生胃痛。该患属脾阳不足、饮停中焦、气机失常之证。方中苓桂术甘汤温阳化饮，健脾利水，振奋阳气。二诊加入郁金、香附调畅气机。虽不是痰饮病，然谨守病机，异病同治，疗效满意。张老师认为辨证属于脾胃虚弱，寒湿内阻的胆汁反流性胃炎、慢性胃炎等消化系统疾病运用本方辨证加味，可收到满意疗效。

六、治疗肠易激综合征

[临床表现]腹胀腹痛，或腹泻，或便秘，胸闷不舒，舌质淡，苔白腻，脉细弱。

[辨证]脾虚失运，清浊不分。

[治法]健脾益气。

[方药]苓桂术甘汤加减。

[附]病案举例

患者赵某，女，37岁，职员，2013年9月3日初诊。

主诉：时有腹痛1年。患者近1年时有腹痛，并常伴腹泻，一日数次，神疲乏力，纳差。曾就诊西医医院诊断为"肠易激综合征"，对症治疗，病情未见好转，今日就诊我院门诊。现症见：时有腹痛，并常伴腹泻，神疲乏力，纳差。舌淡，苔白腻，脉细弱。

辨证：脾气虚证。

治法：健脾益气。

处方：茯苓20 g，桂枝15g，白术15g，甘草8g，干姜10g，苍术15g，太子参15g，防风10g，陈皮15g，延胡索15g，木香6g。7剂，水煎服。

二诊2013年9月10日：服药7剂后，患者病情明显好转，效不更方，继续中药上方。14剂，水煎服。

三诊2013年9月16日：服药14剂后，患者诸症皆除。

[按]肠易激综合征是以腹痛、腹泻及腹部不适等为主要临床症状的肠道功能性疾病，是消化系统的常见病和多发病。方中白术、太子参益气健脾；白术的现代药理学研究表明本品含挥发油、白术三醇、白术内酯A、白术内酯B等成分。具有双向调节肠管活动、促进细胞免疫功能等作用。茯苓、苍术祛湿；桂枝、干姜温阳化气；陈皮、防风燥湿升清；木香、延胡索行气止痛；甘草调和诸药。诸药合用使中焦得温、脾胃得健、痰饮得消，最后诸症皆消。

七、治疗脑梗死恢复期（中风后口角流涎）

[临床表现]中风后口角流涎，舌质暗，苔白腻，脉弦滑。

[辨证]脾虚失运，痰饮内停。

[治法]健脾化饮，活血通络。

[方药]苓桂术甘汤加减。

[附]病案举例

患者冯某，男，61岁，退休工人，2014年1月7日初诊。

主诉：口角流涎2个月。患者2个月前在家中无明显诱因出现语言不利，口角喎斜，流涎不止，查头部CT示：多发脑梗死。经过住院治疗，语言不利症状较前好转，仍口角喎斜，流涎不止。今日就诊我院门诊，现症见：语言欠流利，口角㖞斜，流涎不止。现观其神清，语言欠流利，口角㖞斜，颈软，无抵抗，双侧瞳孔等大正圆，直径约3.0mm，对光反射灵敏，四肢肌力Ⅴ级，肌张力及腱反射正常。舌暗，苔白腻，脉弦滑。

辨证：脾虚痰饮内停。

治法：健脾化饮，活血通络。

处方：茯苓30g，桂枝15g，白术15g，甘草6g，黄芪30g，地龙30g，当归20g，川芎15g，赤芍15g，白芍15g，牛膝20g。14剂，水煎服。

二诊2014年1月21日：患者语言欠流利，口角㖞斜略有好转，少许流涎。舌质暗，苔薄白，脉弦细。上方基础上加牛膝20g。20剂，水煎服。

三诊2014年2月11日：患者语言欠流利，口角㖞斜好转，未再流涎。

[按]脑梗死属于"中风"范畴。《素问·通评虚实论》指出："仆击、偏枯……肥贵人则膏粱之疾也。"该患形体肥胖，多湿多痰，痰湿阻滞经脉，故口角㖞斜。《素问·调经论》说："血之与气，并走于上，则为大厥，厥则暴死。"痰湿循口角而出，故流涎。方中黄芪、太子参健脾益气；茯苓健脾利湿；桂枝、白术温阳化饮；痰饮内停，日久阻滞气血运行，故用当归、川芎、赤芍活血化瘀；地龙搜风剔络祛痰；二诊病虽有好转，但诸症仍在，加牛膝引水下行。气行则血行，血行则水利，水利则湿除。

八、治疗心包积液（痰饮）

[临床表现]胸闷，心悸，喘促动则为甚，形寒肢冷，神疲气短，小便不利，下肢水肿，舌体胖大，质淡，苔白腻，脉沉细。

[辨证]脾肾阳虚，饮凌心肺。

[治法]温脾补肾，以化水饮。

[方药]苓桂术甘汤加减。

[附]病案举例

患者刘某，男，50岁，农民，2014年11月4日初诊。

主诉：胸闷1个月。患者尿毒症行血液透析3年，近1个月自觉胸闷，活动后气喘，就诊于当地医院，查钠尿肽（BNP）正常范围，心脏彩超提示：心包积液。今日就诊我院门诊，现症见：胸闷，活动后气喘，无胸痛，纳可，二便可。舌质暗，苔黄腻，脉弦细。

辨证：脾肾阳虚。

治法：温脾补肾，以化水饮。

处方：茯苓30g，桂枝15g，白术15g，炙甘草10g，黄芪30g，红参6g，附子8g，干姜10g，山药15g，枸杞子15g，补骨脂15g，山茱萸15g，瓜蒌10g，薤白10g，木香6g。14剂，水煎服。嘱患者规律血液透析，控制水的摄入。

二诊2014年11月18日：患者胸闷、活动后气喘症状明显缓解，效不更方，继续中药汤剂上方口服，14剂，水煎服。

三诊2014年12月2日：患者诸症皆消，复查心包积液消失。

[按]心包积液是血液透析患者常见的并发症，与透析不充分等因素有关，严重时可填塞心包，甚者猝死。古籍《医贯》说："心之下有心包络，即膻中也，象如仰盂，心即居其中。"可见，中西医均意识到心包的重要性。方中茯苓健脾利水；桂枝、附子温阳化饮；黄芪、红参、山药、炙甘草、白术补气健脾；枸杞子、补骨脂、山茱萸补肾纳气；瓜蒌、薤白宽胸散结，以行气滞；《灵枢·经脉》记载"心主手厥阴心包络之脉，起于胸中，出属心包络，下膈，历络三焦"，故加木香通行三焦。

九、治疗失眠（不寐）

[临床表现]不易入睡，多梦易醒，心悸健忘，形寒肢冷，神疲气短，头晕目眩，舌质淡，苔白，脉细无力。

[辨证]脾肾阳虚，聚湿生痰，痰浊交阻，清阳不升，浊阴不降，神不安舍。

[治法]温阳祛湿。

[方药]苓桂术甘汤加减。

[附]病案举例

患者于某，女，50岁，职员，2014年6月10日初诊。

主诉：失眠1年。患者1年前因故调整工作后劳累紧张，睡眠无规律而渐至失眠，入睡困难，夜间梦多，次日精力不济，曾服用安神类药物治疗，症状未见明显好转，今日就诊我院门诊。现症见：彻夜不寐，神疲乏力，头晕，纳差，舌淡，苔白，脉细弱。

辨证：阳虚湿盛。

治法：温阳祛湿。

处方：茯苓20g，桂枝15g，白术15g，甘草6 g，太子参20g，黄芪30g，当归15g，龙眼肉15g，木香6g。14剂，水煎服。

二诊2014年6月24日：患者诸症明显缓解，效不更方，继续中药汤剂上方口服。14剂，水煎服。

三诊2014年7月8日：患者诸症消失。随访2个月，未再发作。

[按]失眠属于中医学"不寐"范畴。普遍认为失眠多由情志所伤、饮食失调、疲劳过度等引起，其病机是机体脏腑阴阳失调，气血失和，以致心神不宁。《王仲奇医案》中指出："脾胃久病必累及于脑。"随着生活节奏的加快，精神压力加大，使人们思虑气结的因素增加，久则伤脾，加之饮食不节亦损伤脾胃，脾虚不化，聚湿生痰，痰浊交阻，清阳不升，浊阴不降，以致失眠。故阳虚湿盛是其主要病因。苓桂术甘汤以茯苓为君，茯苓可以行水又可以化湿。以桂枝为臣，既可温阳化饮，又能化气利水，与茯苓相配伍实有温化渗利之妙用。白术为佐，健脾燥湿，脾旺湿除。甘草为使，益气和中，得桂枝有辛甘化阳之妙。诸药合用共收温阳祛湿之功，达到"阴平阳秘，精神乃治"之效。

小建中汤《伤寒论》

[组成]桂枝9g，炙甘草6g，大枣6枚，芍药18g，生姜9g，胶饴30g。

[用法]水煎取汁，兑入饴糖，文火加热溶化，分两次温服。

[功用]温中补虚，和里缓急止痛。

[主治]中焦虚寒，肝脾失调，阴阳不和证。脘腹拘急疼痛，时轻时重，喜温喜按，神疲乏力；或心中悸动，虚烦不宁；或四肢酸楚，手足烦热，咽干口燥，舌淡苔白，脉细弦。

[附录]《伤寒论》第100条，原文为：伤寒，阳脉涩，阴脉弦，法当腹中急痛者，先与小建中汤；不瘥者，小柴胡汤主之。《伤寒论》第102条，原文为：伤寒二三日，心中悸而烦者，小建中汤主之。

[方解]方中重用甘温质润之饴糖，为君药，一者温中补虚；一者缓急止痛。一药而两擅其功。桂枝辛温，为臣，温助脾阳，祛散虚寒。饴糖配伍桂枝，辛甘化阳，温中益气，使中气强健，不受肝木之侮。芍药酸苦，为臣，一可滋养营阴；二可缓急止痛；三可配伍桂枝，调和营卫。生姜佐助桂枝温胃散寒；大枣佐助饴糖补益脾虚。而生姜配伍大枣亦可调营卫，和阴阳。炙甘草一可益气补虚；二可缓急止痛；三可调和诸药。诸药合用，可使脾气强健，肝脾调和，中气建立，阴阳调和，诸症皆消。本方重在温补中焦，建立中气，故名"建中"。

[附方]

1. 黄芪建中汤（《金匮要略》）桂枝9g，炙甘草6g，大枣6枚，芍药18g，生姜9g，胶饴30g，黄芪5g。功用：温中补气，和里缓急。主治：小建中汤证而气虚明显者。脘腹拘急疼痛，喜温喜按，形体羸瘦，面色少华，心悸气短，自汗盗汗等。

2. 当归建中汤（《千金翼方》）当归12g，桂心9g，炙甘草6g，大枣6枚，芍药18g，生姜9g。功用：温补气血，缓急止痛。主治：产后虚羸不足，腹中疼痛，或小腹拘急挛痛引腰背，不能饮食者。

3. 大建中汤（《金匮要略》）蜀椒6g，干姜12g，人参6g。功用：温中补虚，降逆止痛。主治：中阳虚衰，阴寒内盛之脘腹疼痛。心胸中大寒痛，呕不能食，腹中寒，上冲皮起，见有头足，上下痛而不可触近，舌苔白滑，脉沉紧。

小建中汤、黄芪建中汤、当归建中汤、大建中汤均是温中补虚，缓急止痛之方。其中小建中汤方加黄芪为黄芪建中汤，比小建中汤甘温益气作用更强，黄芪建中汤适用于小建中汤证而气虚症状明显者；小建中汤方加当归，补血和血止痛作用更强，适用于产后虚羸不足，腹中疼痛，或小建中汤证而血虚症状明显者。大建中汤纯用辛热甘温之品，补虚散寒之力远较小建中汤为峻，并兼有降逆止呕作用，主治中焦阳虚，阴寒内盛之腹痛呕逆。

【张氏临证经验】

一、治疗便秘

[临床表现]大便排出困难，数日1行，腹胀，腹痛，大便干燥，面色少华，排便费力，食欲不振，舌淡，苔薄白，脉细弱。

[辨证]中焦虚寒，运化无力，腑气不通。

[治法]温中补虚，调和阴阳。

[方药]小建中汤加减。

[附]病案举例

患者刘某，女，73岁，退休教师，2014年9月16日初诊。

主诉：大便困难5年。患者近5年大便困难，1～2周1行，腹胀，常需服果导片等方可缓解，大便干燥，排便费力。今日就诊我院门诊，现症见：大便困难，1～2周1行，腹胀，时有腹痛，大便干燥，排便费力，食欲不振。舌淡，苔薄白，脉细弱。

辨证：中焦虚寒。

治法：温中补虚，调和阴阳。

处方：饴糖30g，桂枝10g，白芍20 g，炙甘草10g，生姜10g，大枣6枚，太子参20g，黄芪30g，当归15g，白术30g。14剂，水煎服。嘱患者注意调整饮食结构，适当运动，培养定时排便习惯。

二诊2014年9月30日：患者除仍食欲不振外，诸症皆有好转，上方加鸡内金20g，继续服用1个月，诸症皆消，随访3个月，患者未再复发。

[按]便秘是大便秘结不通，排便时间延长，或欲大便而艰涩不畅的一种病症。其病机虽属大肠传导功能失常，但与脾胃关系密切。若中焦虚寒，阴阳不和，脾胃运化功能失常，脏腑生理活动失司，致脾不升清，胃不降浊，大肠不能正常传送糟粕，脘腹胀满，腑气不通，大便秘结。方中饴糖甘温质润入脾，益脾气并养脾阴，温中焦而缓急止痛；白芍养阴，桂枝温阳而祛虚寒；炙甘草甘温益气，既助饴糖，又合桂枝辛甘益气温中，合白芍酸甘

化阴和营；生姜温胃；大枣补脾；白术补气健脾，可促进肠道温中补虚，缓急通便之效；黄芪、太子参益气健脾；当归养血润肠；后二诊因患者仍食欲不振加鸡内金消食化积。

二、治疗失眠（不寐）

[临床表现]不易入睡，多梦易醒，彻夜不寐，神疲乏力，头晕，自汗，心悸健忘，食少，舌淡，苔薄白，脉细弱无力。

[辨证]心脾两虚，神失所养。

[治法]调和阴阳，养心安神。

[方药]小建中汤加减。

[附]病案举例

患者张某，男，29岁，职员，2014年6月17日初诊。

主诉：失眠1年余。患者1年前因故调整工作后劳累紧张，睡眠无规律而渐至失眠，入睡困难，夜间梦多，次日精力不济，曾服用安神类药物治疗，症状未见明显好转，今日就诊我院门诊。现症见：彻夜不寐，神疲乏力，头晕，自汗，时有心悸，纳差，舌淡，苔白，脉细弱。

辨证：心脾两虚，神失所养。

治法：调和阴阳，益气健脾，养心安神。

处方：饴糖30g，桂枝10g，白芍20g，炙甘草10g，生姜10g，大枣6枚，酸枣仁25g，柏子仁15g，鸡内金20g，太子参20g，黄芪30g。7剂，水煎服。

二诊2014年6月24日：患者自汗已愈，食纳、心悸好转，仍略感头晕，夜晚可入睡3～5h，继服14剂。随访3个月未发。

[按]失眠之症，临床普遍常见，然其病因病机较为复杂。《脾胃论·脾胃盛衰论》曰："百病皆由脾胃衰而生也。"脾在志为思，劳倦思虑太过者，必致血液耗亡，神魂无主，所以不眠。该患神疲乏力，纳差，自汗心悸，舌淡苔白，脉细弱。证属心脾两虚，神失所养。治当调和阴阳，益气健脾，养心安神。方中芍药酸甘敛阴，饴糖甘温健中，两药合用酸甘化阴；桂枝辛温通阳；姜枣辛甘相和，健脾益胃，调和阴阳；炙甘草复脉通心；酸枣仁、柏子仁养心安神。诸药配伍，使脾胃之气得以复调，阴阳之气得

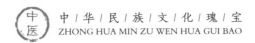

以调和，则脉复神安不寐自除。张老师认为失眠之症，除方药外，病人性格、生活习惯、所处环境亦是不可忽视之因素，医者不能只重药石，当身心同治。

三、治疗焦虑症（郁证）

[临床表现]情绪低落，心神不宁，多思善疑，悲忧善哭，头晕神疲，心悸胆怯，纳差，面色不华，舌淡，苔薄白，脉细。

[辨证]心脾两虚，心神失养。

[治法]健脾，养心安神。

[方药]小建中汤加减。

[附]病案举例

患者王某，女，26岁，职员，2013年10月8日初诊。

主诉：情绪低落3个月。患者3个月前因工作中与同事发生争吵后出现厌恶工作欲哭，情绪低落。就诊当地医院，诊断为"焦虑症"，建议西药治疗，患者及家属拒绝，今日就诊我院门诊。现症见：情绪低落，厌恶工作欲哭，心悸汗出，失眠多梦，头晕，神疲乏力，纳呆，大便溏，体瘦，面色少华，舌红，苔薄白，脉沉细。追问患者性格，患者家属诉患者要强，工作认真，经常节食减肥。

辨证：心脾两虚。

治法：养心健脾，舒郁安神。

处方：饴糖30g，桂枝10g，白芍15g，炙甘草6g，大枣6枚，生姜10g，炙黄芪 30g，山药15g，黄精20 g，酸枣仁 25g，远志 10g。7 剂，水煎服。嘱患者暂且放松心情休息，不要考虑争吵的事情，规律作息，正常饮食。

二诊2013年10月15日：患者服药后，心情稍好，头晕、神疲乏力等症状缓解，但睡眠仍差，精神不济，不能集中注意力。于前方中加合欢花25g，夜交藤25g，同时做开导工作，嘱患者保持心情舒畅，后服30剂病愈。

[按]在现代社会，学习、生活和工作压力较大，焦虑症成了常见的精神疾病，属中医"郁证"范畴。《素问·阴阳应象大论》中"思伤脾"，历代医家均认为焦虑症的病因为思伤，病位在脾脏，其病机为脾不能化生精血

导致脾气呆滞，形成脾郁。该患者平素要强，思虑工作劳心，耗伤心阴血，长期饮食不规律，损伤脾胃，故而脾气不建，形成脾郁。清阳不升，心肺失养，故厌弃工作欲哭，情绪低落；心阴不充，心阳不敛，故心悸汗出；脾不能运化气血，无法充养心神，故失眠多梦；精微不运，上不能濡养脑窍，故头晕；脾气不建，不能运化饮食，故纳呆。小建中汤以健运中焦脾气，调理阴阳；黄芪、山药、黄精补气养阴，助中焦气化；酸枣仁、远志养心安神；二诊时加入合欢花、夜交藤以助睡眠；诸药共用，使中气建复，阴阳并补，心脾得养，诸症得除。张老师认为此类疾病与生活习惯、性格心态多有关系，故应嘱患者慎起居，畅情志。正如《妇人大全良方·调经门》曰："药力不可及也，若或自能改易心志，用药扶接，如此则可得九死一生。"

四、治疗肠易激综合征（腹痛）

[临床表现]腹痛绵绵，时作时止，喜温喜按，形寒肢冷，神疲乏力，气短懒言，胃纳不佳，大便溏薄，面色不华，舌淡，苔薄白，脉沉细。

[辨证]中阳不振，气血不足，失于温养。

[治法]温中补虚，缓急止痛。

[方药]小建中汤加减。

[附]病案举例

患者庞某，男，35岁，职员，2013年1月8日初诊。

主诉：时有腹痛2年。患者近2年时有腹痛，遇暖可缓解，时常腹泻，一日数次，失眠，神疲乏力，纳差。曾就诊西医医院诊断为"肠易激综合征"，对症治疗，病情未见好转，今日就诊我院门诊。现症见：时有腹痛，遇暖可缓解，时常腹泻，失眠，神疲乏力，纳差，舌淡，苔薄白，脉弦细。

辨证：中虚脏寒。

治法：温中补虚，缓急止痛。

处方：饴糖30g，桂枝15g，白芍15g，炙甘草10g，大枣6枚，生姜10g，当归15g，黄芪30g，太子参20g，白术15g。14剂，水煎服。

二诊2013年1月22日：患者腹痛次数较前减少，大便每日1行，余症较前

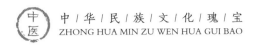

缓解；上方继服20剂。随访半年未再复发。

[按]肠易激综合征属于中医"泄泻""腹痛"范畴，是以腹痛、腹泻及腹部不适等为主要临床症状的肠道功能性疾病，是消化系统的常见病和多发病。

张老师认为本病多由嗜食寒凉之物引发，治疗时过用温阳补中之类致病情迁延难愈，终成中阳虚弱、寒热错杂之局。《灵枢·终始》中"阴阳俱不足，补阳则阴竭，泻阴则阳脱，如是者可将以甘药"。方中甘平之饴糖以补中缓急，辛温之桂枝以温中散寒，两药合用辛甘化阳，白芍酸苦微寒，和营敛阴，甘草甘平以调中益气，二药合用酸甘化阴，生姜、大枣调和营卫，黄芪、太子参、白术益气补中，当归养血。诸药合用，能使阴阳平调，营卫协和，脾胃健运，气血得充，诸症自愈。

小建中汤和苓桂术甘汤均治疗肠易激综合征，有什么不同呢？小建中汤治疗偏于温中补虚、缓急止痛，侧重补虚；苓桂术甘汤偏于温中焦、健脾胃、消痰饮，侧重祛痰。

五、治疗遗尿症

[临床表现]遗尿，倦怠乏力，畏寒怕冷，四肢酸楚，喜温，形体消瘦，面色无华，舌淡，苔薄白，脉沉细。

[辨证]脾肾虚寒，气化失常。

[治法]温补脾肾，散寒缩尿。

[方药]小建中汤加减。

[附]病案举例

患者刘某，男，30岁，职员，2012年7月3日初诊。

主诉：遗尿1月余。患者1个月前淋雨感冒后即出现遗尿症状，经药物治疗感冒已愈，但患者遗尿症状无好转，曾就诊当地医院，行B超等检查，排除了泌尿、生殖系统疾病。诊断为"遗尿症"，今日就诊我院门诊。现症见：遗尿，倦怠乏力，畏寒怕冷，喜热饮和食辛辣食物，夜寐安，大便可。舌质淡，苔薄白，脉沉细。

辨证：脾肾虚寒。

治法：温补脾肾，散寒缩尿。

处方：饴糖30g，桂枝15g，白芍20g，炙甘草6g，大枣5枚，生姜10g，肉桂8g，桑螵蛸10g，乌药10g。14剂，水煎服。

二诊2012年7月17日：患者诉诸症明显缓解，故效不更方，14剂，水煎服。

三诊2012年7月31日：患者诸症消失，半年后随访，未复发。

[按]遗尿症是指排尿不能自主，有尿便自遗的一种症状。该病多见于素体虚弱、久病、大病后体虚的患者。中医认为，肾司二关，主膀胱气化，遗尿症一般与肾阳虚有关，而小建中汤具有温中健脾之功，建中者，有建立中气之意，脾胃位居中州，为营卫气血生化之源，中气立则化源足，五脏皆可得养。脾为后天之本，肾为先天之本，先天之本有赖于后天之本的滋养。补脾即可起到补肾之功。该方组成以小建中汤为主温补中焦之脾胃，加肉桂、桑螵蛸、乌药以温肾缩尿；诸药合用共奏温补脾肾，散寒缩尿之功效。

六、治疗疲劳综合征（虚劳）

[临床表现]疲劳，肢体酸困无力，夜寐差，头晕头痛，舌质淡，苔薄白，脉沉而无力。

[辨证]脾虚失健，生化乏源。

[治法]益气健脾。

[方药]小建中汤加减。

[附]病案举例

患者于某，女，35岁，职员，2011年12月6日初诊。

主诉：疲劳1年。患者近1年疲劳，双下肢酸困无力，夜寐差，时有头晕头痛，曾就诊于西医医院，诊断为"疲劳综合征"，对症治疗，症状未见好转，今日就诊我院门诊。现症见：疲劳，双下肢酸困无力，夜寐差，时有头晕头痛，舌质淡，苔薄白，脉沉而无力。

辨证：脾虚失健，生化乏源。

治法：益气健脾。

处方：桂枝15g，白芍20g，赤芍20g，生姜10g，炙甘草10g，大枣6枚，黄

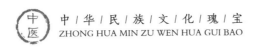
芪30g，太子参20g，白术15g。7剂，水煎服。

二诊2011年12月13日：患者诸症缓解，继续原方20剂，诸症皆消，随访3个月，未再复发。

[按]疲劳是现代都市人最为常见的临床症状之一，几乎每个人都曾体验过。疲劳综合征是以慢性或反复发作的极度疲劳持续至少半年为主要特征的症候群。临床表现多样，但主诉都有极度疲劳困乏，中医归属"虚劳"范畴。《灵枢·终始》篇："阴阳俱不足，补阳则阴竭，泻阴则阳脱，如是者可将以甘药"，张仲景创立小建中汤治疗五脏阴阳俱虚之虚劳，是一首治疗虚劳的名方。小建中汤加黄芪、太子参、白术益气健脾；《内经》明训："虚者补之，劳者温之"，"阴平阳密，精神乃治"，所以，治疗疲劳综合征应首选小建中汤调和阴阳，使中气得以四运，阴阳得以协调。张老师认为本病脾胃虚弱为疾病之本，当三分治七分养，后期调理，增强体质，亦是治本之策。

七、治疗慢性胃炎（胃痛）

[临床表现]胃脘隐痛，绵绵不休，喜温喜按，空腹痛甚，得食则缓，劳累或受凉后加重，神疲，纳呆，四肢倦怠，大便溏薄，舌淡，苔薄白，脉细弱。

[辨证]脾虚畏寒，失于温养。

[治法]温中健脾，和胃止痛。

[方药]小建中汤加减。

[附]病案举例

患者刘某，女，23岁，学生，2011年7月5日初诊。

主诉：胃脘隐痛1年。患者近1年自觉胃脘部隐痛，食少纳呆，四肢疲乏，心悸而烦，消瘦。曾就诊于当地医院，诊断为"慢性胃炎"，应用奥美拉唑肠溶胶囊等药物治疗，患者症状未见明显好转，今天就诊我院门诊。现症见：胃脘部隐痛，食少纳呆，四肢疲乏，心悸而烦，体弱消瘦，舌淡，苔薄白，脉弦细。

辨证：脾胃虚寒。

治法：温中健脾，和胃止痛。

处方：饴糖30g，桂枝10g，炒白芍20g，炙甘草10g，大枣6枚，生姜10g，黄芪30g，太子参20g。14剂，水煎服。嘱患者忌食油腻、生冷、辛辣等刺激性食物，日常饮食以易于消化的食物为主。

二诊2011年7月19日：患者诸症皆有好转，效不更方，继续中药汤剂14剂口服，后症状皆消。

[按]慢性胃炎是临床上常见的一种消化系统疾病，主要是由于胃黏膜的慢性炎性变化造成的。其病程缓慢，长期反复发作，给患者的生活造成巨大的影响。目前西医的常规治疗难以取得满意的疗效。慢性胃炎归属于中医学"胃脘痛"范畴，最早见于《内经》，认为寒邪客于胃中可阻滞气机，致寒气凝而不散，引起胃气不和，引起胃脘痛。脾胃作为运化水谷之所、气血生化之源，一旦中焦虚寒、气机受阻则可造成功能减退、水谷运化不畅，胃失和降，从而致病。该患先天禀赋不足，脾胃虚弱，中阳亏虚，致胃失温养，寒邪滋生，引发诸症。治以和胃止痛、健运脾胃。小建中汤为温补之方调理脾胃。小建中汤的桂枝具有补元阳、通血脉、暖脾胃的作用，白芍养血敛阴，二药合用调和营卫、温阳散寒、通阳化气，大枣补中益气、养血生津，生姜辛温散寒、回阳通络，饴糖温中补虚，炙甘草补中益气、调和诸药，黄芪、太子参补中益气，诸药合用，可发挥健脾益胃、调和营卫、温中补虚的功效，从而调理脾胃，改善胃脘痛患者的相关症状，提高其生活质量。张老师认为本病根本在于脾胃素虚，要根治本病既要祛除脾胃之邪又要滋养脾胃之气，方可收到满意的疗效。

八、治疗慢性腹泻（泄泻）

[临床表现]大便时溏时泻，迁延反复，食少，食后脘闷不舒，稍进油腻食物，则大便次数明显增多，面色萎黄，神疲倦怠，舌淡，苔薄白，脉细弱。

[辨证]脾虚失运，清浊不分。

[治法]健脾益气，化湿止泻。

[方药]小建中汤加减。

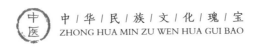

[附]病案举例

患者赵某，女，35岁，农民，2011年6月14日初诊。

主诉：腹泻1年余。患者近1年腹泻，食少，食后脘闷不舒，时有腹胀腹痛，曾就诊于当地医院，诊断为"慢性腹泻"，对症治疗（具体药物不详），患者症状未见明显好转，今日就诊我院门诊，现症见：腹泻，食少，食后脘闷不舒，腹胀，神疲乏力，舌淡，苔薄白，脉细无力。

辨证：脾胃虚弱证。

治法：健脾益气，化湿止泻。

处方：饴糖30g，桂枝15g，白芍20g，炙甘草10g，生姜10，大枣6枚，太子参20g，白术15g，木香6g，砂仁6g，山药15g，薏苡仁30g。14剂，水煎服。

二诊2011年6月28日：患者诸症缓解，效不更方，继续中药汤剂上方20剂口服，后诸症皆消。

[按]慢性腹泻是一种反复发作的难治性、常见性疾病，中医归属于"泄泻"范畴，其临床主要表现为大便次数增多，粪便溏薄，甚至水样或者含有黏液、脓血等，多数病者可伴有不同程度的腹痛、腹胀等症状。其舌质多淡而红，苔白腻，脉象多沉，病程缠绵不易痊愈，或虽一时好转，但当身体疲劳、饮食不当、情绪变化等情况出现时，又极易复发，对健康影响极大。中医病因病机虽较复杂，但其发病主要关键是因各种因素引起的脾胃失调、阴阳失和。张景岳《景岳全书·泄泻》所谓"泄泻之本，无不由于脾胃"，然而"暴泻多实，久泻多虚"，故慢性腹泻多由于脾胃虚弱。方中桂枝调脾胃、和阴阳；芍药以益营血；饴糖以温养脾胃，与芍药相合，又有酸甘化阴、调和阴阳之功；太子参、白术益气健脾；木香、砂仁、薏苡仁理气健脾化湿。故用本方治疗慢性腹泻，切中病机，效果显著。

芍药甘草汤《伤寒论》

[组成]芍药12g，炙甘草12g。

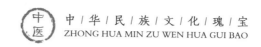

[用法]上二味，用水600mL，煮取300mL，去滓，分温再服。

[功效]酸甘化阴，缓急止痛。

[主治]拘挛疼痛诸证，四肢拘急，心腹挛痛，口燥咽干。

[附录]《伤寒论》伤寒，脉浮，自汗出，小便数，心烦，微恶寒，脚挛急。反与桂枝欲攻其表，此误也。得之便厥，咽中干，烦躁吐逆者，作甘草干姜汤与之，以复其阳；若厥愈足温者，更作芍药甘草汤与之，其脚即伸。

[方解]方中芍药是君药，甘草是臣药。芍药有白芍和赤芍之分，临床应用有生用、炒用之别。《本草求真》："赤芍药与白芍药主治略同，但白则有敛阴益营之力，赤则只有散邪行血之意；白则能于土中泻木，赤则能于血中活滞。"生白芍用于养血柔肝、平肝滋阴。炙白芍养血和络、缓脾止痛，用于脾虚或肝脾不和之泄泻腹痛者，芍药甘草汤酸甘化阴，有补养阴血、舒挛止痛之效，又能柔肝通络，缓中补虚。该方原为仲景复阴之方，主治肝阴不足，肝木乘虚侵犯脾土，腹中挛急而痛；或筋脉失养，手足拘挛急痛。

【张氏临证经验】

一、治疗偏头痛（头痛）

[临床表现]头痛部位可发生在前额、两颞等，性质可跳痛，刺痛，空痛，隐痛等，发作可时痛时止，持续时间可长可短，舌偏红，苔薄，脉弦细。

[辨证]肝肾阴虚，水不涵木。

[治法]补养肝肾。

[方药]芍药甘草汤加减。

[附]病案举例

患者郑某，女，48岁，教师，2018年4月15日初诊。

主诉：阵发性头痛1年余。现证见：阵发性头痛1年余，在两侧太阳穴，迁及耳后，跳痛筋掣，劳累后加重，甚至恶心呕吐，夜不能寐，烦躁，伴腰酸乏力，视物模糊，舌质红、苔薄，脉弦细。

辨证：肝肾阴虚，水不涵木。

治法：补肾养肝，养阴。

处方：白芍20g，生甘草6g，枸杞子15g，山茱萸20g，丹皮15g，牛膝15g，地黄15g，茯苓20g，泽泻15g，法半夏8g，夜交藤30g。14剂，水煎服。

二诊2018年4月29日：患者头痛明显减轻，仍时有腰酸，耳鸣，原方加女贞子15g、墨旱莲15g，共服2个月。头痛好转，无腰酸，无耳鸣。

[按]《内经》云："诸风掉眩，皆属于肝。"头为诸阳之会，肝脉通于脑，劳烦过度，阴血消耗，水不能涵木，阴虚肝旺。肾开窍于耳，腰为肾之府，肝肾阴亏，则腰酸。张老师用芍药甘草汤养阴柔肝，缓急止痛；加杞菊地黄汤、二至丸滋养肝肾。偏头痛在临床上是常见病，但情况各异。就现代医学而言有血管扩张性头痛和血管紧张性头痛的不同，对于像高血压患者因服用扩血管药后出现的头痛用芍药甘草汤无效。而对于血管紧张性头痛用芍药甘草汤效果显著。临床可以从望诊中加以区分。血管扩张性偏头痛多伴有面色潮红，而血管紧张性偏头痛者面色多是面色㿠白，主要是因为血管收缩、血行障碍所致。芍药有扩张血管的作用，甘草有缓急止痛、调和诸药的作用。另外可以再加川芎、赤芍、郁金、白芷等药配合，起到理气活血、通窍止痛的作用，治偏头痛疗效良好。

二、治疗胃脘痛（腹痛）

[临床表现]上腹近心窝处胃脘部发生疼痛，可胀痛、刺痛、隐痛。常伴见食欲不振、恶心呕吐等消化道症状，舌质略红少津，脉弦细。

[辨证]胃阴亏耗。

[治法]养阴益胃，和中止痛。

[方药]芍药甘草汤加减。

[附]病案举例

患者张某，女，65岁，退休职工，2014年4月11日初诊。

主诉：胃部隐隐作痛5年。该患近5年经常胃部隐隐作痛，口燥咽干，尿赤，大便偏干，舌质略红少津，脉弦细。

辨证： 胃阴亏虚。

治法： 养阴益胃。

处方： 白芍30g，炙甘草12g，沙参15g，麦冬15g，生地15g，熟大黄5g，当归12g，延胡索12g。7剂，水煎服。

二诊2014年4月18日： 服用7剂后胃痛减轻，大便通畅。上方去大黄，继续服用1个月后，胃痛未再发作。

[按]胃脘痛的发生常见原因有寒邪客胃、饮食伤胃、肝气犯胃、脾胃虚弱等几个方面，临床上既有寒热之分，又有虚实之别。而芍药甘草汤主要对胃阴亏虚者效果最佳。因芍药既能平肝缓急，解痉止痛，又能养血柔肝，敛阴益脾。"肝苦急，急食甘以缓之。"与甘草相配则共奏补脾平肝、缓急止痛、酸甘化阴之功效，《珍珠囊》："白补赤散，泻肝补脾胃，……其用有六：安脾经，一也；治腹痛，二也；收胃气，三也；止泻痢，四也；和血脉，五也；固腠理，六也。"《本草备要》："补血，泻肝，益脾，敛肝阴，治血虚之腹痛。"现代医学研究也证实甘草有抗溃疡、保护溃疡面、解除平滑肌痉挛、抗炎及抗过敏等多方面作用，甘草中的总黄酮具有解痉、抑制胃酸分泌、降低胃蛋白酶活性、增加胃壁黏液量、促进溃疡愈合的作用。临床可加生地、麦冬、沙参、当归等滋阴养血。

三、治疗面肌痉挛（颤症）

[临床表现]颜面肌肉不自主跳动，伴见形体消瘦，纳呆等，舌润少苔，脉细弱。

[辨证]血虚痰瘀。

[治法]补血祛痰。

[方药]芍药甘草汤加减。

[附]病案举例

患者李某，女，35岁，职员，2011年6月7日初诊。

主诉： 面部肌肉不自主跳动2天。患者2天前面部肌肉不自主跳动，今日来诊，现症见：面部肌肉不自主跳动，心悸乏力，纳呆，腰痛，体瘦，面苍白，舌润少苔，脉细弱。

辨证：血虚痰瘀。

治法：补气养血，祛痰止痉。

处方：白芍25g，炙甘草15g，全蝎10g，蜈蚣1条，僵蚕10g，当归15g，川芎15g，鸡血藤25g，丹参30g，地龙15g，乌贼骨30g，黄芪30g。7剂，水煎服。

二诊2011年6月14日：服7剂后症状减轻，继加减处方又服20剂而愈。

[按]面部肌肉抽搐，乃风动之象，多由外感风邪、脏腑内伤、气血不和、痰邪内阻、瘀血停滞而成。虽然病机千变万化，总与痰、血有关。血虚、血瘀、痰阻、痰瘀，均使肌肉经脉失养拘急，风由此生。方中芍药、甘草，功专滋养经脉，缓急止痛解痉；一味丹参，功同四物，养血化瘀，补中有疏，所谓治风先治血，血行风自灭；白附子化痰通经，更兼辛热升散，性能上行，入阳明经而走头面，配僵蚕、全蝎即牵正散，专治风痰阻络，经脉拘急；全蝎与蜈蚣相伍，即止痉散，为治疗震颤抽搐之要药，全方养血缓急通络，祛痰息风止痉，故能收良效。

四、治疗不安腿综合征

[临床表现]夜间睡眠时，双下肢出现极度的不适感，迫使患者不停地移动下肢或下地行走，舌质淡红，中裂，苔薄白，脉略弦。

[辨证]肝肾亏虚，瘀血阻络。

[治法]养血滋阴，平肝柔肝，缓急止痛。

[方药]芍药甘草汤加减。

[附]病案举例

患者刘某，女，43岁，工人，2010年8月12日初诊。

主诉：两小腿酸、麻、胀感3个月。患者近3个月来两小腿有莫名其妙的酸、麻、胀感，夜间尤甚，使劲按捏稍有缓解。在外院诊断为不安腿综合征，经西医治疗无效，故求助于中医。现症见：双下肢活动正常，时感头晕乏力，夜寐不安，纳食不香，舌质淡红，中裂，苔薄白，脉略弦。

辨证：肝血不足，筋脉失养。

治法：养血柔肝，舒筋缓急。

处方：白芍30g，炙甘草15g，鸡血藤30g，络石藤25g，钩藤25g，大血藤25g，当归15g。生地15g，焦三仙各30g，夜交藤50g，木瓜15g。7剂，水煎服。

二诊2010年8月19日：服用7剂后，患者诸证明显改善，夜已能安睡，纳食增加，继续服用上方1个月后痊愈。

[按]本病证属肝血不足，筋脉失养，故用养血活血通络，柔肝缓急之法以加味芍药甘草汤治疗。方中芍药、甘草酸甘化阴、养血荣筋、缓急止痛，配合木瓜、鸡血藤、当归、夜交藤等增强活血祛瘀、养血舒筋、缓急安神之功效。故对消除酸胀麻挛隐痛等症可收到满意效果。

五、治疗足跟痛（痹证）

[临床表现]足跟痛，行走困难，伴见腰膝酸软、乏力等，舌质淡暗，苔薄白，脉弦。

[辨证]肝肾不足，瘀血阻络。

[治法]补益肝肾，通络止痛。

[方药]芍药甘草汤加减。

[附]病案举例

患者李某，女，68岁，退休职工，2014年11月13日初诊。

主诉：足跟痛5年余。患者足跟痛5年余，今日来诊。现症见：足跟痛，行走困难，X线摄片提示跟骨骨刺。舌质淡暗，苔薄白，脉弦。

辨证：肝肾不足，瘀血阻络。

治法：养肝肾，补筋骨，活血通络。

处方：生白芍30g，炒白芍30g，生赤芍30g，炒赤芍30g，生甘草15g，炙甘草15g，生地20g，熟地20g，牛膝15g。7剂，水煎服。

二诊2014年11月20日：7剂后患者痛减，8剂后痊愈，随访2年未发作。

[按]本案芍药除血痹，破坚积，止痛；甘草坚筋骨，长肌肉；白芍养血敛阴，柔肝止痛；赤芍清热凉血，祛瘀止痛；生甘草清热解毒，炙甘草补脾益气，牛膝引药下行。四药合则一补一泻，一收一散，养血益肝肾，破积除

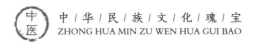

血痹，缓急止痛。

六、治疗产后发痉（痉病）

[临床表现]突发目直口噤，项背强急，手足抽搐，面色苍白，舌淡苔白，脉细弦。

[辨证]血虚发痉。

[治法]补血解痉。

[方药]芍药甘草汤加减。

[附]病案举例

患者李某，女，31岁，职员，2015年7月9日初诊。

主诉：以目直口噤，项背强急1h入院。现症见：目直口噤，项背强急，手足抽搐，面色苍白，舌淡苔白，脉细弦。无苦笑面容，无畏光、怕水等，该患刚刚生产，病由产时失血过多所致，非破伤风。

辨证：血虚发痉。

治法：补气养血。

处方：生白芍90g，炙甘草30g，黄芪50g，天麻10g，全蝎10g。2天后抽搐停止，去天麻、全蝎，加木香15g，枸杞子20g，三七10g，7天后出院。

[按]"诸风掉眩，皆属于肝。"故本案从肝论治，用芍药甘草汤加补气养血、息风止痉之品。标本同治，收效迅速。

七、治疗膝关节肿大（鹤膝风）

[临床表现]膝关节肿大、疼痛，活动受限，脉弦而缓，苔薄黄润。

[辨证]湿热内蕴。

[治法]清热利湿。

[方药]芍药甘草汤加减。

[附]病案举例

患者张某，男，30岁，工人，2012年7月11日初诊。

主诉：两膝关节肿大、疼痛2个月。患者近2个月两膝关节肿大、疼痛、活动不利，小腿挛急，口渴头晕，大便干燥。舌红，苔薄黄润，脉弦而缓。

张玉琴临证用方选粹
ZHANGYUQINLINZHENGYONGFANGXUANCUI

辨证：湿热内蕴。

治法：清热利湿。

处方：白芍30g，甘草10g，苍术20g，黄柏15g，牛膝12g，鸡血藤25g。14剂，水煎服。

二诊：2012年7月25日，14剂后诸症消失。

[按]本案白芍既补益，又泻实。其补益，有芍甘汤补阴血；其泻实，《神农本草经》载"主邪气腹痛，除血痹，破坚积，寒热疝瘕，止痛，利小便，益气"。可谓"肝不足者，用之可补；肝太过者，用之可抑"。白芍特点：中、小量多补，大量多泻。本证湿热内蕴，而湿尤盛，故两膝肿大，又有腓肠肌痉挛，故用芍药甘草汤缓急止痛，白芍又泻湿邪。昔张锡纯曾用180g白芍加阿胶治愈阴虚小便不利，积水甚剧，大便旬日不通一案。若非采用既益阴，又通利，恐难收效。此例又兼苍术、黄柏清热利湿，牛膝引湿热下行，鸡血藤25g通血痹，故用之甚效。

八、治疗小儿目眨

[临床表现]双眼皮阵发性抽动，舌淡，苔白，厚腻，脉沉细。

[辨证]脾虚血亏。

[治法]健脾益血。

[方药]芍药甘草汤加减。

[附]病案举例

患者赵某，男，7岁，学生，2012年12月12日初诊。

主诉：左眼皮阵发性抽动11天，右眼皮阵发性抽动8天。患儿11天前左眼皮阵发性抽动，8天前右眼皮阵发性抽动。今日来诊。现症见：双眼频眨，疲乏懒言，消瘦，面色苍白，大便溏薄。舌淡，苔白，厚腻。

辨证：脾虚血亏。

治法：健脾益血法。

处方：白芍5g，炙甘草5g，党参5g，焦白术5g，当归5g，桔梗3g，焦三仙5g。7剂，水煎服。

二诊2012年12月19日：7剂后，眨眼减轻，食欲好转，食量增大，大便正常。舌脉如前。加生薏苡仁8g，陈皮8g，14剂愈。

[按]"五脏六腑之精气，皆上泛于目而为之睛。"目眩原因主要有外眼病刺
激、热性病、精神性因素、饮食不调等。本例为脾胃虚、饮食不调，故以
调脾胃着重，而用芍药甘草汤缓急柔筋，而能除病。

九、治疗呃逆

[临床表现]胃气上逆动膈，以气逆上冲，喉间呃呃连连，声短而频，难以自制
为主要表现，舌质暗，苔薄黄，脉细弦而数。

[辨证]肝阴不足，气逆犯胃。

[治法]滋阴理气，降逆止呕。

[方药]芍药甘草汤加减。

[附]病案举例

患者李某，男，64岁，农民，2010年4月14日初诊。

主诉：呃逆9天。该患者为肝癌患者，近9天呃逆来诊。现症见：呃逆，
声频，夜难入寐。面青形消，舌质暗，苔薄黄，脉细弦而数。

辨证：肝阴不足，气逆犯胃。

治法：疏肝缓急为主。

处方：生白芍100g，甘草30g，竹茹10g，酸枣仁50g，丹参30g。14剂，水
煎服。

二诊2010年4月28日：患者呃逆症状减轻，睡眠较前好转，予原方续服1
个月。

[按]《辨症录·卷之四》云："盖肝性最急，一佛其意，则气必下克脾土，而
脾土气闭，则腰脐之间不通，气乃上奔于咽喉，而作呃逆矣。"芍药甘草
柔肝止痛。竹茹善清热降逆止呃，本例苔薄黄，脉细弦而数，为气郁化
热，恰合病情。

十、治疗皮肤瘙痒症

[临床表现]皮肤阵发性瘙痒，搔抓后常出现抓痕、血痂、色素沉着和苔藓样变
等继发性损害，舌红，苔薄，脉弦细。

[辨证]风热血热证，湿热内蕴证，血虚肝旺证。

[治法]清热，燥湿，养血，止痒。

[方药]芍药甘草汤加减。

[附]病案举例

患者王某，女，69岁，退休干部，2013年11月13日初诊。

主诉： 全身皮肤瘙痒6个月余。患者6个月前，患者不明原因出现皮肤瘙痒，经多方诊治，疗效不佳。后瘙痒日渐加重，入夜尤甚。病情严重时，患者难以耐受，遂抓破皮肤至血痕丛生。现观其面色萎黄，皮肤干燥，全身可见明显抓痕和结痂。失眠多梦，饮食尚可，二便尚可。舌红，苔薄，脉弦细。

辨证： 血虚肝旺。

治法： 滋阴养血，平肝止痒。

处方： 白芍20g，甘草10g，当归15g，川芎15g，生地20g，黄芪50g，白蒺藜15g，酸枣仁30g。7剂，水煎服。药渣煎水外洗，每天1次。

二诊2013年11月20日： 服7剂后，患者电话告知瘙痒缓解大半，嘱其继服原方。3周后电话随访，患者睡眠好转，瘙痒停止，未见复发。

[按]皮肤瘙痒症是临床上常见的皮肤病，以瘙痒为主要症状的皮肤感觉异常的皮肤病，其特征为皮肤阵发性瘙痒，搔抓后常出现抓痕、血痂、色素沉着和苔藓样变等继发性损害。临床上可分为局限性和泛发性两种。中医认为本病多由先天禀赋不足，血热生风，久病体弱，血虚生风，脾胃受损，湿热内生等因素引起，临床常见风热血热证、湿热内蕴证和血虚肝旺证等。

十一、治疗腓肠肌痉挛症（痹证）

[临床表现]小腿后方肌肉阵发性抽掣样疼痛，痉挛时疼痛剧烈，不能站立，活动受限，舌质淡，苔薄白，脉弦细。

[辨证]筋脉失养。

[治法]缓急止痛。

[方药]芍药甘草汤加减。

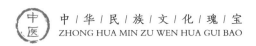
[附]病案举例

患者李某，女，29岁，职员，2013年6月15日初诊。

主诉： 右小腿疼痛，行走困难2d。该患者妊娠7个月。夜间突发右小腿疼痛，行走困难2d，右小腿后侧压痛，肌肉抽搐，肌力、腱反射、皮肤感觉均正常，舌质淡，苔薄白，脉弦细。

辨证： 肝血不足，筋脉失养。

治法： 养血柔肝，缓急止痛。

处方： 生白芍30g，炙甘草15g，木瓜15g，杜仲10g。1剂，急煎，分3次饮下，疼痛逐渐缓解，拒按消除后，予以轻轻点揉承山穴3min，患者疼痛全消，行走自如。

[按]患者年轻，素体肝血不足，由于妊娠，血气养胎，则血不养筋之状便易出现。然而，人在孕期，多不愿服药，医者也常因此缩手。此例患者发作较重，故难自行恢复。以芍药甘草汤养血柔筋，加木瓜舒筋活络，杜仲强筋安胎，故药到病除。

十二、治疗胫骨结节骨骺炎（痹证）

[临床表现]下肢关节疼痛，跛行，活动受限，舌质淡红，苔薄白，脉弦细。

[辨证]筋挛不伸，气滞血瘀。

[治法]活血通络。

[方药]芍药甘草汤加减。

[附]病案举例

患者马某，女，12岁，田径运动员，2011年9月21日初诊。

主诉： 左下肢疼痛、跛行半月余。患者因每天大运动量跑步训练，左下肢疼痛、跛行半月余。发病后停止训练，曾做推拿、理疗、膏药贴敷，效果不明显。左侧胫骨结节压痛，局部稍肿，微红，微热，下肢动脉彩超：未见异常，舌质淡红，苔薄白，脉弦细。

辨证： 筋脉挛缩，气滞血瘀。

治法： 活血通络。

处方： 生白芍30g，炙甘草15g，川牛膝9g，独活9g，桃仁6g，红花6g，赤芍15g，杜仲10g，伸筋草9g。7剂，每日3次温服后以药渣温敷病处。

二诊2011年9月28日：肿消痛减，皮色正常，行走自如，已恢复小运动量训练，但跑步时仍有不适。予以局部理筋，点揉阳陵泉、阴陵泉、内外膝眼。处方：生白芍20g，黄芪30g，炙甘草9g，川牛膝10g，独活10g，当归15g。7剂，内服外敷，方法同前。

[按]本案患者因运动过量，形成局部损伤。此类病变属筋骨并损，局部血瘀与血虚兼在。《黄帝内经》云："筋主束骨而利机关"，因此，治疗当以舒筋为先，以芍药甘草汤为主柔筋缓急，筋舒则骨骺所受牵拉性损伤可得缓解；骨骺缺血，久则坏死，以牛膝、桃仁、红花、赤芍等化瘀消肿，杜仲强筋骨，舒筋通络可使血脉通畅。

十三、治疗便秘

[临床表现]粪便在肠内滞留过久，秘结不通，排便周期延长，或周期不长，但粪质干结，排出困难，或粪质不硬，虽有便意，但便出不畅，苔薄黄，脉小弦。

[辨证]肝脾不和，传导失常。

[治法]调和肝脾，通降和中。

[方药]芍药甘草汤加减。

[附]病案举例

患者李某，女，18岁，学生，2015年3月18日初诊。

主诉：便秘3年。患者3年来，大便5~7日1行，艰涩难下，每次如厕需半小时，迟迟不下，干结坚硬，状如羊屎，挟有较多黄白色黏液，伴腹痛阵作，尤以便前为著，便时努责，形成肛裂，肛门疼痛难忍，致使便秘愈重，胁胀、嗳气、纳差，舌质红，苔薄黄，脉弦，肠镜检查：未见异常。

辨证：肝脾不和，通降失司。

治法：疏和肝脾，通降和中。

处方：白芍15g，生甘草8g，瓜蒌15g，生白术15g，香附15g，郁金15g，法半夏8g，炒枳壳15g，酒大黄10g，桃仁15g，杏仁10g，厚朴6g，炒决明子30g。14剂，水煎服。

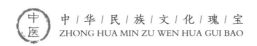
二诊2015年4月1日：便秘改善，纳可，续服原方14剂。

[按]该患者为高中生，面临学习压力，肝脾不和，通降失司使然，肠镜检查未
见异常，属便秘型的肠易激综合征，虽都用芍药甘草汤缓急止痛，痛泻药
方加减调和，张老师用于腹泻型往往用炒白芍，养脾补血，敛阴和营，加
酸甘化阴，止痉止泻；便秘型用生白芍，缓急解痉，加理气通降和胃之
味。酒大黄可泻火通便，但可暂不可久，久则伤阴损胃。

十四、治疗泄泻

[临床表现]排便次数增多，粪质稀溏或完谷不化，甚至泻出如水样，苔薄，脉
细。

[辨证]肝气乘脾。

[治法]抑肝扶脾。

[方药]芍药甘草汤加减。

[附]病案举例

患者吴某，女，40岁，主管，2015年11月25日初诊。

主诉：腹痛泄泻反复发作1年余。患者从事外贸出口业务，1年多来患者
腹痛泄泻反复发作，近1个月来每天大便日四五行，甚至日行七八次，大便
不爽，有后坠感，泄后痛缓，脐周、少腹胀痛，痉挛性疼痛，肠鸣，夜寐不
安，烦躁、焦虑、多疑，肠镜均未发现异常，曾经用抗生素、谷维素等均无
效，前来就诊。观其面色憔悴，舌质淡，苔薄，脉细。

辨证：忧思恼怒，肝郁不达，肝逆乘脾。

治法：抑肝扶脾。

处方：炒白芍20g，炒白术15g，熟酸枣仁30g，夜交藤30g，合欢皮15g，
远志15g，炒扁豆15g，郁金15g，炒薏苡仁30g。陈皮15g，甘草8g，防风10g，
木香6g。7剂，水煎服。嘱其调整心态，按时作息。

二诊2015年12月2日：药后腹痛减轻，大便日三行稍成形，原方加乌梅
10g，木瓜10g，上方加减调治两月而安。

[按]患者从事外贸工作，因思虑金融危机，业务发展不顺利，遂忧思焦虑，肝
气郁滞加素体脾胃虚弱，肝逆横乘，故痛泻时作，思虑劳倦太过，伤及心

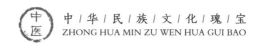

脾，则少寐多梦，用芍药甘草汤合痛泻药方抑肝扶脾，加上调摄情志见功。

酸枣仁汤《金匮要略》

[组成]酸枣仁二升，甘草一两，知母二两，茯苓二两，川芎二两。

[用法]上五味，以水八升，煮酸枣仁，得六升，内诸药，煮取三升，分温三服。

[功效]清热除烦，养血安神。

[主治]肝血不足，虚热扰神证。失眠心悸，虚烦不安，头目眩晕，咽干口燥，舌红，脉弦细。

[附录]《金匮要略》虚劳虚烦不得眠，酸枣汤主之。

[方解]方中重用酸枣仁养血补肝，酸收敛气宁神，为君药；失眠者多有痰火扰心，心神不宁，方中以茯苓化湿运脾，除痰安神，知母苦寒质润，滋阴清热，共为臣药；佐以川芎行气活血，调肝血而疏肝气，调畅气机，防酸枣仁之酸收而滞气血；甘草调和诸药，与茯苓相伍可健脾和中，与酸枣仁相合酸甘化阴，为使药。诸药相伍，共奏养血安神，清热除烦之功，凝结了仲景从阴虚、心火、血瘀、痰凝方面论治失眠的宝贵临床经验。

【张氏临证经验】

一、治疗失眠（不寐）

[临床表现]不能获得正常睡眠的一类病症，主要表现为睡眠时间、深度的不足，轻者入睡困难，或寐而不酣，时寐时醒，重则彻夜不寐，常影响人们正常的工作、生活、学习和健康，舌质红，苔薄白。脉弦略

116

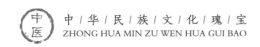
数。

[辨证]阴血不足，心失所养。

[治法]补虚泻实，调整脏腑阴阳。

[方药]酸枣仁汤加减。

[附]病案举例

患者吴某，女，67岁，退休职工，2015年12月26日初诊。

主诉： 入睡困难10年。该患近10年睡眠质量差，入睡困难，睡后易醒，醒后再入睡难，夜尿频。时心烦，坐卧不宁，该患糖尿病神经病变多年，伴有手足麻木瘙痒。口干口渴，多饮，纳可，二便畅。舌质红，苔薄白，脉弦略数。

辨证： 阴虚火旺。

治法： 养阴宁心安神，兼清郁热。

处方： 酸枣仁40g，知母10g，川芎15g，茯苓20g，炙甘草10g，栀子8g，淡豆豉10g，生龙骨40g，生牡蛎40g，白芍10g，当归15g，五味子15g。7剂，水煎服。服药后寐安，诸症减轻，原方续服1个月而愈。

[按]消渴病日久，并发失眠，系阴虚，肝心阴虚，心神失养。酸枣仁汤滋阴安神、清热除烦，患者尚有心烦症状，热郁胸中，栀子淡豆豉汤证。伴有手足麻木瘙痒，乃营血不足，血行迟滞之故，故加白芍、当归和血养血。方证药证合拍，故见效极快。

二、治疗老年性舞蹈证（颤证）

[临床表现]双手颤抖、舞动呈舞蹈姿势，双腿站立、走路不稳，头颅左右晃动，腰身扭动，不能自控，舌红苔薄，脉细滑。

[辨证]阴虚火旺。

[治法]滋阴降火。

[方药]酸枣仁汤加减。

[附]病案举例

患者张某，女，75岁，农民，2016年7月12日初诊。

主诉： 双手颤抖，逐渐加重1周。患者1周前无明显诱因出现双手颤抖，

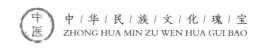
逐渐加重，不能持物，不能自己进食，伴头晕目眩，近两天来出现双手颤抖、舞动呈舞蹈姿势，双腿站立、走路不稳，头颅左右晃动，腰身扭动，不能自控，烦躁失眠，语言结巴、迟缓费力，睡眠中诸症可消失，舌红苔薄，脉细滑，节律不齐。

辨证：阴虚火旺。

治法：滋阴降火。

处方：炒枣仁30g，茯苓25g，炙甘草9g，川芎15g，知母20g，龙骨40g，牡蛎40g，远志15g，石菖蒲20g，天花粉15g，丹参15g，玄参15g，麦冬20g。7剂，水煎服。

二诊2016年7月19日：诸症明显好转，双手轻微颤抖、多动，指端疼痛，注意力集中时双手稳定，语言流利清晰，自己能够持物、进食，能够自己控制语言、动作，无肢体舞蹈动作，无头颅左右晃动。以原方续服14剂。

三诊2016年8月2日：精神、饮食、睡眠佳，语言清晰流利，双手轻微颤抖、多动。效不更方。一个月后随访，患者病情平稳，精神安定，饮食、睡眠佳，轻微手颤，语言、进食及动作均恢复正常。

[按]查阅相关中医典籍，其中虽无舞蹈病的相关记载，但与颤证的病机与主症有相似之处。《素问·脉要精微论》云："骨者髓之府，不能久立，行则振掉，骨将惫矣。"阐述了髓虚骨弱，行走不稳而骨将惫的病机。

明·王肯堂《证治准绳·颤振》指出："此病壮年鲜有，中年以后乃有之，老年尤多。夫老年阴血不足，少水不能制盛火，极为难治。"提示了老年阴血虚损，虚火上炎的病机，酸枣仁养血补肝，酸收敛气宁神，茯苓化湿运脾，除痰安神，知母滋阴清热，川芎行气活血，调肝血而疏肝气，调畅气机，防酸枣仁之酸收而滞气血；龙骨、牡蛎、丹参、天花粉、麦冬滋阴通络，甘草调和诸药。

三、治疗绝经期失眠（不寐）

[临床表现]自然绝经全身乏力，入睡困难甚至彻夜难眠，纳差，二便尚可，舌质红，苔薄黄，脉弦细。

[辨证]肝肾阴虚。

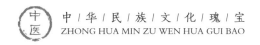

[治法]滋养肝肾，镇静安眠。

[方药]酸枣仁汤加减。

[附]病案举例

　　患者王某，女，51岁，个体，2011年10月2日初诊。

　　主诉：周身乏力、入睡困难20余天。患者自然绝经1年，20余天前无明显诱因出现全身乏力，入睡困难甚至彻夜难眠，纳少等症状，晨起觉头部沉重，无潮热、盗汗等症状。二便调。舌质红，苔薄黄，脉弦细。月经史：14岁初潮，5～6d／30d，量中，色质可，50岁绝经。婚育史：已婚，既往甲状腺结节病史多年。

　　辨证：肝肾阴虚。

　　治法：养血调肝，滋阴益肾，镇静安神。

　　处方：炒酸枣仁40g，川芎10g，知母12g，炙甘草9g，茯神15g，钩藤15g，黄柏12g，炒黄连6g，夜交藤30g，白芍15g，川牛膝12g，沙苑子15g，煅龙骨30g，煅牡蛎30g，焦三仙15g。7剂，水煎服。

　　二诊2011年10月10日：患者自觉入睡困难症状减轻，乏力症状有所减轻。自觉心情舒畅。纳可，二便调。上方继用，7剂，水煎服。不适随诊。

[按]此案为围绝经期女性在绝经后1年左右出现的入睡困难就诊。此期女性主要处在天癸乏竭之时，肾气亏虚，阳气不能鼓舞，易致周身乏力，肝肾阴虚不足，易致虚火上扰，心神不宁，不能安然入睡。其舌质薄黄，为热象，其脉弦细，为肝肾阴精不足之象。拟方酸枣仁汤加减，以酸枣仁为君，养心益肝，安神，敛汗生津，调和围绝经期妇女肝血虚之证；茯神性味甘、淡平，有渗湿、健脾、宁心之功；夜交藤、龙骨、牡蛎镇静安神；知母、黄连、黄柏、钩藤清热，白芍养阴，川牛膝、川芎活血通经达络，调畅心肝之血，沙苑子温补肝肾，甘草调和诸药。通过滋养肝肾，调和养血，清虚热除烦躁，从而达到调养肝肾的治疗目的。除此之外，注意睡前忌烟酒等刺激性饮料，规律作息，适量运动。

四、治疗阴血不足失眠（不寐）

[临床表现]夜间入睡困难，睡后易醒，自觉口咽干燥，时欲饮水，舌红，苔

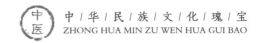

薄黄，脉弦细。

[辨证]肝血不足，虚热内扰。

[治法]养血安神，清热除烦。

[方药]酸枣仁汤加减。

[附]病案举例

患者张某，男性，31岁，职员，2017年2月1日初诊。

主诉：夜间入睡困难2个月，患者近2个月熬夜加班后开始出现睡眠差，夜间入睡困难，睡后易醒，心中烦闷不安，难再入睡，自觉实际睡眠时间为3h，白天疲倦，平素易怒，时有头晕，无天旋地转感，偶有双上肢皮肤瘙痒，夜间尤其，自觉口咽干燥，渴欲饮水，无口苦，纳一般，小便可，大便秘，舌红，苔薄黄，脉弦细。

辨证：肝血不足，虚热内扰。

治法：养血安神，清热除烦。

处方：酸枣仁40g，川芎15g，知母10g，茯苓20g，党参15g，白术10g，柏子仁15g，郁李仁15g，郁金15g，石菖蒲10g，远志10g，合欢皮15g。7剂，水煎服。

二诊2017年2月8日：1周后复诊，患者诉服药4剂后夜间睡眠好转，未再发作头晕，仍有双上肢瘙痒，稍有口干。服药7剂后睡眠基本正常，白天精神可，无口干口苦，纳眠可，二便调，仅夜间偶有双上肢瘙痒，舌脉同上。遂将上方去柏子仁、郁李仁，加用黄柏15g，桑枝15g，以巩固疗效，患者未再复诊。

[按]本案患者体质阴虚火旺，加之劳倦过度，使肝血暗耗，火热更胜，故心神不宁，躁扰不安，予上方标本同治，药中病机而获益良多，亦因患者血虚生风之故，故见双上肢夜间瘙痒不适，加用黄柏滋阴泻火除蒸，重用知母清热泻火，滋阴润燥，药到病除，故患者未再复诊。

五、治疗缺铁性贫血（虚劳）

[临床表现]烦躁，心悸，失眠多梦，面色萎黄，神疲乏力，头晕目眩，舌质淡，苔薄白，脉虚弱。

[辨证]心肝血虚。

[治法]补益心肝，养血安神。

[方药]酸枣仁汤加减。

[附]病案举例

　　患者张某，女，50岁，工人，2012年4月5日初诊。

　　主诉：心烦急躁、失眠多梦2年，患者近2年来心烦急躁、失眠多梦，一直以来按围绝经期综合征治疗且无明显改善，近因病症加重前来诊治（经检查诊断为缺铁性贫血）。现症见：烦躁，心悸，失眠多梦，神疲乏力，情绪低落，头晕目眩，小腿抽筋，指甲扁平粗糙，面色萎黄，舌质淡，苔薄白，脉虚弱。

　　辨证：心肝血虚。

　　治法：补益心肝，养血安神。

　　处方：酸枣仁50g，炙甘草10g，知母10g，当归10g，白芍40g，川芎20g，茯苓15g，白术15g，泽泻25g，红参15g，熟地黄30g。7剂，水煎服。

　　二诊2012年4月12日：患者失眠改善明显，以前方7剂续服。

　　三诊2012年4月19日：患者心悸止，烦躁好转，以前方7剂。

　　四诊2012年4月26日：患者小腿抽筋现象消失，以前方7剂。

　　五诊2012年5月3日：患者情绪低落好转，以前方7剂。

　　六诊2012年5月10日：患者指甲扁平粗糙明显好转，以前方7剂。之后，以前方治疗近30剂，诸证悉除。随访1年，一切尚好。

[按]根据烦躁、多梦辨为肝血虚，再根据心悸、失眠辨为心血虚，因小腿抽筋、指甲扁平粗糙辨为血虚不荣，以此辨为心肝血虚证。方以酸枣仁汤滋补阴血，养心安神；以当归芍药散补肝养心，滋荣筋脉；加红参补气生血，熟地黄滋补阴血。方药相互为用，共奏补益心肝、养血安神之效。

六、治疗睡眠-觉醒节律障碍（不寐）

[临床表现]睡眠时段清醒，清醒时段嗜睡，舌质淡，苔薄白，脉细数。

[辨证]心肾阴阳俱虚。

[治法]滋补阴血，温补阳气安神。

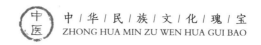

[方药]酸枣仁汤加减。

[附]病案举例

患者单某，女，45岁，经理，2015年3月2日初诊。

主诉：日间昏睡，夜内清醒5年。患者5年来经常睡眠时段清醒，清醒时段嗜睡，曾在当地及北京等多家医院检查，诊断为睡眠–觉醒节律障碍，常服用维生素类、能量合剂类、抗抑郁药、抗焦虑药以及镇静催眠药，服药期间尚有一定疗效，但停药后诸症状又复发。现症见：睡眠时段清醒，清醒时段嗜睡，头晕目眩，面色萎黄，心悸，腰酸，倦怠乏力，手足心热，舌质淡，苔薄白，脉细数。

辨证：心肾阴阳俱虚。

治法：滋补阴血，温补阳气。

处方：酸枣仁50g，知母10g，川芎10g，茯苓15g，生地黄30g，山药15g，山茱萸15g，泽泻10g，牡丹皮10g，附子8g，桂枝8g，炙甘草10g。7剂，水煎服。

二诊2015年3月9日：患者心悸、腰酸减轻，以前方7剂。

三诊2015年3月16日：患者手足心热、倦怠乏力好转，以前方7剂。

四诊2015年3月23日：患者头晕目眩止，以前方7剂。

五诊2015年3月30日：患者睡眠–觉醒节律障碍明显好转，以前方7剂。

之后，以前方适当加减变化治疗60余剂，睡眠基本恢复正常。随访1年，一切尚好。

[按]根据心悸、腰酸辨为心肾虚弱，再根据手足心热辨为阴虚，因舌质淡、苔薄白辨为阳虚，因倦怠乏力辨为气虚，以此辨为心肾阴阳俱虚证。方以酸枣仁汤养心安神，清热除烦；以肾气丸滋补阴血，温补阳气。二方合用，既养心安神又滋补阴血、温补阳气。

七、治疗抑郁（郁证）

[临床表现]情志不舒，气机郁滞所致，以心情抑郁，情绪不宁，胸部满闷，胁肋胀痛，或易怒喜哭或咽中如有异物梗塞为主要表现，舌质红，苔薄黄，脉沉细。

[辨证]心肝血虚，阳明热结。

[治法]养心荣肝，泻热安神。

[方药]酸枣仁汤加减。

[附]病案举例

患者王某，女，37岁，工人，2016年4月5日初诊。

主诉：抑郁症病史多年，该患有多年抑郁症病史，曾在多家医院诊治，多次服用中西药，但病情均未能有效控制，近因烦躁加重而前来诊治。现症见：烦躁不安，急躁易怒，心神恍惚，失眠多梦（常噩梦连篇），头晕目眩，两目干涩，大便干结不通，不思饮食，口咽干燥，舌质红，苔薄黄，脉沉细。

辨证：心肝血虚，阳明热结。

治法：养心荣肝，清泻热结。

处方：酸枣仁50g，知母10g，茯苓10g，川芎10g，大黄12g，芒硝10g，枳实12g，厚朴25g，柴胡12g，白芍12g，炙甘草12g。14剂，水煎服。

二诊2016年4月19日：患者大便较前通畅，以前方7剂。

三诊2016年4月26日：患者烦躁不安减轻，以前方7剂。

四诊2016年5月3日：患者噩梦减少，失眠、头晕好转，以前方7剂。

五诊2016年5月10日：大便恢复正常，舌质红，苔薄，脉弦细，予上方减大黄、芒硝，加郁李仁15g，柏子仁15g，7剂。

六诊2016年5月17日：患者病情稳定，以前方治疗30余剂。之后，以前方变汤剂为散剂，每次6g，每日分3次服，治疗半年。随访1年，一切尚好。

[按]根据失眠、噩梦连篇为心肝阴血不足，大便干结不通、不思饮食为阳明热结，再根据易怒为肝郁，又因心神恍惚为气血虚，以此为心肝血虚，阳明热结证。方以酸枣仁汤养心舍魂安神；以大承气汤清泻阳明热结；以四逆散疏肝解郁。方药相互为用，以奏其效。

半夏泻心汤《伤寒杂病论》

[组成]半夏洗半升（12g），黄芩、干姜、人参各三两（9g），黄连一两（3g），甘草炙三两（9g），大枣12枚。

[用法]水煎服。

[功效]寒热平调，散结除痞。

[主治]寒热互结之痞证。

[附录]《伤寒论》第149条："伤寒五六日，呕而发热者，柴胡汤证具，而以他药下之，柴胡证仍在者，复与柴胡汤。此虽已下之，不为逆，必蒸蒸而振，却发热汗出而解。若心下满而硬痛者，此为结胸也，大陷胸汤主之。但满而不痛者，此为痞，柴胡不中与之，宜半夏泻心汤。"《金匮要略·呕吐哕下利病脉证治第十七》第10条说："呕而肠鸣，心下痞者，半夏泻心汤主之。"

[方解]方中以辛温之半夏为君，辛苦温，辛开散结，又善降逆止呕。臣以干姜之辛热以温中散寒，黄芩、黄连之苦寒以泄热开痞。以上四味相伍，具有寒热平调、辛开苦降之效。寒热互结。又缘于中虚失运，升降失常，故方中又以人参、大枣甘温益气，以补脾虚，为佐药。使以甘草补脾和中而调诸药。全方诸药寒热互用以和其阴阳，苦辛并进以调其升降，补泻兼施以顾其虚实，使寒去热清，升降复常，则痞满可除，呕利自愈。本方既小柴胡汤去柴胡、生姜，加黄连、干姜而成。变和解少阳之剂，而为调和寒热之方。

【张氏临证经验】

一、治疗失眠（不寐）

[临床表现]不寐，易醒，胃脘不适，嗳气，夜间尤甚，纳差，乏力，舌质淡，苔薄白，脉沉细或弦细。

[辨证]脾胃不和，痰湿内盛。

[治法]益气健脾，养胃安神。

[方药]半夏泻心汤加减。

[附]病案举例

患者房某，男，63岁，退休职员，2012年2月21日初诊。

主诉：失眠1年。患者近1年入睡困难，易醒，伴胃胀，尤以晚间甚，晨起疲倦，纳差，易汗出，乏力，头晕，头重，嗳气，干呕，二便可。面色少华，舌质淡，苔白，脉沉细。

辨证：脾胃不和，痰湿内盛。

治法：益气健脾，养胃安神。

处方：半夏15g，干姜6g，茯神15g，黄连6g，黄芩6g，党参20g，木香6g，砂仁6g，煅瓦楞子20g，姜竹茹15g，石菖蒲15g，枳实15g，黄芪30g，夜交藤30g，酸枣仁30g。14剂，水煎服。

二诊2012年3月6日：患者自诉睡眠时间明显延长，夜间起夜时间1~2次，胃脘不适症状基本消失，仍有乏力、头晕等症状，舌质淡，苔白腻，脉细。继续原方14剂口服。随诊半年，不寐基本消失。

[按]半夏泻心汤所治之不寐，必须符合半夏泻心汤之病机，即"胃虚，寒热错杂，阴阳失调"，胃不虚不能用人参，无寒不能用干姜，无热不能用黄芩、黄连，脾胃和，痰瘀祛，营卫通，入阴出阳，全方虽非镇静安神之药，但宁神之意明矣。临床上除失眠外可见心下痞、上腹轻压痛、消化不良等胃虚表现，吐酸、口中异味等上热表现，腹泻、大便溏等下寒表现，舌脉常见舌红，有齿痕，苔黄白腻，脉滑，均是胃虚寒热错杂，痰湿内生

之象。同时需结合腹诊，半夏泻心汤证常有左上腹按压不适感，即心下痞。辨证精准，方证相应，方能效如桴鼓。治疗失眠时如有心烦不安，心神不摄之象，可加龙骨、牡蛎潜阳安神。

二、治疗黄疸

[临床表现]身目俱黄，头重身困，胃脘胀闷，舌苔黄腻，脉弦数或滑。

[辨证]湿热蕴结，湿偏重。

[治法]健脾祛湿，和胃清利。

[方药]半夏泻心汤合茵陈蒿汤加减。

[附]病案举例

患者张某，男，67岁，退休文员，2012年7月24日初诊。

主诉：黄疸1个月。患者素喜饮酒，患黄疸月余，小便黄，皮肤黄，目微黄，伴纳差，胃脘胀闷，周身疲倦，时有头晕，面色少华微黄，舌暗红，舌体胖大，黄白腻苔，脉弦数。肝功：总胆汁酸28μmol/L，总胆红素29.39μmol/L，直接胆红素10.9μmol/L，间接胆红素18.1μmol/L，谷氨酰转肽酶86IU/L，谷丙转氨酶178IU/L，谷草转氨酶138IU/L，余正常。

辨证：湿热蕴结，湿偏重。

治法：健脾祛湿，和胃清利。

处方：半夏9g，生姜9g，黄芩15g，黄连12g，茵陈15g，车前子15g，栀子10g，大黄6g，党参10g，茯苓20g，神曲10g，山药10g。14剂，水煎服。

二诊2012年8月7日：患者胃脘胀闷明显好转，乏力症状较前减轻，面色好转，肝功：谷丙转氨酶67IU/L，谷草转氨酶82IU/L，余正常。继续原方口服14剂。

三诊2012年8月21日：患者精神状态可，黄疸消失，肝功正常。

[按]本案即属于黄疸，素喜饮酒，脾胃受损，受纳腐熟失司，脾气不升，不能运化水谷和水湿，水湿中阻，胃气不降，腐浊郁滞化热，脾湿胃热，升降失常，湿热外不得越，内不得泄，熏蒸皮肤，所谓"脾色必黄"。以半夏、生姜为君，辛开之法，顺应脾气之升，上奉水谷精微，滋养四脏；开散郁结，湿性重浊黏滞，非姜夏不能行之散之；疏发肝胆之气，利于三焦

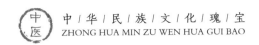
气机的畅达。配栀子清三焦的实热和湿热，茵陈蒿、车前子利湿退黄，大黄通腑泄热，黄芩、黄连苦降，顺胃性，降浊气，导热下行。通过外散、内清、通利，给邪出路以治标，党参、山药、神曲、茯苓，调和脾胃以顾本。针对脾湿胃热之病机，半夏泻心，正中要地。

三、治疗咳喘（喘证）

[临床表现]喘促，咳嗽咳痰，痰多，色白，过食生冷而复发，夜间咳甚，胸脘满闷，时有恶心欲吐，大便稀溏，舌红，舌体胖大，苔白厚腻，脉滑数。

[辨证]痰饮壅肺。

[治法]化痰止咳平喘。

[方药]半夏泻心汤合葶苈大枣泻肺汤加减。

[附]病案举例

患者张某，男，43岁，自由职业，2012年9月4日初诊。

主诉：反复咳喘3年。患者素有咳喘，痰多，色白，反复发作3年，1周前因过食生冷而复发，夜间咳甚，偶有喘作，咳大量黏稠白痰，胸脘满闷，时有恶心欲吐，大便稀溏，面色少华，舌尖红，舌体胖大，苔白腻厚，脉滑数。

辨证：痰饮壅肺。

治法：化痰止咳平喘。

处方：法半夏9g，陈皮15g，茯苓20g，生姜9g，黄芩15g，黄连6g，党参10g，神曲10g，五味子10g，苏子10g，葶苈子20g，厚朴15g，苍术10g，炙麻黄6g。14剂，水煎服。

二诊2012年9月18日：患者咳嗽较前好转，痰少，恶心症状好转，继续原方加炙黄芪30g，白术15g。14剂，水煎服。

三诊2012年10月9日：患者咳嗽夜内减轻，胸闷症状减轻，无恶心，大便可，继续原方口服28剂，症状基本消失。

[按]本案因服食寒冷之品，损伤脾胃，脾虚生湿，痰饮内伏，中焦气机不畅，肺失肃降，每晚尤其是后半夜，乃阴盛阳欲生发之时，因痰湿盛阻滞阳气

不得升发，气逆于上则咳喘阵作。痰湿盛而阳不得发，影响肺气之肃降，故开郁逐痰是本案治疗的核心，恰适半夏泻心之用，"病痰饮者，当以温药和之"，半夏泻心作用有三：增强脾胃功能，化生和敷布精血津液，肺及皮毛得以养润；脾健湿化，除痰饮之患，利于肺气的宣降；和合脾胃，利于肺肾上下气交，使气有所主，气有所归，聚于胃，关于肺的论点，对于后世咳嗽治疗有重要的意义，张仲景在治疗痰饮咳嗽方，如小青龙汤、射干麻黄汤之属，善用干姜、半夏、细辛、五味子，就是从肺胃治咳喘的例证。

四、治疗功能性消化不良（痞满）

[临床表现]脘腹痞闷而胀，进食尤甚，拒按，嗳腐吞酸，呃逆频作，大便不调，舌苔厚腻，脉滑或弦。

[辨证]寒热互结，脾胃不和。

[治法]寒温平调，和中消痞。

[方药]半夏泻心汤合枳术丸加减。

[附]病案举例

患者刘某，女，73岁，退休教师，2013年5月14日初诊。

主诉：心下痞满反复发作1年。患者1年来心下痞满反复发作，1个月前进食油腻后症状加重，心下痞满，饭后尤甚，呃逆频作，进食喜热畏冷，口苦泛酸，口干欲饮，大便偏干，小便如常，曾于外院消化内科诊断为"功能性消化不良"，间断口服西药治疗，症状稍有缓解，旋即复起。面色少华，舌微红苔薄黄，脉细弦。心电图正常。

辨证：寒热互结，脾胃不和。

治法：寒温平调，和中消痞。

处方：姜半夏15g，干姜10g，黄芩9g，黄连9g，党参12g，炒枳实15g，厚朴15g，神曲15g，生白术20g，瓦楞子15g，甘草9g。14剂，水煎服。

二诊2013年5月28日：上方服用后，心下痞满及呃逆症状明显好转，大便较前通畅，继进14剂。

三诊2013年6月11日：诸症消失，病告痊愈。

[按]《丹溪心法》云："饮食痰积，不能施化为痞者；有湿热太甚为痞者。"
本案患者为老年女性，素有脾胃虚弱，复因饮食不节，而致脾胃运化功能
失常，气机升降不利、中焦运化失司。且病程较长，虚实兼见，寒热互
结，故见心下痞满，呃逆频作，进食喜热畏冷，口苦泛酸，口干欲饮等一
系列症状。证属寒热互结，脾胃不和之证。方拟半夏泻心汤合枳术丸加
减。方中姜半夏、干姜辛开散结，黄连、黄芩苦寒清热，党参、生白术、
甘草益气健脾；枳实、厚朴、神曲、生白术合枳术丸之意健脾理气，消痞
通便；瓦楞子制酸和胃； 本案辨证准确，方药切证，故患者连续服药1个
月，诸症消失，病告痊愈。

五、治疗呃逆

[临床表现]呃逆间断性发作，饭后尤甚，心下痞满，时或疼痛，进食喜温，伴
胸闷气短，大便偏稀，舌淡红，苔薄黄，脉弦细。

[辨证]脾寒胃热，胃气上逆。

[治法]寒热平调，和胃降逆。

[方药]半夏泻心汤合枳术丸加减。

[附]病案举例

患者张某，女，66岁，农民，2013年11月12日初诊。

主诉：呃逆反复发作半年。患者近半年来呃逆间断性发作，饭后尤甚，
心下痞满，时或疼痛，进食喜温，但食少量凉食亦无不适，伴胸闷气短，心
悸时作，善太息，大便偏稀，每天2次。舌淡红，苔薄黄，脉弦细，偶见结
代。

辨证：脾寒胃热，胃气上逆。

治法：寒热平调，和胃降逆。

处方：姜半夏12g，黄连9g，黄芩9g，干姜12g，党参25g，白术30g，枳实
10g，白芍15g，鸡内金10g，焦三仙30g，苦参15g，生甘草6g。7剂，水煎服。

二诊2013年11月19日：服上方7剂后，患者呃逆及心下痞满症状较前减
轻，心悸亦有所缓解，时有口干欲饮，大便尚可，每天1～2行，舌微红，苔
薄黄，少津，脉细小弦。上方去苦参，加玉竹15g，继进14剂。

三诊2013年12月3日：患者告知继进上方14剂后，呃逆症状基本消失。

[按]脾主升，喜温而恶寒；胃主降，喜清而恶热；脾胃共居人体中焦，具有斡旋中焦、调和气机升降之生理特性。若脾虚寒，脾气不升，则肠鸣下利；胃热，胃气上逆，则呃逆或呕吐。总属脾胃寒热错杂，升降失序所致。故本案患者可见呃逆，心下痞满，虽进食喜温，但进凉食亦无不适，大便偏稀，舌淡红，苔薄黄，脉弦细等症。且该患者亦有情志不遂，故见胸闷气短，善太息之表现。证属脾寒胃热，胃气上逆；方拟半夏泻心汤合枳术汤。方中姜半夏降逆止呃，与干姜合用辛开消痞；黄连、黄芩清胃热，苦泻除满；党参、枳实、白术、生甘草健脾益气；白芍柔肝缓急；鸡内金、焦三仙消食健脾；苦参抗心律失常，全方共奏寒热平调，和胃降逆之效。二诊时呃逆及痞满症状减轻，而见热盛阴伤之象，故去苦参，加甘寒之玉竹以滋阴生津；三诊时患者症状已基本消失，但随情绪波动，肝气犯胃，胃气不降，则呃逆复发。证属肝胃不和，胃气上逆。故以半夏、黄连、干姜寒温并施，降逆止呃；四逆散调和肝脾；香附、郁金、丹皮、甘松疏肝降气。诸药合用，共奏和胃降逆，疏肝行气之效。《灵枢·官能》曰："寒与热争，能合而调之。"半夏泻心汤是寒温并用的代表方，临证不必恪守其本方，只要抓住寒热错杂的基本病机，选用方中主要代表寒性、热性的药物，并根据寒热轻重调整寒热药物剂量，亦可收效。

六、治疗慢性浅表性胃炎（心下痞）

[临床表现]心下痞满，饭后尤著，心下按之疼痛，时或胃脘部疼痛，伴饱胀感，气短乏力，饮食量少，且进食稍有不慎则大便稀溏。舌微红，苔薄黄或白腻，脉沉弦或滑。

[辨证]寒热错杂，脾气亏虚。

[治法]平调寒热，健脾益气。

[方药]半夏泻心汤合四君子汤加减。

[附]病案举例

患者刘某，男，66岁，退休工人，2014年4月15日初诊。

主诉：心下痞满疼痛反复5年，加重1个月。患者5年前因心下痞满疼痛于外院就医,行胃镜检查示"慢性浅表性胃炎",间断服用奥美拉唑肠溶片等西药治疗,效果不佳。1个月前饮食不节后症状加重,现症见心下痞满,饭后尤著,时或胃脘部疼痛,伴饱胀感,气短乏力,饮食量少,且进食稍有不慎则大便稀溏。舌微红,苔薄黄微腻,脉沉弦。

辨证:寒热错杂,脾气亏虚。

治法:平调寒热,健脾益气。

处方:法半夏15g,黄连9g,黄芩10g,干姜15g,黄芪30g,党参25g,茯苓10g,炒白术15g,生甘草10g,蒲公英15g。7剂,水煎服。

二诊2014年4月22日:患者服上方7剂后,痞满及胃痛症状明显缓解,大便较前成形,但3日前因饮食不节导致腹部胀满,纳呆食少,呃逆嗳气,大便偏干。舌淡红,苔薄黄,脉细数。上方加香附10g,陈皮25g,枳实20g,莱菔子10g,焦三仙30g,继进14剂,水煎服。

三诊2014年5月6日:患者临床症状基本消失,守上方继进14剂以巩固疗效。

[按]中医认为幽门螺旋杆菌属中医"邪气"范畴,而慢性胃炎属中医"胃脘痛""痞满"之范畴,是消化系统的常见病与多发病,其病程较长且容易复发,病因多由情志抑郁、饮食不节、外邪侵袭或素体虚弱、脾胃运化失司所致;现代医学证实幽门螺旋杆菌感染是导致本病的主要因素。素体脾胃虚弱则是感染及发病的前提条件。其发病之初以实证、热证为多见,常可表现为肝胃郁热及脾胃湿热的症状,随病情发展,病邪深入,正气损伤,脾气不运,则可发展为虚实相兼、寒热错杂之病理表现。由此可见,亦与半夏泻心汤之病理机制相合。本案患者结合症状舌脉,证属寒热错杂,脾气亏虚,方拟半夏泻心汤合四君子汤化裁。方中法半夏、干姜消痞散结,降逆止呃;黄连、黄芩清上苦泻;黄芪、党参、茯苓、白术、生甘草健脾益气以扶其正;蒲公英苦寒清热。诸药合用,共奏平调寒热、益气健脾之效。二诊时因饮食不节导致腹胀、纳呆便干、呃逆嗳气等症,以香附、陈皮、枳实、莱菔子行气除满;焦三仙消食化滞。三诊时症状基本消失,病告痊愈。《伤寒论·辨太阳病脉证并治》中提出痞的概念:"但满而不痛者,此为痞。"虽然痞证本意指胃脘部胀满不痛之证。但半夏泻心

131

汤所治之痞，亦可兼见胃痛。原文强调"但满而不痛"，意在与大结胸证之"心下满而硬痛"作鉴别，临证运用半夏泻心汤治疗痞满、嘈杂合并有胃脘疼痛，凡辨证属寒热错杂者，均可使用本方加减以治之。

七、治疗急性肠炎（泄泻）

[临床表现]大便每天次数较多，大便稀溏，进食后则欲排便，伴里急后重感，腹部胀满，心下痞满，呃逆嗳气，纳呆食少，无恶心呕吐及泛酸等不适。舌淡红，苔薄白或黄腻，脉细弦滑。

[辨证]寒热错杂，升降失司。

[治法]平调寒热，理升降。

[方药]半夏泻心汤加减。

[附]病案举例

患者张某，男，38岁，自由职业，2014年8月19日初诊。

主诉：泄泻反复发作6个月。患者平素嗜酒，患者6个月前服冷饮后，大便次数增多，日十余行，伴腹部绞痛，曾于外院求医，诊断为"急性肠炎"，给予治疗后腹痛消失，但大便次数仍每天 4～7行，曾口服中西药，症状未见明显改善。现症见：大便每天5～7行，进食后则欲排便，大便稀溏，伴里急后重感，腹部胀满，心下痞满，呃逆嗳气，纳呆食少，无恶心呕吐及泛酸等不适。舌淡红，苔薄白黄微腻，脉细弦。便常规未见异常。

辨证：寒热错杂，升降失司。

治法：平调寒热，和胃健脾。

处方：法半夏15g，黄连10g，黄芩10g，干姜15g，党参 25g，枳壳10g，炒白术30g，莱菔子10g，香附10g，焦三仙 30g，炙甘草6g。7剂，水煎服。

二诊2014年8月26日：患者大便次数减少，每天 1～3行，其余诸症均有缓解，守上方继进 14 剂巩固疗效。

三诊2014年9月9日：其服药后诸症悉除，现已痊愈。

[按]《素问·阴阳应象大论》："清气在下，则生飧泄，浊气在上，则生䐜胀，此阴阳反作，病之逆从也。"脾胃共居中焦，是人体气机升降的枢纽，脾升胃降，顺应脏腑自然规律，则饮食水谷产生之精微物质得以上

升，荣养周身；而糟粕得以下沉，顺利排出体外。若脾胃升降失职，脾气不能上升，则发腹泻、下痢等症；胃气不能下降，则发呕吐、嗳气、呃逆等症，其病机总属阴阳失衡，气机升降失调所致。《灵枢·口问第二十八》亦有云："中气不足，溲便为之变，肠为之苦鸣。"可见，脾胃气虚亦是导致肠鸣腹泻的主要因素。本案患者平素嗜酒，日久则蕴湿生热，贪凉饮冷导致脾胃受损，终至寒热错杂，虚实并见，升降失职之证，而见大便稀溏，次数增多，里急后重，心下痞满，呃逆嗳气，舌淡红，苔薄白黄微腻，脉细弦等症。证属寒热错杂，升降失司之证；方拟半夏泻心汤化裁。方中党参、干姜合用，温脾止泻；黄连、黄芩苦寒燥湿而止泻；党参、白术、甘草益气健脾，扶正以助运；枳壳、白术合用益气健脾，消痞除满；焦三仙消积化滞；莱菔子降气除满，香附行气升达，二药配伍一升一降，协同调理脾胃升降机能，使脾升胃降有序；全方共奏辛开苦降，寒温并用，以复脾胃升降之职。故二诊时症状明显改善，服药3周后诸症悉除，病告痊愈。半夏泻心汤证临床表现特点主要有两个方面：一是脾胃升降失司，胃气不降而见呃逆或呕吐，脾气不升则见大便溏稀或下痢；二是脾寒胃热互结，既有口干口苦心下灼热，舌苔大多为薄黄或黄等胃热之征，又有进食喜温畏冷等脾寒之象。

百合地黄汤《金匮要略》

[组成]百合七枚，生地黄汁一升。

[用法]上以水洗百合，渍一宿，当白沫出，去其水，更以泉水二升，煎取一升，去滓，内地黄汁，煎取一升五合，分温再服，中病，勿更服。大便当如漆。

[功效]滋阴清热，养心安神。

[主治]心肺阴虚，神明被扰。

[方解]方中百合性味微苦、寒，归心、肺经，具有养阴润肺、清心安神的功

效，主治肺虚久嗽，咳唾痰血；热病后余热未清、虚烦惊悸、意识恍惚、脚气水肿等症。《本草经疏》云："百合，主邪气腹胀；所谓的邪气者，邪热也，邪热在腹，故腹胀，清其邪热则腹胀消也；解其心中邪热则心疼自瘥。"现代药理研究发现，百合具有镇咳祛痰、镇静、降血糖、抗疲劳、免疫调节、抗癌等作用。生地黄，清热生津，凉血止血。百合地黄汤，治疗未经失治误治的百合病，常用于治疗各种神经官能症及自主神经功能失调，亦可用作热性病的善后调理。本方与酸枣仁汤合用可治失眠、癔症，与甘麦大枣汤、生龙牡、琥珀、磁石等合用治疗更年期综合征、自主神经功能紊乱；加麦冬、沙参、贝母、甘草等可治肺燥或肺热咳嗽；加太子参、滑石、牡蛎、夜交藤、炒枣仁等可用于热病后调理。

《金匮要略·百合狐惑阴阳毒病脉证治第三》原书云："百合病，不经吐、下、发汗，病形如初者，百合地黄汤主之。"

《金匮要略》原书云：百合病者，百脉一宗，悉致其病也。意欲食复不能食，常默然。欲卧不能卧，欲行不能行，饮食或有美时，或有不用闻食臭时，如寒无寒，如热无热，口苦小便赤，诸药不能治，得药则剧吐利，如有神灵者，身形如和，其脉微数。

【张氏临证经验】

一、治疗失眠（不寐）

[临床表现]心烦易怒，潮热汗出，手足心热，入睡困难，睡后易醒，舌红，少苔，脉细或弦。

[辨证]心肾阴虚。

[治法]补肾养心安神。

[方药]百合地黄汤合二仙汤加减。

[附]病案举例

患者刘某，女，49岁，职员，2011年3月1日初诊。

主诉：失眠2年。患者停经2年后出现心烦易怒，潮热汗出，手足心热，入睡困难，睡后易醒，睡眠时间每天不足2h。舌红，少苔，脉细。心电图：窦性心律，正常心电图。

辨证：心神阴虚。

治法：补肾养心安神。

处方：百合30g，生地黄10g，酸枣仁25g，黄柏10g，知母10g，巴戟天9g，淫羊藿9g，牡蛎30g，龙骨30g，三七20g，当归25g，鳖甲30g。14剂，水煎服。

二诊2011年3月15日：患者睡眠时间延长至3~4h，心烦易怒、潮热汗出好转。予原方加夜交藤30g，茯神15g，继续服用14剂。

三诊2011年3月29日：患者睡眠时间达到6h以上，潮热、汗出症状消失，心情好转。

[按]本病属中医绝经前后诸证范畴，妇女绝经前后，肾气日衰，天癸将竭，冲任二脉逐渐亏虚，精血日趋不足，故肾虚为本病之本。而天癸属于阴精，天癸渐竭，则肾阴亦趋不足，故临床表现以阴虚多见。治疗以补肾为本，兼顾其他脏腑气血诸方面。平衡阴阳，燮理脏腑，调理气血。采用百合地黄汤、二仙汤为主方。方中百合清热养阴润燥、安神定志、养心脾、调和五脏百脉；生地黄养阴生津除烦、泻其郁热、调肝脾、益阴血；酸枣仁、宁心安神，鳖甲育阴潜阳，淫羊藿、巴戟天，温补不燥，是平和补肾助阳之良药，配合知母、黄柏，清虚热，一清一温，共奏补肾之效；龙骨、牡蛎育阴潜阳、益精收涩，补元气之不足，收敛耗散之气；三七、当归养血调经、活血化瘀、宣通气血；郁金疏肝解郁，调节自主神经功能紊乱。诸药合用，可补肝肾、养心脾、安神解郁、平衡阴阳、调理冲任。

二、治疗更年期综合征（百合病）

[临床表现]头晕，健忘，精神恍惚，心神不定，喜静，饮食时好时差，自觉身热或身冷，偶有心烦，偶有下肢发软，甚至倒地，醒后行动又如常，舌质淡红，苔薄白，脉细或沉。

[辨证]心肺阴虚，热扰心神。

[治法]清热养阴，宁心安神。

[方药]百合地黄汤合二仙汤加减。

[附]病案举例

患者张某，女，46岁，职员，2012年6月26日初诊。

主诉：心神不定症状反复发作5年。患者近5年头晕，健忘，精神恍惚，心神不定，喜静，饮食时好时差，时外出散步，偶有心烦，则立即两腿发软，甚至倒地，过几时后行动又如常；有时自觉身上发热，温度不高，扪其肌肤也不热；有时微觉恶寒。舌淡红苔薄白，脉细数，重按无力。心电图：窦性心律，正常心电图。头CT未见异常。

辨证：心肺阴虚，热扰心神。

治法：清热养阴，宁心安神。

处方：百合25g，生地15g，茯苓15g，麦冬15g，太子参15g，远志15g，石菖蒲15g。14剂，水煎服。

二诊2012年7月10日：服上药后患者头晕，心烦症状明显好转，精神状态好转，其余症状明显减轻，继守原方，21剂。

三诊2012年7月31日：患者症状基本缓解。

[按]中医认为，此类疾病的基本病机为心肺等内脏阴虚血燥、百脉失和。汤中的百合质硬安神，生地质软滋阴；两药配伍，刚柔相济，切合病机。茯苓，甘、淡、平，益心脾，宁心安神，麦冬、太子参配合养阴生津，润肺清心。远志、石菖蒲相伍，开窍醒神，宁神益智。诸药合用，共奏养阴清热、宁心安神之效。百合病症见于阴者，多属于阳虚，治法当以温补其阳；而症见于阳者，则多属于阴虚，此时治法则应当滋润其阴。百合病证属多种表现证候之疾病，治法上当"随证辨治之"。

三、治疗白塞氏病（狐惑）

[临床表现]反复口腔和会阴部溃疡、皮疹、下肢结节红斑、眼部虹膜炎、食管溃疡、小肠或结肠溃疡及关节肿痛等，舌苔薄白，少津，舌质红，脉细滑。

[辨证]阴虚热郁，邪阻血络。

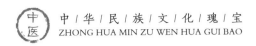

[治法]清热泻火，养阴生津，祛瘀。

[方药]百合地黄汤合黄连解毒汤、升麻鳖甲汤加减。

[附]病案举例

患者刘某，女，38岁，工人，2012年9月4日初诊。

主诉：口腔黏膜反复溃疡1年。患者近1年来口腔反复溃疡，表现为上下唇、颊黏膜等反复发生溃疡，大小约0.3cm，约2周自愈，疲劳及月经来潮前后病情复发。当患者吃辛辣刺激性食物疼痛剧烈，6个月前阴唇出现溃疡，疼痛难忍，1个月左右自愈，同时膝、腕关节红肿热痛，疲劳易复发。曾去西医医院就诊，诊断为"白塞氏病"，但治疗后多次复发。现症见：口腔溃疡4处，多点状发作，局部红润，有轻微灼痛，自觉身热，咽干，心绪不宁，膝关节红肿热痛。面色少华，舌苔薄黄少津，舌质红，脉细滑。血沉，c-反应蛋白未见异常。

辨证：阴虚热郁，邪阻血络。

治法：清热泻火，养阴生津，祛瘀。

处方：百合25g，生地黄30g，黄连9g，黄芩9g，黄柏9g，明矾10g，焦栀子10g，淡竹叶20g，甘草9g，蛇床子30g，苦参25g，柴胡10g，升麻30g，鳖甲15g。14剂，水煎服。

二诊2012年9月19日：患者口腔溃疡症状好转，原方去明矾，续服3个月，上述症状未复发。随诊1年，口腔溃疡发作3次，阴部溃疡及关节疼痛未复发。

[按]本病属中医学"狐惑"范畴。患者素体阴虚，肝肾不足，阴虚阳盛，虚火上浮，复感湿热毒邪，蕴结脏腑，循经络上蚀于口、眼，下注于外阴。本病日久则本虚标实，阴虚热郁，邪阻血络。其病机与百合地黄汤方证相类似，故以百合地黄汤为主方。方中百合味甘、性平、微寒，兼具清润降泄之力，以清金泻木；生地黄甘寒，滋阴退阳以应阴虚火旺之证；黄连解毒汤泻心火、解热毒、清肺胃之热。诸味同用，清肺金而泻心火，养阴生津而泄诸热，治疗本证。配合升麻鳖甲汤清热解毒、滋阴养血，明矾燥湿止痒、清热；蛇床子、苦参清热燥湿、止痒。诸药合用，标本兼治，和血通脉，以达逆转病势的同时稳定巩固疗效并减少或抑制反复的目的。

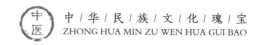

四、治疗月经紊乱

[临床表现]月经紊乱，月经周期缩短，量少或量多，或崩或漏，头晕，耳鸣，
　　　　腰膝酸痛，面颊阵发性烘热，易汗出，或皮肤干燥，口干大便干
　　　　结，夜寐不安，尿少色黄，舌红少苔，脉细数。

[辨证]肾阴亏虚。

[治法]滋阴补肾。

[方药]百合地黄汤加减。

[附]病案举例

　　患者李某，女，36岁，职员，2013年5月7日初诊。

　　主诉：患者月经紊乱2年。患者近2年月经紊乱，月经周期缩短，量少，
时有头晕，耳鸣，腰膝酸软，面颊阵发性烘热，易汗出，口干，尿少色黄，
大便干结，夜寐不安。舌红少苔，脉细数。头CT未见异常。经颅多普勒彩
超：血管动脉硬化。子宫附件彩超未见异常。

　　辨证：肾阴亏虚。

　　治法：滋阴补肾。

　　处方：百合25g，生地黄30g，熟地黄20g，山茱萸20g，枸杞子25g，山药
20g，茯苓20g，大黄6g，夜交藤30g，炒酸枣仁30g。14剂，水煎服。

　　二诊2013年5月21日：患者服药后，月经周期正常，量少，睡眠症状好
转，二便可，原方去夜交藤、酸枣仁、大黄，继续口服21剂，水煎服。

　　三诊2013年6月11日：患者月经诸症均好转。1年后随诊上述症状未复
发。

[按]本病属中医妇科月经不调，肾为水火之脏，主骨生髓，主藏精，患者肾阴
　　亏虚，冲任血海不足，月经量少，精血衰少，脑髓不充，故头晕耳鸣，肾
　　虚腰腿失养，故腰膝酸软，阴虚内热，故口干，便结，面颊阵发性烘热，
　　肾水亏虚，不能上济于心，故夜寐不宁，舌红少苔，脉细数。为肾阴虚之
　　征。方中百合、熟地黄、生地黄以滋肾养阴，枸杞子、山茱萸补肾益精养
　　血，山药补脾滋养生化之源，茯苓，健脾安神，夜交藤、酸枣仁以养心安
　　神。诸药合用，具有滋阴补肾、调摄冲任之功能。

五、治疗经断前后诸证

[临床表现]妇女绝经前后，出现月经紊乱，月经失调，出现烘热，面赤汗出，
　　　　　烦躁易怒，头晕耳鸣，心烦，失眠多梦，心悸怔忡，健忘易惊，精
　　　　　力减退，反应迟钝，精神萎靡，舌红少苔，脉细数。

[辨证]肾阴虚，心肾不交。

[治法]滋阴补肾，养心安神。

[方药]百合地黄汤加减。

[附]病案举例

　　患者赵某，女，50岁，自由职业，2013年10月15日初诊。

　　主诉：月经紊乱1年。患者近1年月经紊乱，月经周期时长时短，量少或
多，经色鲜红，头晕耳鸣，腰膝酸软，阵发性烘热，易汗出，五心烦热，失
眠多梦，口燥咽干，大便干。舌红少苔，脉细数。

　　辨证：肾阴亏虚。

　　治法：滋阴补肾，养心安神。

　　处方：百合25g，生地黄30g，山茱萸20g，枸杞子25g，人参10g，玄参
20g，当归25g，天门冬20g，麦冬20g，丹参20g，茯苓25g，五味子20g，远志
15g，龙骨40g，牡蛎40g，柏子仁25g，夜交藤30g，炒酸枣仁 30g。28剂，水
煎服。

　　二诊2013年11月12日：患者服药后月经周期规律，睡眠症状好转，大便
畅通，原方去龙骨、牡蛎、夜交藤、酸枣仁、柏子仁，继续口服28剂。

　　三诊2013年12月10日：患者月经症状好转，诸症均好转。半年后随诊上
述症状未复发。

[按]女子经断前后，天葵渐竭，肾阴亏虚，冲任失调，血海满溢失调，月经周
　　期紊乱；肾阴不足，精血减少，髓海失养，脑髓不充，故头晕耳鸣；肾主
　　骨生髓，肾虚腰腿失养，故腰膝酸软；肾阴不足，阴虚内热，虚阳上越，
　　故口干，面颊阵发性烘热，肾水亏虚，不能上济于心，心神失养，故失
　　眠多梦，舌红少苔，脉细数，为阴虚之征。方中重用百合、生地黄、枸杞
　　子、山茱萸，能入肾滋阴，能养心血，故能滋阴养血，壮水以制虚火，天

门冬、麦冬滋阴清热，夜交藤、酸枣仁、柏子仁养心安神，当归补血润燥，共助生地滋阴补血，并养心安神，俱为臣药。玄参滋阴降火；茯苓、远志养心安神；人参补气以生血，并能安神益智；五味子之酸以敛心气，安心神；丹参清心活血，合补血药使补而不滞，则心血易生；龙骨、牡蛎，镇心安神，以治其标，以上共为佐药。诸药合用，功能滋阴补肾，调摄冲任。

六、治疗咳嗽

[临床表现]咳嗽，痰黄或见血丝，心烦，纳差，夜寐不佳，咽干口苦，小便黄赤，大便干，舌红少苔，脉细数。

[辨证]心肺阴虚。

[治法]养阴润肺，清心除烦。

[方药]百合地黄汤加减。

[附]病案举例

患者赵某，男，50岁，工人，2013年1月8日初诊。

主诉：咳嗽3个月。患者3个月前感冒伴随咳嗽，应用药物治疗，感冒好转，咳嗽未见缓解。现症见：咳嗽、痰黄痰中见血丝，心烦，饥不欲食，眠差，咽干口苦，小便黄赤，大便干，舌红少苔，脉细数。

辨证：心肺阴虚。

治法：养阴润肺，清心除烦。

处方：百合25g，生地黄15g，麦冬15g，鱼腥草15g，藕节20g，百部15g，贝母15g，火麻仁15g，甘草9g。7剂，水煎服。

二诊2013年1月15日：患者咳嗽好转、痰少黄、心烦明显减轻，纳可，症状解除，继服原方14剂。

三诊2013年1月29日：患者咳嗽痊愈。

[按]本证以咳嗽、痰黄为主，病机为心肺阴虚。且患病久，阴精亏耗，则咽干口燥，阴虚则火旺，虚火内生，灼伤肺络，则咳痰带血，阴虚内热，则心烦纳差。方中百合、地黄清心肺养阴，麦冬滋阴润肺养心，贝母止咳化痰，百部润肺止咳，鱼腥草清热解毒，痰中带血，加藕节清热凉血止血，

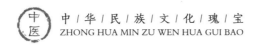

火麻仁以润肠通便，甘草调和诸药。诸药合用则疗效显现。

七、治疗抑郁症（郁证）

[临床表现]注意力下降、记忆力下降，睡眠困难及食欲减退，心境低落，可以
　　　　从闷闷不乐发展至木僵状态，有些合并明显焦虑、运动性激越甚至
　　　　幻觉等精神病性症状，部分患者存在自伤、自杀行为。

[辨证]心肺阴虚，热扰心神。

[治法]养阴清热，镇心安神。

[方药]百合地黄汤加减。

[附]病案举例

　　患者代某，女，66岁，退休职员，2014年5月20日初诊。

　　主诉：抑郁症3年，加重半个月。患者3年前爱人因病去世，而患上抑郁症，曾经中西医各种治疗、心理治疗等，病情好转稳定。半月前因家庭琐事跟女儿争吵后加重。心中闷塞，惴惴不安，仿佛有极可怕之事将要发生，身体稍有不适，即有不好联想，怀疑自己身患绝症，常作杞人忧天之想，对什么事都毫无兴趣，喜悲伤易哭，易怒，入睡困难，昼间则精神不济，昏沉，食欲下降，终日不食，亦不觉饥饿，记忆力下降。多次提及欲死，担心儿女家庭，放心不下。未付出行动。舌质红，苔薄白，脉沉弦。

　　辨证：心肺阴虚，热扰心神。

　　治法：养阴清热，镇心安神。

　　处方：百合30g，生地黄25g，柴胡15g，黄芩15g，半夏10g，党参30g，桂枝15g，生姜10g，茯神25g，益母草20g，熟大黄15g，浮小麦30g，酸枣仁30g，生龙骨40g，煅牡蛎40g，代赭石10g，生铁落20g。14剂，水煎服。

　　二诊2014年6月3日：患者自觉心中闷塞感有所减轻，但胃中不适，前方去代赭石、生铁落，14剂，水煎服。

　　三诊2014年6月17日：患者精神状态好转，夜间睡眠好转，此后以上方为基础，稍做加减，共进10个月后，病情平稳。

[按]中医认为精神心理疾患与心主神志、心主血脉有关，安神、改善心血管瘀血状态、改善小肠瘀血状态对调整心理状态有明显影响。《神农本草经》

记载："百合，主邪气腹胀，心痛，利大小便，补中益气"；"地黄，主伤中，逐血痹，填骨髓，长肌肉，作汤除寒热积聚，除痹，疗折跌绝伤……生者尤良"。现代药理研究发现百合有抗抑郁，耐缺氧与抗疲劳，镇静及抗应激损伤，延长睡眠时间等作用；配伍地黄可以起到平静情绪、改善睡眠、调整胃肠道功能、改善循环的作用。百合地黄汤用以治疗心肺阴虚有热证见默默不欲饮食，欲卧不能卧，欲行不能行，欲食不能食，如寒无寒，如热无热，口苦小便赤的百合病。柴胡加龙骨牡蛎汤治少阳不和，气火交郁，心神被扰的胸闷、烦惊、谵语等证。甘麦大枣汤用来治疗妇人脏躁证。三方所治之证的共同特点是都有精神症状，而无明显的实质病变，与因精神刺激而致的抑郁症极为合拍，故能药到病除。

当归四逆汤《伤寒论》

[组成]当归12g，桂枝9g，芍药9g，细辛3g，通草6g，大枣8枚，炙甘草6g。

[用法]上七味，以水八升，煮取三升，去滓，温服一升，日三服（现代用法：水煎服）。

[功用]温经散寒，养血通脉。

[主治]主治血虚寒厥证。

[附录]手足厥寒，脉细欲绝者，当归四逆汤主之。

[方解]本方证由营血虚弱，寒凝经脉，血行不利所致。素体血虚而又经脉受寒，寒邪凝滞，血行不利，阳气不能达于四肢末端，营血不能充盈血脉，手足厥寒，脉细欲绝。此手足厥寒只是指掌至腕、踝不温，与四肢厥逆有别。治当温经散寒，养血通脉。本方以桂枝汤去生姜，倍大枣，加当归、通草、细辛组成。方中当归甘温，养血和血；桂枝辛温，温经散寒，温通血脉，为君药。细辛温经散寒，助桂枝温通血脉；白芍养血和营，助当归补益营血，共为臣药。通草通经脉，以畅血行；大枣、甘草，益气健脾养血，共为佐药。重用大枣，既合归、芍以补营血，又防

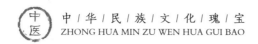

桂枝、细辛燥烈大过，伤及阴血。甘草兼调药性而为使药。全方共奏温经散寒、养血通脉之效。本方的配伍特点是温阳与散寒并用，养血与通脉兼施，温而不燥，补而不滞。

【张氏临证经验】

一、治疗糖尿病性周围神经病变（消渴痹症）

[临床表现]手足寒凉，发凉怕冷，得温痛减，遇寒加重，每于入夜后疼痛明显加重，常以下肢为甚，疼痛呈针刺感，痛处不移，腰身疼痛，神疲乏力，舌苔白滑，脉沉细无力。

[辨证]营血亏虚，寒凝经脉。

[治法]温经散寒，养血通脉。

[方药]当归四逆汤加减。

[附]病案举例

患者张某，男，58岁，退休工人，2017年10月10日初诊。

主诉：间断口干口渴20年，加重伴双下肢麻木疼痛1个月。患者20年前无明显诱因出现口干渴，就诊当地医院，诊断为"糖尿病"，应用盐酸二甲双胍片治疗，症状缓解，1个月口干口渴症状加重伴双下肢麻木疼痛，今日来诊，现症见：口干口渴，双下肢麻木疼痛，疼痛为针刺样，手足冰冷，双手掌青紫，唇色暗，舌紫，苔白滑，脉沉细涩。肌电图示：多支周围神经病变。

辨证：营血亏虚，寒凝经脉。

治法：温经散寒，养血通脉。

处方：当归10g，白芍20g，桂枝10g，细辛6g，甘草6g，牛膝20g，鸡血藤30g，丹参10g，大枣5枚。14剂，水煎服。

二诊2017年10月24日：患者手足转温，四肢仍有麻木刺痛症状，夜间明显。上方加黄芪30g，夜交藤30g。14剂。服用方法同前。

三诊2017年11月10日：患者面色黯红，双手掌颜色转红，手足渐温，肢端麻木刺痛明显好转，夜间睡眠可，舌质暗，边有瘀点，苔薄白，脉细涩。上方继续服用14剂。后随访，患者肢端感觉基本恢复正常。

[按]中医古籍中，无糖尿病周围神经病变的确切病名，将其归为"血痹""脉痹""痿证"等范畴。究其病因，多属气虚血瘀，脉络痹阻为患。当归四逆汤源于汉代名医张仲景撰著的《伤寒杂病论》，成无己注云："手足厥寒者也，阳气外虚，不温四末；脉细欲绝者，阴血内弱，脉行不利。与当归四逆汤，助阳生阴者也。"张老师多用本方治疗血虚受寒，寒凝经脉，血行不畅之手足厥寒，以肌肤麻木不仁、疼痛、脉涩为主要症状，糖尿病周围神经病变的患者阴津亏损、血失濡润而成瘀，导致气血不畅、脉络痹阻、筋脉失养，病情迁延日久，血虚寒凝、脉络瘀阻，当归四逆汤温而不燥，补而不滞，具有养血与通脉兼施之功，故应用当归四逆汤之血虚寒凝型消渴病痹症，方证相合，效果极佳。

二、治疗痛经

[临床表现]手足寒凉，怕冷，得温痛减，遇寒加重，每于入夜后疼痛加重，以下肢为甚，疼痛呈针刺感，痛处不移，腰身疼痛，神疲乏力，舌苔白滑，脉沉细无力。

[辨证]血虚寒凝。

[治法]养血和营，温通经脉，散寒止痛。

[方药]当归四逆汤加减。

[附]病案举例

患者李某，女，17岁，学生，2018年3月25日初诊。

主诉：患者痛经2年余，加重3个月。患者2年前月经期时冒雨涉水，之后每次月经前均出现小腹冷痛，腰酸，带下清稀，饮热水或贴暖贴后缓解，行经时少腹疼痛拒按，月经量少，经色紫暗，有血块，周身乏力，四肢欠温，口服止痛药物后略好转。近3个月来，行经时少腹疼痛剧烈难忍，无法正常上学及日常生活，口服止痛药无效。就诊时症见：面色苍白，少气懒言，四肢不温，带下量多，质稀，舌淡胖，苔薄白，脉沉细弱。

辨证：血虚寒凝。

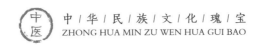

　　治法：养血和营，温通经脉，散寒止痛。

　　处方：当归15g，白芍15g，桂枝12g，细辛3g，小茴香10g，乌药10g，延胡索15g，炙甘草10g，通草10g，大枣5枚。7剂，水煎服。

　　二诊2018年4月5日：患者自觉腹痛减轻，乏力好转，此时正月经来潮，经量较前增多，色黯红，有血块，腹痛好转，四肢温，经行6天，嘱经后续服汤药以养血温经，固本培元为主。原方加川芎9g，炒白术12g，黄芪15g。续服15剂，诸症缓解。嘱其月经期前一周就诊，续服初诊汤药，随访一年，诸症痊愈。

　　[按]痛经亦称"经行腹痛"，是指经期或经行前后，出现小腹周期性疼痛、坠胀，或伴有腰痛，甚至痛引腰骶、剧痛晕厥者，严重影响患者的学习及生活。其病因病机是女性在生长发育时期脾胃虚弱，化源不足，至气虚血少，血虚不能荣于脉中，胞脉失于濡养，或经行时感受寒邪、过食生冷、淋雨涉水等，致气血凝滞，稽留于冲任、胞宫，导致胞宫的气血运行不畅，形成血虚寒凝证，使寒湿之气凝滞胞宫发为痛经，张老师认为采用当归四逆汤加味治疗效果颇佳。本案例中患者为经期淋雨涉水后，寒湿之邪客于胞宫，寒凝血瘀，经行不畅，致行经时少腹疼痛，月经量少，色紫黯，有血块。久病体虚，营血亏虚，见面色苍白，少气乏力；寒湿阻遏脾阳，故四肢欠温，带下量多。故予当归四逆汤养血温经，散寒止痛。

三、治疗坐骨神经痛（腰痛）

[临床表现]腰腿部疼痛或伴肿胀，针刺感，活动受限，逢天气寒冷时症状加重，怕冷，舌质紫暗，苔白，脉沉弱涩。

[辨证]寒凝瘀阻。

[治法]温阳散寒，活血化瘀。

[方药]当归四逆汤加减。

[附]病案举例

　　张某，男，37岁，体力劳动者，2018年4月25日初诊。

　　主诉：间断右腰胯及膝关节疼痛3年。患者近3年右侧腰部疼痛，针刺感，膝关节肿胀疼痛，右腿活动受限，逢天气寒冷时症状加重，右下肢时有肌肉抽搐，怕冷，口腻不渴，舌质紫暗，苔白腻，脉沉弱涩。既往多年坐骨神经痛、膝关节积液病史。

辨证：寒凝瘀阻夹风痰证。

治法：温阳散寒，活血化瘀，化痰息风。

处方：当归15g，白芍15g，桂枝10g，细辛10g，通草6g，黄芪10g，麻黄10g，生半夏20g，生姜20g，大枣25枚，藜芦3g，炙甘草10g。6剂，水煎服。

二诊2018年5月3日：患者右侧腰胯膝疼痛减轻，仍怕冷，以前方加生附子5g。6剂，水煎服。

三诊2018年5月10日：患者右侧腰胯膝僵硬疼痛较前又进一步减轻，苔腻基本消除，以前方变生半夏为10g，6剂。药后患者僵硬基本消除，腰胯膝疼痛较前又进一步减轻，效不更方，又以前方治疗近30剂，诸症悉除。随访1年，未再复发。

[按]张老师认为当归四逆汤为血虚寒凝致厥而设，临床当察气血阴阳，辨其寒热虚实，由于患者血虚寒凝的部位不同，常有不同的临床表现。如寒凝经络，留着经络腰间，着腰痛；若寒凝胞宫，则月经衍期，血少色暗，痛经等，如寒凝腹中，则脘腹冷痛，症状虽异，病机则一，皆当养血通脉，温经散寒。本证当归四逆汤辨治手足厥寒的作用特点是温通补益，痛如针刺为瘀，僵硬疼痛寒加重为寒凝，右侧下肢抽搐为风，苔白腻为痰，此为寒凝瘀阻夹风痰证。方以当归四逆汤温阳散寒，活血通脉；再以小半夏汤醒脾燥湿化痰；以藜芦以化痰息风。方药相互为用，以取其效。

四、治疗偏头痛（头痛）

[临床表现]头痛如冰，遇寒加重，口淡不渴，舌质暗淡，苔白，脉细涩。

[辨证]寒凝经脉。

[治法]温通经脉。

[方药]当归四逆汤加减。

[附]病案举例

患者许某，女，49岁，无业，2015年3月1日初诊。

主诉：偏头痛1年。患者偏头痛1年，急躁易怒半年，今日来诊，现症

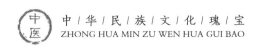

见：头痛如冰，遇寒加重，倦怠乏力，急躁易怒，每于情绪波动时头痛加重，口淡不渴，舌质暗夹瘀紫，苔白，脉细涩。既往三叉神经痛1年。

辨证：寒凝经脉。

治法：温通经脉。

处方：当归10g，白芍10g，桂枝10g，细辛10g，通草6g，柴胡12g，枳实12g，白芍10g，生附子5g，干姜10g，红参6g，大枣25枚，炙甘草10g。7剂，水煎服。

二诊2015年3月8日：头痛症状减轻，但仍怕冷，原方附子剂量改为10g，干姜剂量改为15g，7剂。服法同前。

三诊2015年3月15日：患者头痛进一步缓解，情绪较前好转，又以上方30剂，巩固疗效，诸症皆愈。随访1年，未再复发。

[按]本例患者主要是由于寒凝经脉，阻碍气机，不通则痛，故可见头痛，又适逢绝经期前后，肝郁气滞，则进一步影响气机的输布，故可于情绪波动时头痛加重，舌脉均符合寒凝经脉，肝气瘀滞证。张老师抓住本病的主要矛盾，辨证论治，认为本方不应局限于"手足厥寒，脉细欲绝"，故以当归四逆汤为主方，温补散寒，补血通脉，并根据病证随诊加减，灵活应用，方药相互为用，以取其效。

五、治疗肩周炎（肩凝）

[临床表现]肩关节疼痛或活动后刺痛、酸痛，休息后缓解，甚至持续性疼痛），肩关节肿胀、肩关节活动受限，肩关节周围肌肉萎缩，舌暗，苔薄白，脉涩。

[辨证]寒凝经脉。

[治法]温通经脉。

[方药]当归四逆汤加减。

[附]病案举例

患者张某，女，65岁，退休工人，2017年12月1日初诊。

主诉：右肩部疼痛不能伸展1个月。患者1个月前因受寒突发右肩部疼痛，不能伸展及提物，就诊于外院诊断为右肩周炎，应用双氯芬酸二乙胺乳

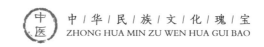

胶及推拿治疗后未见好转。今日来诊，现症见：右肩部疼痛，不能伸展，伴麻木刺痛，遇寒加重，舌暗，苔薄白，脉涩。

辨证：寒凝经脉。

治法：温通经脉。

处方：当归20g，桂枝15g，白芍20g，通草10g，细辛6g，甘草8g，大枣15g，干姜15g，三棱10g，丹参30g，鸡血藤15g，羌活20g。15剂，水煎服。嘱患者继续功能锻炼。

二诊2017年12月20日：患者肩痛症状明显好转，但仍觉麻木，上方加木瓜10g。15剂，水煎服。后电话随访，诸症皆愈。

[按]肩周炎的病因为局部风寒入侵所致，风寒入侵导致局部气血不畅，导致疼痛和运动功能障碍。当归四逆汤治疗上肢痹证效果较好，当归四逆汤方中当归有活血、补血及和血之功，与白芍药合用补血虚；桂枝有温经散寒之功，可引诸药抵达肩、背、手指，为上肢病症的引经药，与细辛合用能除内外之寒；甘草、大枣益气健脾，助当归、白芍补血，又助桂枝、细辛通阳；通草通经脉，使阴血充，客寒除，阳气振，经脉通。

六、治疗雷诺病（脉痹）

[临床表现]双手指或双足趾遇冷或情绪紧张后发冷或麻木，偶有疼痛，典型发作时，以掌指关节为界，手指发凉，苍白、发紫，继而潮红。晚期手指背面汗毛消失，指甲生长缓慢、粗糙、变形，皮肤萎缩变薄，指尖或甲床周围形成溃疡，舌暗，苔薄，有瘀斑瘀点，脉涩。

[辨证]寒凝经脉。

[治法]温通经脉。

[方药]当归四逆汤加减。

患者郭某，女，35岁，工人，2017年1月5日初诊。

主诉：间断手指苍白或青紫1年。患者1年前无明显诱因出现手指遇寒或情绪紧张时苍白，后逐渐转为青紫，不能从事家务劳动，就诊于外院，诊断为"雷诺病"，经治疗后未见好转，故寻求中医药治疗。现症见：手指遇寒或情绪紧张时苍白或青紫，刺痛，怕冷，手足不温，舌暗，苔薄，有瘀斑瘀点，脉涩。

辨证：寒凝经脉。

治法：温通经脉。

处方：黄芪30g，当归30g，乌蛇15g，地龙15g，细辛3g，川木通10g，白芍20g，甘草9g，大枣10枚，肉桂15g，干姜15g，红花15g，桃仁15g，香附10g。15剂，水煎服。

二诊2017年1月20日：患者症状较前好转，手指偶有麻木症状，情绪不宁，予上方加桑枝10g，桂枝10g，郁金15g，续服15剂。

三诊2017年2月15日：患者症状明显好转，效不更方，续服30剂，后电话随访，基本痊愈。

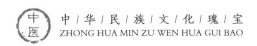

[按]雷诺病是一种遇冷或情绪紧张后，以阵发性肢端小动脉强烈收缩引起肢端缺血改变为特征的疾病，又称肢端血管痉挛症。发作时，肢端皮肤由苍白变为青紫，而后转为潮红。中医多将其归于"脉痹""寒厥"范畴中。中医认为本病是由于寒邪凝滞造成阳气不达，致使血瘀脉闭，不通则瘀，导致血脉运行不畅，引发变色。患者阳气不足出现经络受阻，阳气无法达于四末，致使肢体末端失于温养，从而引发该病。方中当归为主药，具有活血、养血、通脉之功；细辛、桂枝可温经、通脉、散寒；白芍可对营卫气血加以调和，川木通对于血脉运行十分有利，且其具有的寒性有助于避免辛温太过，可做佐药。大枣、甘草可补益脾胃，而甘草可对诸药加以调和，香附理气、活血，制川乌可温经散寒止痛，乌梢蛇、地龙可通络止痉祛风，桃仁、红花活血通络止痛，肉桂、干姜祛寒通脉。诸药合用，共达温通经脉、活血通络之功。

七、治疗冻疮

[临床表现]患者肢体冻伤后，末端皮肤发凉、肢端发绀、多汗。皮损好发于手指、手背、面部、耳郭、足趾、足缘、足跟等处，常两侧分布。常见局限性瘀血性暗紫红色隆起的水肿性红斑，境界不清，边缘呈鲜红色，表面紧张有光泽，质柔软。局部按压可褪色，去压后红色逐渐恢复。严重者可发生水疱，破裂形成糜烂或溃疡，愈后存留色素

沉着或萎缩性瘢痕。痒感明显，遇热后加剧，溃烂后疼痛。舌淡，苔白，脉沉细。

[辨证]寒凝血瘀。

[治法]温经散寒，化瘀通脉。

[方药]当归四逆汤加减。

[附]病案举例

患者王某，女，67岁，无业，2016年12月1日初诊。

主诉：手足反复冻疮12年。患者12年来，每逢冬日手足反复冻伤，难愈。今日来诊，现症见：手足麻木、冷痛，暖热时自觉灼热、瘙痒，观其双手指背、足跟水肿，边缘发红，中央青紫，触之有硬结，无破溃，舌淡，苔白，脉沉细。

辨证：寒凝血瘀。

治法：温经散寒，化瘀通脉。

处方：当归15g，桂枝15g，白芍15g，细辛3g，通草10g，丹参25g，甘草6g，生姜10g，大枣5枚。7剂，水煎服。留取药渣，加入适量温水，熏洗手足部。

二诊2016年12月8日：患者症状明显好转，皮肤颜色逐渐恢复。效不更方，再予14剂，诸症皆愈。

[按]冻疮古称之为"涿"，首见于《五十二病方》。好发于体表暴露部位，如手、足、耳、鼻、颜面等，又称为"水浸手""水浸足""战壕足""冻烂疮"等。《诸病源候论》中提出"严冬之月，触冒风雪寒毒之气，伤于肌肤，气血壅涩，因即涿冻，赤疼痛，便成冻疮。"阐明了冻疮皆是由寒邪侵体，气血瘀滞所致。冻疮破坏手部美感，天气转暖后虽可自行好转，但可能遗留色素不均、皮肤松弛等问题，反复发作，故因冻疮就诊的患者逐年增多。本病例中患者年事已高，素体阳虚，冬日寒冷，外寒侵络，气血壅滞，导致局部皮肤失于温煦，经脉不通，故见麻木、冷痛。故方选当归四逆汤加减，温阳散寒通脉，使寒凝散，经脉通。现代研究表明当归四逆汤内服外用在改善冻疮患者血液流变学指标上有明显优势。

八、治疗腰痛

[临床表现]以腰部一侧或两侧疼痛为主，常可放射到腿部。舌淡苔薄白，脉沉细。

[辨证]寒凝经脉。

[治法]温经通脉，散寒止痛。

[方药]当归四逆汤加减。

[附]病案举例

患者刘某，女，48岁，家庭主妇，2017年7月15日初诊。

主诉：腰痛3个月。患者腰痛3个月来诊，现症见：腰冷痛，不能行走，面色萎黄，少气懒言，纳差，二便可，舌淡苔薄白，脉沉细。既往有腰椎间盘突出病史。

辨证：寒凝经脉。

治法：温经通脉，散寒止痛。

处方：当归15g，桂枝10g，白芍15g，细辛3g，甘草6g，通草 6g，大枣3枚，龟板30g，熟地黄15g，知母10g，黄柏10g。7剂，水煎服。

二诊2017年7月22日：患者腰痛症状减轻，可行走，行走过多时仍有左侧臀部及大腿部放射性疼痛，纳食、夜寐一般。舌淡苔薄黄，脉沉细涩。予原方加鸡血藤15g，乌梢蛇6g。7剂，水煎服。

三诊2017年7月30日：患者腰痛明显好转，可行走及完成简单家务劳动，于劳累时仍有腰酸症状，效不更方，守方14剂。后随诊症状基本消失。

[按]《素问·痹论》认为："风寒湿三气杂至，合而为痹也……寒气胜者为痛痹。"患者腰痛日久，气血衰少，筋骨失养，致不能行走，面色萎黄，少气懒言，气血阴阳俱虚。患者纳差为脾虚之症，脾虚则气血生化乏源。肝血不足，血虚寒凝，脉道失充，运行不利，故脉沉细。四诊合参，证属肝肾两虚，气血失调，寒凝经脉。治以养血散寒、滋补肝肾，方予当归四逆汤合大补阴丸。寒祛脉通，肝肾阴阳平衡，腰痛必然缓解。张老师临证擅用经方，擅抓主症，结合次症，掌控全局，辨证论治，灵活变通，随症加减，多可见效。

泽泻汤《金匮要略》

[组成]泽泻五两，白术二两。

[用法]上二味，以水二升，煮取一升，分温再服。

[功用]利水除饮，健脾制水。

[主治] 本方主要治疗支饮所致眩冒证。水饮心下，清阳不升，浊阴上冒，而致眩冒。眩冒，不同于一般的头目眩晕，冒，指头如物罩，神不清爽；眩，指眼花缭乱，视物不清。是头目眩晕之苦有莫能言状，或昏昏然如处云雾之中，或重重然如戴铁箍钢盔。本方不只治疗眩晕一症，凡水饮内停，清阳不升，清窍失养之候，如头痛，头沉，耳鸣，鼻塞等还可见舌体胖大，舌苔水滑，脉沉弦等症，皆可酌情使用。

[附录]《金匮要略·痰饮咳嗽病脉证并治第十二》，原文为："心下有支饮，其人苦冒眩，泽泻汤主之。"

[方解]泽泻汤方仅二味，但功专力猛，有千军不挡之勇。泽泻利水而不伤阴，使水饮下渗，清阳上升；白术补土健脾以制水，使水饮之源根绝。

【张氏临证经验】

一、治疗良性阵发性位置性眩晕（眩晕）

[临床表现]患者在某个特定体位，如躺下、坐起、仰头取物、低头、转动头部或翻身时出现短暂眩晕。舌淡苔白腻，脉滑。

[辨证]水饮内停。

[治法]利水渗湿。

[方药]泽泻汤加减。

[附]病案举例

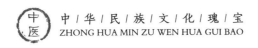

患者张某，女，69岁，退休工人，2017年5月27日初诊。

主诉：眩晕伴左侧肢体活动不利1月余。患者于1个月前无明显诱因出现左侧肢体活动不利，后因情绪波动出现眩晕、恶心想吐、视物旋转，左侧肢体活动不利症状加重，就诊于我院，查头CT示多发脑梗死，住院治疗后症状好转，但仍有眩晕，躺下、坐起、翻身等体位变化时眩晕加重，眼震明显，请耳鼻喉科会诊考虑脑梗死合并良性阵发性位置性眩晕，经手法复位治疗后症状好转。5月27日于家中起身时出现眩晕，头重昏蒙，左侧偏头痛，左侧肢体力弱，寐差，二便可。舌淡，苔白腻，脉弦滑。

辨证：气虚血瘀，痰饮内停。

治法：益气活血，化痰息风。

处方：泽泻50g，白术20g，黄芪30g，川芎20g，生地15g，赤芍15g，当归10g，地龙15g，桃仁10g，红花10g，酸枣仁35g，石菖蒲15g。7剂，水煎服。

二诊2017年6月4日：患者头晕症状缓解，夜寐尚可，7剂，原方继服。

三诊2017年6月12日：患者诉眩晕症状基本消失，但左侧肢体仍自觉力弱，遂予补阳还五汤继服。随访2个月，症状较稳定，眩晕未再复发，肢体活动力弱，症状明显好转。

[按]脑梗死合并良性阵发性位置性眩晕病情较为复杂，较难诊断，合并共济失调的患者尤其容易漏诊，且症状顽固。本例患者为中风恢复期合并眩晕的患者，张老师认为中风恢复期多气虚血瘀，气虚无以推动水液运行，且瘀血阻碍水液输布，聚湿成痰，终致痰饮内停，发为眩晕，医家有云："水饮之邪上乘清阳之位则为冒眩。冒者，昏冒而神不清，如有物冒蔽之也；眩者，目旋转而乍见眩黑也。"故应用泽泻汤合补阳还五汤来治疗本例患者，补阳还五汤为治疗中风恢复期气虚血瘀证的代表方剂，泽泻利水渗湿，水湿除，冒眩止，白术健脾利水，以助泽泻祛痰湿除，两方合用，是治疗脑梗死合并良性阵发性位置性眩晕证属泽泻汤合补阳还五汤之良方。

二、治疗高脂血症（痰浊）

临床表现]头晕，头重如裹，肢体困重，纳呆，大便溏。舌胖大或边有齿印，

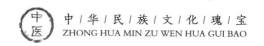

苔白腻，脉滑。

[辨证]脾虚痰湿内阻。

[治法]健脾利湿化痰。

[方药]泽泻汤加减。

[附]病案举例

患者姜某，男，52岁，机关干部，2016年12月1日初诊。

主诉：头晕1个月。患者1个月前发现血糖升高，就诊于我院住院治疗，自诉口干口渴，头晕，头重如裹，肢体困重，面色无华，纳呆，寐可，小便可，大便溏。舌胖大、边有齿印，苔白腻，脉滑。入院后化验回报显示空腹血糖：11mmol/L，糖化血红蛋白：10%，胆固醇7.5mmol/L，甘油三酯2.9mmol/L，低密度脂蛋白4.0mmol/L。诊断为"糖尿病""高脂血症"，应用胰岛素治疗后血糖趋于平稳，应用他汀类降脂药物后出现少量皮疹，遂停用，寻求中药治疗，故来诊。现症见：头晕，头重如裹，肢体困重，纳呆，寐可，小便可，大便溏。舌胖大、边有齿印，苔白腻，脉滑。

辨证：脾虚痰湿内阻。

治法：健脾利湿化痰。

处方：泽泻30g，白术10g，茯苓15g，山楂18g，决明子18g，丹参30g，牛膝15g。7剂，水煎服。

二诊2016年12月8日：患者服上药7剂后，自觉症状明显减轻，食欲增加。后续服本方21剂，诸症皆消，复查血脂、胆固醇、甘油三酯、高密度脂蛋白、低密度脂蛋白均在正常范围。

[按]祖国传统医学并无"高脂血症"这一病名，张老师认为本病应归于"痰湿"范畴。本病多因现代人生活水平提高，高脂肪饮食增加，运动量减少，发为本病。痰凝血瘀，湿阻内停为本病的病因病机。治疗应以健脾祛湿、化痰通络为治疗原则，故以泽泻汤加味治疗尚佳，方中泽泻利水渗湿，且现代研究表明泽泻可使主动脉内各种脂质减少，特别是胆固醇脂显著减少，另一研究则表明泽泻具有降低高脂血症的血清胆固醇与β脂蛋白的作用，白术、茯苓健脾利湿。山楂消肉食，祛阻滞，具有明显的改善高甘油三酯血症的作用。诸药合用健脾利湿，化痰通络，可明显降低甘油三

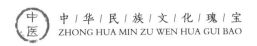

酯、胆固醇及低密度脂蛋白，改善患者血脂水平，无毒副作用。

三、治疗高血压病（眩晕）

[临床表现]头晕，头痛，颈项板紧，疲劳，心悸，舌淡苔白腻，脉滑。

[辨证]痰浊上蒙。

[治法]化痰通络。

[方药]泽泻汤加减。

[附]病案举例

患者史某，女，60岁，退休职员，2018年4月15日初诊。

主诉：头晕1月余。患者1个月前无明显诱因出现头晕，就诊于当地医院查血压偏高，最高达220/100mmHg，诊断为"高血压病3级（很高危）"，应用硝苯地平控释片30mg/d一次口服，替米沙坦片80mg/d一次口服以降压，血压控制在160/100mmHg，时有头晕症状。今日来诊，现症见：头重如裹，如带盔帽，胸中窒闷，口苦，舌淡苔白腻，脉滑。

辨证：痰浊上蒙。

治法：治以化痰通络。

处方：钩藤30g，茯苓15g，半夏12g，珍珠母10g，陈皮15g，天麻15g，白术25g，泽泻30g。7剂，水煎服。

二诊2018年4月25日：患者血压140/80mmHg，头晕症状好转，仍有胸闷、口苦症状，原方加三七20g，瓜蒌10g，续服10剂，后随诊，患者症状均已好转，血压稳定在130/80mmHg左右，疗效显著。

[按]传统中医理论中无"高血压"之名，现代中医理论中将高血压归为属"眩晕""头痛"等范畴。正因后人联想泽泻汤证的主症为"苦冒眩"，高血压病多有眩晕的主症，才使得泽泻汤在治疗高血压的过程中疗效显著。现代药理研究证实泽泻有降压、降脂、改善动脉硬化的功用；白术有排钠利尿、抗血凝作用。泽泻汤由泽泻和白术两味中药组成，具有利水制水作用的泽泻汤，主要适应于水浊中阻、上干清窍之眩晕症，故张老师认为对于中医辨证为水浊内结、痰湿壅盛的高血压病应用本方治疗有明确的疗效。根据临证的辨证不同，可与多方联用治疗，如本病例中的患者证属痰浊上

蒙，故可见头重如裹，如带盔帽，胸中窒闷，口苦，舌淡苔白腻等一系列症状，治则应以化痰通络为主，方中半夏、陈皮燥湿化痰，泽泻能利水渗湿，钩藤、珍珠母镇肝息风；白术、茯苓健脾渗湿；天麻息风止痉、平肝潜阳、祛风通络。诸药合用，共达化痰通络之功效。

四、治疗特发性水肿（水肿）

[临床表现]常见于青春期后的女性，多在立位活动后或下午出现足、踝、胫前凹陷性水肿，并有一些病人出现晨间眼睑、颜面水肿、上肢远端肿胀，舌红苔薄，脉细。

[辨证]脾肾阳虚，水湿停滞。

[治法]温肾健脾，利水渗湿。

[方药]泽泻汤加减。

[附]病案举例

患者李某，女，50岁，农民，2017年9月1日初诊。

主诉：颜面水肿1个月。患者1个月前出现颏下颜面水肿，怕冷，手指麻木不仁，纳尚可，二便调，四肢欠温。就诊于外院诊断为"特发性水肿"，寻求中医药治疗，故来诊。现症见：颜面水肿，怕冷，手指麻木不仁，纳可，二便调，四肢欠温，舌红苔薄，脉细。

辨证：脾肾阳虚，水湿停滞。

治法：温肾健脾，利水渗湿。

处方：白术10g，泽泻15g，陈皮10g，茯苓皮15g，大腹皮10g，五加皮10g，生姜皮15g，巴戟天10g，补骨脂10g，山茱萸10g。15剂，水煎服。

二诊2017年9月16日：复诊时水肿消除，颜面渐至红润，手指麻木好转。效不更方，守方15剂，随诊未再复发。

[按]西医认为无任何明显原因的水肿，称之为特发性水肿，或者作为一种有些特殊的、原因未明或原因尚未确定的综合征。其发病机制多考虑为内分泌功能失调及对直立体位的反应异常。本病多为女性罹患，诊断上须排除心、肾、肝等脏器疾病及营养缺乏即可确立。中医认为，随着年龄的增长，脾胃渐虚，运化失司，肾气渐亏，易发生脾虚肾亏，水湿停滞而致水

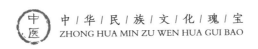

肿，本病应归为"皮水"范畴。其病机为脾虚运化失常不能制水，肾水泛滥，壅塞经络，散溢皮肤所致。泽泻汤为《金匮要略》中之经典方剂，原文为"治心下有支饮，其人苦冒眩"，后世医家认为本方健脾利湿化饮之功卓著，故多用于水肿病的治疗，张老师结合本患症状体征，四诊合参，辨证论治，合用健脾利水，理气消肿之五皮饮，针对特发性水肿之"脾气虚弱，运化失职，三焦失调，水溢肌肤"这一病机特点，两方互补，共达健脾助运，通调三焦，化气行水之目的。脾运气调，肿自消矣。

五苓散《伤寒杂病论》

[组成]猪苓9g，泽泻15g，白术9g，茯苓9g，桂枝6g。

[用法]捣为散，以白饮和服方寸匕，日三服，多饮暖水，汗出愈，如法将息。

（现代用法：作散剂，每服3～6g，或作汤剂水煎服）

[功用]利水渗湿，温阳化气。

[主治]1.伤寒太阳膀胱蓄水证；2.水湿内停之水肿，泄泻，小便不利。

[附录]五苓散首见《伤寒杂病论》71条，此方组成为：猪苓十八铢、泽泻一两六铢、白术十八铢、茯苓十八铢、桂枝半两，上五味，捣为散，以白饮和服方寸匕，日三服。多饮暖水，汗出愈。其经典方证有：脉浮、小便不利、微热消渴者，五苓散主之；72条，发汗已、脉浮数、烦渴者，五苓散主之；73条，伤寒汗出而渴者，五苓散主之；74条，渴欲饮水、水入则吐者，名曰水逆，五苓散主之；156条，痞不解、其人渴而口燥烦、小便不利者，五苓散主之；脉浮、小便不利、微热消渴者，宜利小便、发汗，五苓散主之（《金匮要略·第十三篇·四条》）；瘦人脐下有悸、吐涎沫而癫眩，此水也，五苓散主之（《金匮要略·第十篇·三十一条》）。

[方解]方中重用泽泻，其直达肾与膀胱，能利水祛湿，兼能清热，为君药。茯苓、猪苓淡渗利水，以增强泽泻利水祛湿之力，合而为臣。白术健脾燥

157

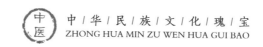

湿，促进运化，既可化水为津，又可输津四布；更用桂枝温通阳气，内助膀胱气化，协渗利药以布津行水，又外散太阳经未净之邪，共为佐药。五药相合，共奏化气、行水、解表之功。

【张氏临证经验】

一、治疗头痛

[临床表现]头痛昏蒙，胸脘满闷，呕恶痰涎，食少多寐，舌质淡，苔白腻，脉滑。

[辨证]痰浊头痛。

[治法]温阳化痰。

[方药]五苓散加减。

[附]病案举例

患者高某，女，53岁，干部，2015年10月10日初诊。

主诉：头痛反复发作30余年。患者30余年来反复发作头痛，一直在本院神经内科门诊治疗。诊断为偏头痛、紧张性头痛等症，头痛严重时以止痛药对症处理。检查头颅MRI、脑脊液、脑电图等均无异常，以活血降纤抗凝营养神经抗抑郁等药及高压氧舱等治疗均无明显效果。现症见：头痛，以头顶及两侧为主，精神紧张时加重，时有心悸，纳食可，夜眠欠佳，二便调，舌质暗淡，舌体胖大，舌苔薄，脉沉细。

辨证：肝阳挟痰瘀上扰。

治法：平肝化痰，通络止痛。

处方：天麻10g，钩藤10g，川芎20g，夏枯草10g，全蝎末3g，蜈蚣2条，白芍12g，当归10g，代赭石15g，生龙骨20g，生牡蛎20g，法半夏10g，茯苓20g，胆南星10g，炙甘草8g。5剂，水煎服。

二诊2015年10月13日：自诉服药2剂后头痛更甚并觉头涨，恶心欲吐，烦躁。乃嘱停服前药，重新辨证，细询之，除上述头痛等症状外，平素小便量少，即使每天输液五六瓶亦不需排尿，但亦无所苦。考虑为水气上犯

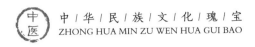

巅顶。治拟化气行水。方药：猪苓30g，茯苓30g，白术12g，泽泻20g，桂枝10g，车前子15g，法半夏10g，川牛膝15g。5剂，服用方法同上。

三诊2015年10月18日：患者头痛大减，心悸亦好转，小便量并未增加，舌质暗淡，舌体胖大，苔薄，脉弦。前方去法半夏，继服7剂。头痛基本停止，只是过度紧张时隐有头痛，已能正常上班。

[按]头为精明之府，受不得邪气侵扰，外感风寒湿热之邪，内伤痰饮瘀血邪火，均可上犯清窍，致气血逆乱，脉络闭阻，轻则头昏眩晕，重则头痛；五脏六腑之气血精华皆上注于头，阴阳气血亏虚，清窍失养，亦可发为头痛。患者尿少，舌质暗淡，舌体胖大，脉沉细，故考虑为阳虚膀胱气化不足，水气不行，浊阴上犯清空而发为头痛。治以五苓散通阳利水，车前子加强利水之效，川牛膝引气血下行，法半夏化浊散结。

二、治疗失眠

[临床表现]不寐，头重目眩，痰多胸闷不舒，吞酸恶心，舌质淡，苔白腻，脉滑数。

[辨证]痰湿内扰。

[治法]祛湿化痰，和中安神。

[方药]五苓散加减。

[附]病案举例

患者刘某，女，45岁，工人，2016年4月20日初诊。

主诉：失眠2个月。患者失眠2个月，曾服中药养血安心，补气降火，化痰重镇等安神剂无效。现以安定勉强维持，每晚可入睡2~3h，伴有头昏、乏力、身重，遇惊后易心悸，纳食可，二便调，舌质淡红，舌体稍胖，苔薄滑，脉细。

辨证：心阳不足，水气扰心。

治法：温阳利水安神。

处方：党参10g，茯苓30g，茯神30g，白术10g，泽泻20g，桂枝10g，炙甘草10g，生龙骨15g，生牡蛎15g，法半夏12g，炙远志8g。5剂，水煎服。

二诊2016年4月28日：服用5剂后，患者每天入睡增至5h以上，头昏乏力等症状亦减轻，舌脉同前。原方继服7剂。

三诊2016年5月5日：患者已停服安定，每天可入睡7h，头昏消失，心悸亦明显好转。半年后随访未见复发。

[按]失眠一证，多分虚实。虚者如气虚、血虚、阴虚、阳虚，致心神失养而不安；实者如火旺、痰热等内扰心神而致失眠。本例主因亦是心阳不足，阳气精则养神，阳虚心神失却温养，故可见失眠、惊悸。但患者尚伴有身重苔滑等症，此乃水气内停之象，究其原因，亦与心阳虚不能制水有关。另水气凌心内扰心神亦可致失眠惊悸。故应本标兼治，以党参、白术、桂枝、炙甘草益气温阳养心，茯苓、茯神、泽泻利水兼安神，龙骨、牡蛎、法半夏、远志化痰安神。

三、治疗湿疹

[临床表现]皮肤瘙痒，入夜尤甚，抓破后渗出津水，舌质淡，苔白略腻，脉浮数有力。

[辨证]风毒湿邪。

[治法]疏风祛湿。

[方药]五苓散加减。

[附]病案举例

患者赵某，女，38岁，护士，2017年10月15日初诊。

主诉：双手皮肤瘙痒10余年。曾在外院皮肤科诊断为"慢性湿疹"，以抗过敏、激素等治疗，久治不效，患者亦失去信心。今日来诊，现症见：双手瘙痒，皮肤增厚，色素沉着并见皮疹，瘙痒时抓破皮疹可有少许津水流出，纳可，夜寐安，二便调，舌质淡胖，边有齿痕，舌苔薄白，脉弦。

辨证：水湿泛溢肌肤，兼有风邪。

治法：化湿利水祛风。

处方：猪苓30g，茯苓30g，白术10g，泽泻15g，桂枝10g，僵蚕10g，荆芥10g，蝉蜕10g，生薏苡仁20g，益母草15g。5剂，水煎服。

二诊2017年10月22日：服用5剂后患者瘙痒明显减轻，月经增多，前方去蝉蜕继服7剂。

三诊2017年11月1日：患者瘙痒消失，月经正常，至今双手瘙痒亦未再发，皮肤亦恢复光滑。

[按]慢性湿疹多与病程日久阴血亏耗、虚风内生及湿邪蕴肤有关。患者平素过食寒凉，损害脾阳，水湿不化，外泛肌肤，腠理不密，外受风邪，水湿风邪搏结于肌肤，局部气血不和，从而发为湿疹瘙痒等症。方中五苓散温阳利水，荆芥、僵蚕、蝉蜕祛风走肌表，薏苡仁健脾利湿，益母草活血利水，血行风自灭。

四、治疗自汗

[临床表现]汗出，活动后尤甚，周身酸楚，倦怠乏力，小便量少，舌质淡，苔白腻，脉细。

[辨证]痰凝湿郁。

[治法]化湿祛痰。

[方药]五苓散加减。

[附]病案举例

患者陈某，男，43岁，船厂工人，2017年5月15日初诊。

主诉：汗出3个月，加重1周。患者近3个月来汗出增多，未予治疗，1周来症状加重，稍有活动后即汗出如洗，一天需数次更换内衣，伴鼻塞乏力，纳食夜眠可，二便调，舌质淡红，苔薄白，脉沉。

辨证：正虚卫外不固。

治法：益气固表。

处方：予玉屏风散合牡蛎散加敛汗药如浮小麦等，5剂，水煎服。

二诊2017年5月22日：患者服5剂药后汗出减少但仍较多，细询之，汗出不恶风，脚汗更多，似整天泡在水中一般，舌脉同前。考虑膀胱失气化，水液不循常道，改方五苓散。方药：白术10g，茯苓20g，猪苓20g，桂枝6g，泽泻15g。5剂，水煎服。

三诊2017年5月28日：患者药后汗出明显减少，效不更方，原方继服5剂巩固。1年后因头晕至门诊复诊时诉汗出已正常，未再复发。

[按]自汗一证，临床多因气阳不足、卫表失固，或实热内蕴、迫津外泄而致，

治以益气温阳固表敛汗或清热泻火等法可有较好效果。本例虽亦属气阳不足，病机却不同。乃是患者平素劳累过度加之常涉湿冷之处，致气阳亏损，膀胱气化不利，膀胱为州都之官，足太阳膀胱经主一身之表，阳虚致体表水液温腾气化之力不足则可见多汗，以五苓散温阳行水，恢复气化，水液的输布正常，自能止汗。

五、治疗肾病综合征（水肿）

[临床表现]全身水肿，按之没指，小便短少，身体困重，胸闷不舒，纳呆，舌质淡，苔白腻，脉细。

[辨证]水湿浸渍。

[治法]健脾祛湿，通阳利水。

[方药]五苓散加减。

[附]病案举例

患者曾某，男，11岁，学生，2017年11月2日初诊。

主诉：颜面部水肿半年。患儿半年前因感冒后出现眼睑及面部水肿，渐延及四肢，尿检发现尿蛋白（++++），管型（++），24h蛋白总量3.67g，人血白蛋白25g/L。西医诊断：原发性肾病综合征。曾用激素冲击治疗，泼尼松最大剂量每日用至60mg，现已减为30mg，目前水肿已不显，但尿检持续异常，每因感冒而加重。现症见：双下肢及足踝轻度水肿，满月脸，颜面痤疮密布，尿黄短赤，口干微烦，乏力纳差，手足心热，汗出不止，舌淡微青，边尖红，苔薄黄微腻，脉沉细数。尿常规：PRD（+++），RBC（+）。

辨证：湿热瘀结，正气不足，膀胱气化失司。

治法：化气健脾，清热除湿，凉血散瘀。

处方：泽泻12g，茯苓12g，猪苓9g，炒白术9g，桂枝5g，生黄芪24g，生薏苡仁24g，生地黄18g，赤芍9g，白茅根12g，连翘12g，白扁豆18g，丹参6g，防风6g，生甘草6g。5剂，水煎服。

二诊2017年11月9日：患者双下肢及足踝水肿不显，乏力纳差，口干微烦基本消失，舌苔已退，痤疮散在，余症未变，尿检蛋白（++），24h尿蛋白定量1.95g，此为湿热始退，但阴虚火热渐露，在治疗原意的基础上补肾养

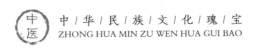
阴泻火，酌加息风通络之药，减赤芍、丹参，加玄参、山茱萸、益母草、僵蚕、蝉蜕各15g。10剂，水煎服。

　　三诊2017年11月18日：患者痤疮已不显，手足心热，汗出明显缓解，尿蛋白（＋），24h尿蛋白总量0.43g，人血白蛋白32g/L，守方化裁，上方易生地黄为熟地黄，生薏苡仁易为炒薏苡仁，加太子参，并开始减激素，随症加减，坚持服药半年后，患儿尿蛋白转阴，病情完全缓解。嘱家长预防患儿感冒，追访近1年，患者身体健康。

[按]蛋白尿是肾病中最主要的临床表现之一，也是临症中最难消除的。本病以其寒热错杂、虚实并存、本虚标实为特点。此患儿使用大量激素，而激素的病理产物为湿热之邪。然湿热为患，不仅令病情迁延，而且使患者易感外邪。湿热瘀结、正气不足，是蛋白尿持续不退的主要因素。五苓散化气行水；加生薏苡仁、连翘以加强清热祛湿之力；生地黄、白茅根、丹参、益母草凉血散瘀不留瘀，湿热最易伤阴；白扁豆、玄参补阴泻火不助湿；玉屏风散扶正气防外感，然蛋白尿的形成以水谷精微不得封藏而外流为核心病机，故健脾益肾，用熟地黄、山茱萸、山药、炒薏苡仁。结合本患者的发病情况，风邪鼓荡，易使水、湿、痰、瘀血内生，风邪常与水、湿、痰、瘀血相兼为患，令病情更趋复杂和顽固，而唯有虫类药，善于搜剔透邪，息风通络，直达病所，将潜伏于内的风湿痰瘀血之邪，深搜细剔，逐出于外，常用僵蚕、蝉蜕、地龙等，可起到事半功倍的作用。上药合用，补泻并施，阴阳平调，而启顽疾。

六、治疗糖尿病（消渴病）

[临床表现]形体肥胖，口渴多饮，尿频量多，多食易饥，倦怠乏力，小便量少，舌质淡，苔白腻，边有齿痕，脉细。

[辨证]脾虚湿盛。

[治法]健脾祛湿。

[方药]五苓散加减。

[附]病案举例

　　患者马某，男，45岁，农民，2016年1月9日初诊。

主诉：小便频多1个月。患者糖尿病病史6年，曾间断治疗，症状基本稳定，1个月前因农事繁忙，出现小便频作，量多，入夜尤甚，夜尿5～6次，伴下肢困乏无力，腰膝酸软，头晕口渴，心烦寐差，舌质红，苔白腻乏津，脉沉细数。空腹血糖16.43mmol/L，餐后血糖21.30mmol/L，尿糖（++++）。

辨证：湿热停聚，脾肾双虚。

治法：利水渗湿，清热滋阴，健脾益肾。

处方：泽泻15g，茯苓15g，猪苓12g，肉桂6g，生黄芪30g，炒白术12g，熟地黄12g，山茱萸9g，山药9g，玄参18g，白扁豆15g，生薏苡仁30g，连翘12g，白茅根15g，生甘草6g。10剂，水煎服。

二诊2016年1月20日：患者头晕口渴、小便频繁、下肢困乏无力、腰膝酸软等症状均消失，仍感心烦寐差。加炒酸枣仁18g。15剂，水煎服。

三诊2016年2月6日：患者服用15剂后，临床症状均消失，经3次化验复查，空服血糖：6.8mmol/L左右，餐后2h血糖：12.52mmol/L 左右，尿糖（-）～（+）。

[按]消渴病，本虚标实，病本在肾，肾脏为一身元气之根，阴液之本，膀胱州都之官，主藏津液，它的气化功能有赖于肾。张老师以为某些消渴病人发病的机制其标为中焦失运，津液不布，水饮内停，其本为肾气不足，膀胱的气化功能失常，致使湿热毒邪壅积下焦，邪热有余，更耗津液，发为本病。故益肾气而助膀胱气化，湿热自去则津液自生，消渴自止。张老师尊前贤理论又有所创新，《伤寒杂病论》云："其人渴而口燥，烦，小便不利者，五苓散主之"，桂枝易肉桂，合以益气补肾之品，佐以清热，而获良效。

七、治疗前列腺增生（癃闭）

[临床表现]小腹坠胀，时欲小便而不得出，或量少而不畅，神疲乏力，舌质淡，苔薄白，边有齿痕，脉细。

[辨证]中气不足。

[治法]升清降浊，化气行水。

[方药]五苓散加减。

164

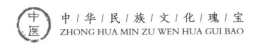
[附]病案举例

患者郝某，男，65岁，退休工人，2017年12月23日初诊。

主诉：尿频，尿线变细4年，加重1个月。自述患"前列腺增生"病史4年余，平素时有尿频，尿线变细，尿后余沥，排尿无力，夜甚于昼，夜尿5～6次，少腹及阴部坠胀不适，伴腰部酸困，每因天气变化、劳累后诱发或加重。近1个月来，反复感冒后小便点滴不尽，甚时欲小便而不得出，舌质淡，苔白腻，脉沉弦细。

辨证：水湿内停，肾气不足，膀胱气化无力。

治法：化气行水，温肾利尿。

处方：泽泻15g，茯苓15g，猪苓12g，炒白术9g，肉桂6g，熟地黄24g，山茱萸12g，生黄芪30g，炒白芍30g，生甘草30g。5剂，水煎服。

二诊2017年12月28日：服用5剂后，患者小便已能点滴排出，但排尿仍无力，继服10剂。

三诊2018年1月6日：服用10剂后，效果显现，患者夜尿1～2次，小便较畅，少腹及阴部坠胀明显减轻，仅大便质稀，易生甘草为炙甘草。守方化裁共服20剂，小便畅行，诸症皆除。

[按]前列腺增生，相当中医"癃闭"，其病位在膀胱，"夫膀胱为藏水之府，水之入也，由气以化水，故有气斯有水，水之出也，由水以达气，故有水始有溺，经曰气化则能出矣！盖有化而入而后有化而出，无化而出必其无化而入，是以其入其出皆有气化……然则水中有气，气即水也，气中有水，水则气也。"膀胱与肾相表里，膀胱的气化有赖于肾阳的蒸化，病人六十有五，肾阳不足，不能蒸化水液，清者不能上升，浊者不能下降，令水湿内停，小便点滴而出。五苓散化气利水渗湿；肉桂、熟地黄、山茱萸、生黄芪温补肾阳；白芍甘草缓急排尿。上药合用令升降相因，则小便利。

真武汤《伤寒论》

[组成]茯苓9g，白芍9g，白术6g，生姜9g，附子9g。

[用法]以水八升，煮取三升，去滓，温服七合，日三服（现代用法：水煎温
服）。

[功用]温阳利水。

[主治]脾肾阳虚，水饮内停证。

[附录]真武汤出自医圣张仲景《伤寒论》，本方在《伤寒论》中有两条：一条
是太阳病篇第82条："太阳病发汗，汗出不解，其人仍发热，心下悸，
头眩，身目睭动，振振欲擗一作僻地者，真武汤主之。"另一条是少阴
病篇第316条："少阴病，二三日不已，至四五日，腹痛，小便不利，
四肢沉重疼痛，自下利者，此为有水气，其人或咳，或小便不利，或下
利，或呕者，真武汤主之。"前者为发汗过多，损伤阳气，外则不能解
太阳之邪，内而伤及少阴之气；后者是少阴本经自病，阳虚水气内停证
也。

[方解]方中附子辛热，主入心肾，能温壮肾阳，散寒止痛，为君药。茯苓淡渗
利水，生姜温胃散寒行水，二味协助君药以温阳散寒，化气行水，为臣
药。白术苦甘而温，健脾燥湿；白芍酸而微寒，敛阴缓急而舒筋止痛，
并利小便，且监附子之温燥，为佐药。五味相合，共奏温阳利水之功，
使阳复阴化水行。

【张氏临证经验】

一、治疗慢性荨麻疹（瘾疹）

[临床表现]皮肤瘙痒，入夜尤甚，抓破后渗出津水，周身酸楚，时寒时热，舌

质淡，苔白略腻，脉沉。

[辨证]营卫不和。

[治法]调和营卫。

[方药]真武汤加减。

[附]病案举例

患者于某，女，39岁，职员，2016年3月26日初诊。

主诉：皮肤瘙痒2天余，加重1天。患者2天前因食河虾类食物而发皮肤瘙痒，服各种中西药治疗效果欠佳。因瘙痒难忍后住院治疗稍有改善。近1天病情加重，遂来诊。现除面部外，周身丘疹，瘙痒，色红，夜寐欠佳，表情忧虑，舌体胖大、齿痕，苔白滑，脉弦细。

辨证：营卫不和。

治法：调理肝脾，透发营卫。

处方：附子5g，茯苓30g，白芍15g，白术10g，生姜30g，炙麻黄10g，连翘20g，赤小豆15g，桑白皮15g，牡丹皮15g，生地黄30g，党参15g，黄芪30g，细辛5g，柴胡15g，黄芩15g，桂枝15g，夜交藤30g。5剂，水煎服。同时嘱患者忌食鱼虾、鸡肉、羊肉等物，畅情志。

二诊2016年4月2日：服上方有奇效，第1剂药服后当晚痒止，风疹渐消，皮肤渐光滑，大便好转，睡眠正常，舌质暗，舌体胖大、有齿痕，苔薄白，脉弦缓。上方加泽泻20g，大黄5g，当归15g，川芎15g。5剂，水煎服。

三诊2016年4月9日：服上方身痒止，周身痒痂渐康复，颜色变浅，月经持续8天，色暗。舌淡暗红，苔薄白，脉弦缓。上方去夜交藤，赤小豆加至20g，党参加至20g，附子加至9g，大黄加至6g，加桃仁10g，猪苓20g，玄参15g，麦冬10g。5剂，水煎服。

四诊2016年4月15日：服上方身痒止，周身痒痂渐康复，胳膊隐见圆形斑痕，舌质淡红，苔薄白，脉弦缓。去玄参、麦冬，炙麻黄加至12g，加杏仁10g，鳖甲15g。5剂，水煎服。

五诊2016年4月22日：皮疹愈，皮肤光滑，基本康复，大便不爽，舌质淡红，苔薄白，脉弦滑。上方加肉苁蓉20g。5剂，水煎服。

六诊2016年4月30日：皮疹愈，皮肤光滑，色斑减淡，大便欠爽，舌体胖大，苔白，脉弦细。上方去大黄、杏仁、鳖甲、肉苁蓉，加阿胶10g，吴茱萸6g，干姜6g，炙甘草10g，麦冬10g。5剂，水煎服。随访1年半一直未再复发。

[按]风团多由禀赋不受，又食鱼虾等腥荤动风之物；或因饮食失节，胃肠实热；或因平素体虚卫表不固，复感风热、风寒、湿邪之淫郁于皮毛肌腠之间而发病；或因情志不遂，肝郁不疏，气机壅滞不畅，郁而化火，灼伤阴血，致使阴血不足，复受风寒湿邪而诱发。因禀赋不耐，初起为风寒外袭、风热客表或湿邪郁于肌表，致营卫不和，邪气郁于腠理，外不得透达，内不得疏泄，故见风团。风为阳邪，善行而数变，故起病急骤，时隐时现，发无定位。邪热郁于血分，血热生风或热邪灼伤阴液，血虚生风，则使病情反复发作，迁延难愈。西医多采用抗组胺、抗生素、激素等抗过敏药物治疗，对于急性荨麻疹疗效显著，但对于慢性荨麻疹则效果不佳。张老师通过多年的临床经验明确提出慢性荨麻疹虽表现在皮肤，但病根内连脏腑，究其病理机制，实为卫气不和而营血寒湿不能外透，郁而生热，虚邪贼风乘虚而入。脾主生化气血，气血循行周身内外，内行脏腑称气血，外行经络名营卫，营卫和即经络之气血和也。营卫如气血之枝叶行于表；气血似营卫之根本发于里。气血是营卫之后盾，气血内足则营卫外发；气血内虚则营卫内陷。阳气内虚致卫不外发，阴寒内盛致营郁不达，卫陷营郁发为寒湿顽疹。然湿归于脾，寒司于肾，脾肾阳虚不能温化内外寒湿，寒湿郁滞经络肌表营分，卫气内虚无力温营透邪外出，此乃形成顽固性慢性荨麻疹之关键所在。本病实质上是由于肝、脾、肾三脏功能失调所致，以肝木风动为主，病因为肾水虚寒，脾土湿陷，水不涵木，土不培木，致使木郁化热，湿热内蕴，营卫郁滞，木郁生风发为痒疹。治以调理肝脾肾，发散风湿，透发营卫为原则。方选真武汤温肾散寒、化气行水、祛湿健脾、养血补肝、疏木祛风；合麻黄连翘赤小豆汤，以宣散在表之风湿；合麻黄附子细辛汤温阳透表，以增强温通宣散之力；合桂枝汤解表疏风、调和营卫；加柴胡、黄芩以增强疏肝清风之功；加党参、黄芪合茯苓、白术健脾利湿、益气固表；加牡丹皮、生地黄凉血散瘀，寓有"治风先治血，血行风自灭"之意；加夜交藤以养血安神。全方重点是在温散水

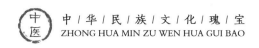
湿的基础上配以养血调肝、温中健脾之剂，使肾水温暖，脾气健运，肝气
条达，营卫调和，诸症皆愈。

二、治疗高血压病案（眩晕）

[临床表现]头晕，时有头重如蒙，胸闷恶心，食少多寐，舌质淡，苔白腻，脉
　　　　滑。

[辨证]风毒湿邪。

[治法]痰浊上扰。

[方药]真武汤加减。

[附]病案举例

　　患者韦某，男，66岁，退休教师，2017年9月9日初诊。

　　主诉：头痛、头晕反复发作10余年，加重5天。患者自述于2006年春开
始出现头痛、头涨、头晕等症，经我市某医院检查，诊断为"高血压病"。
曾间断服用罗布麻片和硝苯地平片，血压控制不稳定，时高时低。近5日来头
痛、头晕加重，头晕严重时不能站立，伴口吐清涎，时时欲呕，痰多，动则
气喘，夜尿频多，畏寒肢冷，形体肥胖，下肢轻度水肿，舌淡嫩胖有齿痕，
苔白而润，脉象沉迟。血压180 /120mmHg。

　　辨证：阳虚湿盛，风痰上扰。

　　治法：温阳化气。

　　处方：附子15g，生姜15g，白术20g，茯苓30g，白芍20g，泽泻20g，肉桂
6g，牛膝15g，桑寄生15g，杜仲15g，钩藤15g。5剂，水煎服。

　　二诊2017年9月15日：患者尿量增多，痰多，头痛、头晕减轻，血压降
至150/90mmHg。上方加龙骨30g，牡蛎30g。7剂，水煎服。

　　三诊2017年9月23日：患者头目清晰，头痛、头晕消除，饮食增加，肢
体转温，下肢水肿消退，血压140/86mmHg。予金匮肾气丸善后。

[按]高血压病属中医学"眩晕""头痛"范畴，多为肝肾阴虚、肝阳上亢、阴
　　不潜阳所致。《素问·至真要大论》云："诸风掉眩，皆属于肝。"本病
　　治疗多以滋水涵木、平肝息风、滋阴潜阳为主。临床肾阳不足、水气上凌
　　所致的高血压也不少见，特别是晚期高血压患者多见。阳虚水泛证的辨证

169

要点为全身性畏寒，兼有水肿、便溏、小便清利；舌苔白滑，舌质淡嫩多有齿痕，脉象沉细或沉迟。高血压患者如伴见上述特征，可用温阳化气利水的方法治疗。本例患者虽血压高，症见畏寒肢冷、手足不温、舌体淡胖而有齿痕，此为阳虚水停的辨证依据，治宜温阳化气，方用真武汤加味。

三、治疗糖尿病肾病（水肿）

[临床表现]全身水肿，腰以下尤甚，按之没指，四肢厥冷，神疲乏力，胸闷不舒，纳呆，小便短少，大便溏薄，舌质淡，苔白，脉沉细。

[辨证]脾肾阳虚。

[治法]温补脾肾，化气行水。

[方药]真武汤加减。

[附]病案举例

患者黄某，女，69岁，退休工人，2017年2月9日初诊。

主诉：双下肢水肿半年。患者2型糖尿病病史10年，3年前诊断为"糖尿病肾病"。曾长期服用糖适平、拜糖平等降糖药物，血糖控制不理想。诊断为糖尿病肾病后改为胰岛素治疗，血糖时有增高。近半年来，反复出现双下肢水肿。现症见：畏寒神疲，口干不欲饮，手足麻木，腰酸软，四肢不温，着棉衣不觉热，双下肢肿甚，纳呆寐安，小便量少，2~3次/夜，大便秘结，二三日1行。

辨证：脾肾两虚，水邪泛滥，夹湿夹瘀。

治法：温补脾肾，化浊利水。

处方：熟附子6g，白术20g，茯苓15g，干姜6g，赤芍15g，猪苓15g，丹参15g，枳壳15g，党参20g，玉米须20g，三七片10g，怀山药20g，沙参15g，炙甘草6g。5剂，水煎服。

二诊2017年2月15日：服用5剂后，患者双下肢水肿明显减退，自诉口干及手足麻痹减轻，但畏寒，手足麻木，腰酸软，夜尿减至1次，大便稍硬，舌脉同前。上方去沙参、怀山药，加柴胡10g，山茱萸12g，附子增至8g。7剂，水煎服。

三诊2017年2月25日：服用7剂，患者水肿基本消退，诸症均减，大小便转常。加大熟附子用量为10g，服药7剂后见水肿消退，纳增，精神转振，诸症不显。

[按]该案患者，消渴病迁延日久加之饮食不节而致脾肾阳虚，脾虚则运化失司，水湿潴留，精微下泄，肾虚则封藏失职，不能化气行水，则水湿内停。双下肢水肿、小便量少是水湿停聚于内之征；舌脉象再合患者畏寒肢冷，则全身一派虚寒之象可见。阳虚不能化水，水湿留于下肢则下肢肿甚；阳气虚不能温煦四肢故见四肢不温；膀胱气化失职故见小便量少。患者久治不愈血瘀乃成，正如《血证论》云："凡物有根逢时必发……，瘀血即其根也。"瘀血不去，血流瘀滞，则肾失血养。故辨证为脾肾两虚，水邪泛滥，夹湿夹瘀。选仲景之真武汤以温补脾肾阳，化浊利水，适合此患者脾肾阳气衰败，水湿内聚之虚实夹杂的病机。方中附子辛热温肾中之阳，白术燥湿健脾，生姜佐附子之助阳，茯苓淡渗，佐白术健脾，芍药既可敛阴和营，又可制附子刚烈之性。加用活血利水之品如猪苓、丹参、玉米须等，化瘀行水并用，两者相得益彰，效果更佳。

时方

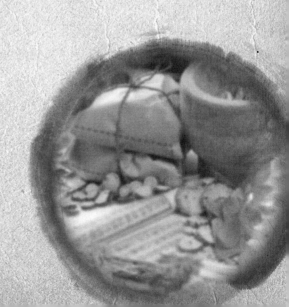

半夏白术天麻汤《医学心悟》

[组成]半夏4.5g，天麻3g，茯苓3g，橘红3g，白术9g，甘草1.5g。

[用法]生姜一片，大枣二枚，水煎服。

[功用]燥湿化痰，平肝息风。

[主治]风痰上扰证。眩晕头痛，胸闷呕恶，舌苔白腻，脉弦滑等。

[附录]眩，谓眼黑，晕者，头旋也，古称头旋眼花是也。其中有肝火内动者，经云："诸风掉眩，皆属肝木是也，逍遥散主之。"有湿痰壅遏者，书云'头旋眼花，非天麻、半夏不除是也，半夏白术天麻汤主之。（《医学心悟》）

[方解] 本方证缘于脾湿生痰，湿痰壅遏，引动肝风，风痰上扰清空所致。风痰上扰，蒙蔽清阳，故眩晕、头痛；痰阻气滞，升降失司，故胸膈痞闷、恶心呕吐；内有痰浊，则舌苔白腻；脉来弦滑，主风主痰。治当化痰息风，健脾祛湿。半夏燥湿化痰，降逆止呕；天麻平肝息风，而止头眩，两者合用，为治风痰眩晕头痛之要药。李东垣在《脾胃论》中说："足太阴痰厥头痛，非半夏不能疗；眼黑头眩，风虚内作，非天麻不能除。"故以两味为君药。以白术、茯苓为臣，健脾祛湿，能治生痰之源。佐以橘红理气化痰，脾气顺则痰消。使以甘草和中调药；煎加姜、枣调和脾胃，生姜兼制半夏之毒。

【张氏临证经验】

一、治疗高血压病（头痛）

[临床表现]头痛昏蒙，胸脘满闷，呕恶痰涎，苔白腻，或舌胖大有齿痕，脉滑或弦滑。

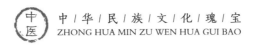
[辨证]脾失健运，痰浊中阻，上蒙清窍。

[治法]健脾化痰，降逆止痛。

[方药]半夏白术天麻汤加减。

[附]病案举例

患者车某，女，64岁，退休教师，2016年5月9日初诊。

主诉：头痛1年。患者1年前无诱因出现头痛症状，就诊当地医院，行头CT：未见异常，测血压180/100mmHg，予以降压治疗（拜新同30mg qd po），血压波动在150～170/80～90mmHg，头痛症状时轻时重，今日就诊我院门诊。现症见：头痛昏蒙，呕恶痰涎，纳可，夜寐安，二便调，舌质淡，苔白腻，舌边齿痕，脉滑。

辨证：脾失健运，痰浊中阻，上蒙清窍。

治法：健脾化痰，降逆止痛。

处方：半夏10g，天麻10g，茯苓12g，橘红10g，白术12g，蔓荆子15g，白蒺藜15g，甘草3g。14剂，水煎服。

二诊2016年5月26日：患者自诉服药14剂后，头痛显著减轻，无呕恶痰涎，纳可，夜寐安，二便调，舌淡，苔白，舌边齿痕，脉滑。血压140/90mmHg。原方14剂，水煎服。

三诊2016年6月14日：患者服14剂后，头痛缓解，无不适症状，纳可，夜寐安，二便调，舌质淡红，苔薄白，脉细。血压140/90mmHg。随访3个月，患者诸症未见复发。

[按]头痛病是指由于外感与内伤，致使脉络拘急或失养，清窍不利所引起的以头部疼痛为主要临床特征的疾病。丹溪所言"头痛多主于痰"。《诸病源候论》已认识到"风痰相结，上冲于头"可致头痛。患者素体脾湿，痰湿内生，湿痰壅遏，引动肝风，风痰上扰清空而致头痛；痰湿中阻，气机升降失司，故呕恶痰涎；脾虚则舌质淡，苔白腻，舌边齿痕。半夏、生白术、茯苓、橘红健脾化痰、降逆止呕，痰浊去则清阳升而头痛减，天麻、蔓荆子、白蒺藜平肝息风止痛，甘草调和诸药。诸药合用，痰得以消，风得以熄，头痛则愈。

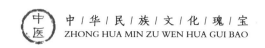

二、治疗脑梗死（中风）

[临床表现]半身不遂，口眼㖞斜，舌强言謇或不语，偏身麻木，头晕目眩，舌质暗淡，舌苔薄白或白腻，脉弦滑。

[辨证]风痰瘀血，痹阻脉络。

[治法]祛风化痰通络。

[方药]半夏白术天麻汤加减。

[附]病案举例

患者李某，男，56岁，职员，2017年7月10日初诊。

主诉：左侧肢体活动不遂2周。2周前患者无明显诱因出现左侧肢体活动不遂，语言謇涩，口角㖞斜，伴有头晕，无头痛，就诊当地医院，诊为"脑梗死"，予对症治疗（具体不详），症状改善不明显，今来求治。现症见：左侧肢体活动不遂，语言謇涩，口角㖞斜，偶有头晕，纳可，夜寐安，二便调。现观其左侧鼻唇沟浅，伸舌左偏，左侧肢体肌力Ⅱ级，左侧巴氏征（＋）。舌质暗淡，舌苔薄白，脉弦滑。头颅CT示：右侧基底节区脑梗死。

辨证：风痰瘀血，痹阻脉络。

治法：祛风化痰通络。

处方：半夏10g，天麻10g，茯苓12g，橘红10g，白术12g，胆南星15g，全蝎10g，甘草3g。14剂，水煎服。

二诊2017年7月28日：患者左侧肢体活动不遂及口角㖞斜无变化，语言较前流利，无头晕，舌质暗淡，舌苔薄白，脉弦滑。原方基础上加红花20g、桃仁20g，14剂，水煎服。

三诊2017年8月16日：患者左侧肢体活动不遂明显改善，搀扶下可行走，左臂可抬起，左手可持轻物，口角略㖞斜，语言较流利，舌质淡，舌苔薄白，脉弦细。改为蝮龙抗栓丸口服3个月。

3个月后患者复诊，患者生活能自理，可干轻体力活，语言流利，口角略㖞斜。嘱调情志，慎起居。

[按]中风多指内伤病症的类中风，多因气血逆乱、脑脉痹阻或血溢于脑所致。

以突然昏仆、半身不遂、肢体麻木、舌謇不语、口舌㖞斜、偏身麻木等为

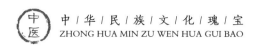

主要表现的脑神经疾病。患者过食肥甘厚味，脾失健运，聚湿生痰，痰郁化热，引动肝风，夹痰上扰，风痰瘀血、痹阻脉络而致本病。半夏、生白术、茯苓、橘红、胆南星健脾化痰，天麻、全蝎息风通络，桃仁、红花活血化瘀。诸药合用，共成祛风化痰通络之剂。

三、治疗梅尼埃病（眩晕）

[临床表现]眩晕，头重如蒙，视物旋转，胸闷作恶，呕吐痰涎，食少多寐，苔白腻，脉弦滑。

[辨证]痰浊上蒙。

[治法]燥湿祛痰，健脾和胃。

[方药]半夏白术天麻汤加减。

[附]病案举例

患者陈某，男，49岁，工人，2018年1月5日初诊。

主诉：头晕2周。患者2周前出现头晕，头重如蒙，视物旋转，时有呕吐痰涎，曾口服盐酸氟桂利嗪胶囊、强力定眩片治疗，症状无改善，今来诊求治。现症见：头晕，头重如蒙，视物旋转，时有呕吐痰涎，腹胀纳呆，夜寐安，二便调。舌质淡，苔白腻，脉弦滑。

辨证：痰浊上蒙。

治法：燥湿祛痰，健脾和胃。

处方：半夏10g，天麻10g，茯苓12g，橘红10g，白术12g，砂仁8g，厚朴10g，甘草3g。14剂，水煎服。

二诊2018年1月21日：患者诸证缓解，无不适症状，纳可，夜寐安，二便调。舌质淡红，苔薄白，脉弦细。嘱咐患者起居有常，饮食有节。3个月后随访未见复发。

[按]眩晕是由于情志、饮食内伤、体虚久病、失血劳倦及外伤、手术等病因，引起风、火、痰、瘀上扰清空或精亏血少，清窍失养为基本病机，以头晕、眼花为主要临床表现的一类病证。眩即眼花，晕是头晕，两者常同时并见，故统称为"眩晕"。《丹溪心法·头眩》云："头眩，痰挟气虚并火，治痰为主，挟补气药及降火药。无痰不作眩，痰因火动，又有湿

痰者，有火痰者。"患者长期野外工作，饥饱劳倦，伤于脾胃，健运失司，以致水谷不化精微，聚湿生痰，痰湿中阻，浊阴不降，引起眩晕。半夏、陈皮、茯苓、橘红理气调中，燥湿祛痰；白术健脾除湿，天麻息风通络；厚朴、砂仁理气化湿健脾，甘草调和诸药。诸药合用，理气化痰，气顺痰消，眩晕则愈。

四、治疗冠心病（胸痹心痛）

[临床表现]胸闷重而心痛轻，形体肥胖，痰多气短，遇阴雨天而易发作或加重，伴有倦怠乏力，纳呆便溏，口黏，恶心，咯吐痰涎，苔白腻或白滑，脉滑。

[辨证]痰浊闭阻。

[治法]健脾化痰，温通心阳。

[方药]半夏白术天麻汤加减。

[附]病案举例

患者范某，女，67岁，退休工人，2018年5月9日初诊。

主诉：心前区闷痛2个月。患者2个月前出现心前区闷痛，痰多，倦怠乏力，未予重视，今来诊求治。现症见：心前区闷痛，痰多，倦怠乏力，纳可，夜寐安，小便调，大便黏腻，舌质淡，苔白腻，脉滑。心电图示：窦性心律，非特异性T波改变。

辨证：痰浊闭阻。

治法：健脾化痰，温通心阳。

处方：半夏10g，天麻10g，茯苓12g，橘红10g，白术12g，薤白12g，瓜蒌15g，甘草3g。14剂，水煎服。

二诊2018年5月27日：患者无心前区闷痛，仍倦怠乏力，纳可，夜寐安，二便调，舌质淡，苔白，脉滑。原方去薤白、瓜蒌，加黄芪30g，再服14剂，水煎服。

三诊2018年6月16日：患者诸证缓解，精力充沛，无不适症状。舌质淡红，苔薄白，脉细。随访3个月，未再发作。

[按]胸痹心痛，又称心痛。是由于正气亏虚，饮食、情志、寒邪等所引起的以

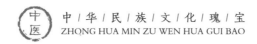

痰浊、瘀血、气滞、寒凝痹阻心脉，以膻中或左胸部发作性憋闷、疼痛为主要临床表现的一种病证。患者素体脾虚，运化失职，湿浊内生，湿阻中焦，阳气被遏，胸阳不振而致心前区闷痛，脾虚则生痰浊，故见痰多，脾虚清阳不升，倦怠乏力。半夏、陈皮、茯苓、白术、橘红、黄芪健脾益气化痰，薤白、瓜蒌通阳行气，天麻通络止痛，甘草调和诸药。诸药合用，通补结合，标本兼治，共奏健脾化痰、温通心阳之功。

补阳还五汤《医林改错》

[组成]生黄芪120g，当归尾6g，赤芍5g，地龙（去土）、川芎、红花、桃仁各3g。

[用法]水煎服。

[功用]补气，活血，通络。

[主治]中风之气虚血瘀证。半身不遂，口眼㖞斜，语言謇涩，口角流涎，小便频数或遗尿失禁，舌暗淡，苔白，脉缓无力。

[附录]"此方治半身不遂，口眼㖞斜，语言謇涩，口角流涎，下肢痿废，小便频数，遗尿不禁。初得半身不遂，依本方加防风一钱，服四五剂后去之，如患者先有入耳之言，畏惧黄芪，只得迁就人情，用一二两，以后渐加至四两，至微效时，日服两剂，岂不是八两？两剂服五六日，每日仍服一剂。如已病三两个月，前医遵古方用寒凉药过多，加附子四五钱。如用散风药过多，加党参四五钱，若未服，则不必加。此法虽良善之方，然病久气太亏，肩膀脱落二三指缝、胳膊曲而扳不直、脚孤拐骨向外倒，哑不能言一字，皆不能愈之症。虽不能愈，常服可保病不加重。若服此方愈后，药不可断，或隔三五日吃一剂，或七八日吃一剂，不吃恐将来得气厥之症，方内黄芪，不论何处所产，药力总是一样，皆可用。"（《医林改错》）

[方解]本方证以气虚为本，血瘀为标，即王清任所谓的"因虚致瘀"。治当以

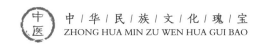

补气为主，活血通络为辅。本方重用生黄芪，补益元气，意在气旺则血行，瘀去络通，为君药。当归尾活血通络而不伤血，为臣药。赤芍、川芎、桃仁、红花协同当归尾以活血祛瘀；地龙通经活络，力专善走，周行全身，以行药力，亦为佐药。

【张氏临证经验】

一、治疗脑梗死（中风）

[临床表现]半身不遂，口舌㖞斜，言语謇涩或不语，偏身麻木，气短乏力，口流涎，自汗出，心悸便溏，手足肿胀，舌质暗淡，舌苔薄白或白腻，脉沉细、细缓或细弦。

[辨证]气虚血瘀，脉阻络痹。

[治法]益气养血，化瘀通络。

[方药]补阳还五汤加减。

[附]病案举例

患者李某，男，76岁，农民，2018年1月10日初诊。

主诉：右侧肢体活动不利2月余。2个月前患者无明显诱因出现右侧肢体活动不利，语言謇涩，口角㖞斜，无头晕及头痛，在当地医院诊为"脑梗死"，予抗血小板聚集、调脂、改善循环、营养脑细胞治疗，症状略改善，今来诊求治。现症见：右侧肢体活动不利，语言謇涩，口角㖞斜，神疲乏力，自汗，纳可，夜寐安，二便调。现观其右侧鼻唇沟浅，伸舌右偏，右侧肢体肌力Ⅲ级，右侧巴氏征（＋）。舌质暗淡，舌苔薄白，脉沉细。头颅CT示：左侧颞顶叶脑梗死。

辨证：气虚血瘀，脉阻络痹。

治法：益气养血，化瘀通络。

处方：生黄芪50g，当归12g，赤芍10g，地龙8g，川芎10g，红花10g，桃仁10g，白术10g，山药10g。14剂，水煎服。

二诊2018年1月28日：患者右侧肢体活动较前灵活，仍语言謇涩，口

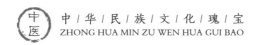

角喝斜,神疲乏力减轻,自汗缓解,舌质淡红,舌苔薄白,脉沉细。原方14剂,水煎服。

三诊2018年2月16日:患者右侧肢体活动不利显著改善,语言较流利,口角略喝斜,无神疲乏力,舌质淡红,舌苔薄白,脉细。改为蝮龙抗栓丸口服3个月。

3个月后患者复诊,患者生活完全自理。嘱调情志,慎起居。

[按]中风多指内伤病症的类中风,多因气血逆乱、脑脉痹阻或血溢于脑所致。以突然昏仆、半身不遂、肢体麻木、舌謇不语、口舌喝斜、偏身麻木等为主要表现的脑神经疾病。患者老年男性,年过七旬,气血渐亏,气虚血弱,气虚则无力行血,瘀血闭阻脑脉则发本病。本方重用生黄芪大补元气,白术、山药健脾益气,当归、川芎、赤芍、桃仁、红花活血化瘀,地龙通行经络。诸药合用,气旺血行,瘀祛络通,诸症自愈。

二、治疗重症肌无力(痿证)

[临床表现]久病体虚,四肢痿弱,肌肉瘦削,手足麻木不仁,四肢青筋显露,可伴有肌肉活动时隐痛不适。舌痿不能伸缩,舌质暗淡或有瘀点、瘀斑,脉细涩。

[辨证]气虚血瘀,脉络瘀阻。

[治法]益气养营,活血行瘀。

[方药]补阳还五汤加减。

[附]病案举例

患者丁某,男性,51岁,工人,2018年2月6日初诊。

主诉:四肢无力、手足麻木半年。患者半年前出现四肢无力,手足麻木不仁,伸舌困难,活动后易汗出,曾就诊当地医院,诊为重症肌无力,予对症治疗(具体不详),症状逐渐加重,并出现四肢肌肉萎缩,生活不能自理,今来诊求治。现症见:四肢无力,手足麻木不仁,伸舌困难,活动后易汗出,纳差,夜寐安,小便调,大便秘,舌苔白,舌质暗淡,脉细涩。

辨证:气虚血瘀,脉络瘀阻。

治法:益气养营,活血行瘀。

处方：生黄芪50g，当归12g，赤芍10g，地龙8g，川芎10g，红花10g，桃仁10g，白芍10g，人参10g。14剂，水煎服。

二诊2018年2月24日：患者四肢无力及手足麻木不仁略减轻，仍伸舌困难及活动后易汗出，纳差，夜寐安，二便调，舌苔白，舌质暗淡，脉细涩。原方14剂，水煎服。

三诊2018年3月15日：患者四肢有力，无手足麻木不仁，伸舌困难较前明显好转，活动后偶有汗出，生活完全自理，纳差，夜寐安，二便调，舌苔白，舌质淡，脉细。原方去人参，生黄芪减量至30g。14剂，水煎服。

四诊2018年4月3日：患者诸症痊愈。嘱咐患者起居有常，饮食有节。3个月后随访未见复发。

[按]痿证是指肢体痿弱无力，不能随意运动的一类病证。病因有外感与内伤两类。外感多由温热毒邪或湿热浸淫，耗伤肺胃津液而成。内伤多为饮食或久病劳倦等因素，损及脏腑，导致脾胃虚弱、肝肾亏损。患者素体虚弱，正气不足，气为血之帅，血为气之母，气行则血行，气虚则血瘀，瘀血阻络，筋脉失养，故见本病。人参、生黄芪益气，当归、川芎、赤芍、白芍、桃仁、红花养血活血通络，地龙活血化瘀通脉。诸药合用，气虚得补，瘀血得通，筋脉得养。

三、治疗糖尿病合并周围神经病变（消渴痹症）

[临床表现]肢体麻木、疼痛，神疲乏力、自汗，气短，动则益甚，颜面微浮，或大便稀溏或便秘不畅，小便清。舌质暗淡，苔薄白、脉细涩。

[辨证]气虚血瘀。

[治法]补气活血化瘀。

[方药]补阳还五汤加减。

[附]病案举例

患者雷某，女，66岁，退休工人，2018年5月11日初诊。

主诉：四肢麻木5个月。患者5个月前出现四肢麻木，神疲乏力、自汗，未予重视，今来诊求治。现症见：肢体麻木，神疲乏力、自汗，小便清，大

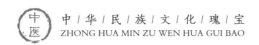
便调。舌质暗淡，苔薄白，脉细涩。既往糖尿病病史10年，未系统治疗。肌电图提示：多支感觉神经传导速度延迟。

辨证：气虚血瘀。

治法：补气活血化瘀。

处方：生黄芪50g，当归12g，赤芍10g，地龙8g，川芎10g，红花10g，桃仁10g，莪术10g，土鳖虫10g。14剂，水煎服。

二诊2018年5月28日：患者肢体麻木减轻，精力充沛，偶有自汗，二便调。舌质淡红，苔薄白，脉细涩。原方14剂，水煎服。

三诊2018年6月16日：患者诸证缓解。舌质淡红，苔薄白，脉细。

随访3个月，未再发作。

[按]痹证是由于风、寒、湿、热等外邪侵袭人体，闭阻经络，气血不能畅行，引起肌肉、筋骨、关节等酸痛、麻木、重着、伸屈不利，甚或关节肿大灼热等为主要临床表现的一种疾病。患者老年久病，气血亏虚，气虚血行瘀滞，痹阻筋脉，故见本病。生黄芪补气，白术、山药健脾益气，当归、川芎、赤芍、桃仁、红花活血化瘀，地龙通行经络，莪术、土鳖虫行气破血。诸药合用，攻补兼施，补而不滞。

四、治疗椎基底动脉供血不足（眩晕）

[临床表现]头晕目眩，动则加剧，神疲乏力，面唇紫暗，舌瘀点或瘀斑，脉细涩。

[辨证]气虚血瘀，闭阻脑窍。

[治法]活血化瘀通窍。

[方药]补阳还五汤加减。

[附]病案举例

患者王某，男性，59岁，职员，2018年7月8日初诊。

主诉：头晕1个月。患者1个月前出现头晕，活动后加重，神疲乏力，自汗，未予重视，今来诊求治。现症见：头晕，活动后加重，神疲乏力，自汗，纳可，夜寐安，二便调，舌质暗红，舌边尖瘀点，苔薄白，脉细涩。

辨证：气虚血瘀，脑窍失养。

治法：益气活血，化瘀通窍。

处方：生黄芪50g，当归12g，赤芍10g，地龙8g，川芎10g，红花10g，桃仁10g，白术10g，党参10g。14剂，水煎服。

二诊2018年7月25日：患者诸证缓解，无不适症状，纳可，夜寐安，二便调。舌质淡红，苔薄白，脉细。

3个月后随访未见复发。

[按]《灵枢·海论》认为"脑为髓海"，而"髓海不足，则脑转耳鸣"，认为眩晕一病以虚为主。《灵枢·卫气》认为"上虚则眩"。患者平素饮食不节，损伤脾胃，脾胃虚弱，气血生化无源，气虚则血行瘀滞，瘀血阻窍而发眩晕。方中党参、白术、黄芪健脾益气，赤芍、地龙、川芎、当归、红花、桃仁活血化瘀通窍。诸药合用，共奏益气活血、化瘀通窍之效。

五、治疗冠心病（胸痹心痛）

[临床表现]心胸阵阵隐痛，痛有定处，或痛引肩背，胸闷气短，动则益甚，心中动悸，倦怠乏力，自汗，或大便稀溏或便秘不畅，小便清，舌质暗红，或紫暗，有瘀斑，舌下瘀筋，苔薄，脉涩或结、代、促。

[辨证]气虚血瘀，心脉闭阻。

[治法]补气活血，化瘀止痛。

[方药]补阳还五汤加减。

[附]病案举例

患者杜某，女，57岁，职员，2018年10月7日初诊。

主诉：阵发性心前区闷痛1周。患者1周前出现心前区闷痛，痛引左肩背部，伴胸闷气短，倦怠乏力，每次发作30min至1h左右可自行缓解，每日发作4～8次，就诊当地医院，诊为冠心病—心绞痛，予欣康片口服，症状改善不明显，今来诊求治。现症见：阵发性心前区闷痛，痛引左肩背部，伴胸闷气短，倦怠乏力，自汗，便秘不畅，小便清，舌质暗红，有瘀斑，舌下瘀筋，苔薄，脉细涩。心电图示：窦性心律，Ⅱ、Ⅲ、AVF T波倒置。

辨证：气虚血瘀，心脉闭阻。

治法：补气活血，化瘀止痛。

处方：生黄芪50g，当归12g，赤芍10g，地龙8g，川芎10g，红花10g，桃仁10g，延胡索10g，党参10g。14剂，水煎服。

二诊2018年10月27日：患者仍有阵发性心前区闷痛，发作时无痛引左肩背部症状，无胸闷气短，仍倦怠乏力，自汗，便秘不畅，小便清，舌质暗红，有瘀斑，舌下瘀筋，苔薄，脉细涩。原方14剂，水煎服。

三诊2018年11月13日：患者诸证缓解，纳可，夜寐安，二便调。舌质淡红，苔薄白，脉细。

随访3个月，未再发作。

[按]汉代张仲景《金匮要略》中提出"胸痹"的名称。胸痹心痛是指以胸部闷痛，甚则胸痛彻背，喘息不得卧为主要表现的一种疾病，轻者感觉胸闷，呼吸欠畅，重者则有胸痛，严重者心痛彻背，背痛彻心。本病证发生多与寒邪内侵，饮食失调，情志失节，劳倦内伤，年迈体虚等因素有关，病机有虚实两方面。胸痹心痛的主要病机为心脉痹阻。患者素体脾虚气弱，气虚无力推动血行，则气血运行滞涩不畅，心血瘀阻，发为本病。方中党参、白术、黄芪健脾益气，赤芍、地龙、川芎、当归、红花、桃仁、延胡索活血化瘀通络止痛。诸药合用，共奏补气活血、化瘀止痛之效。

补中益气汤《脾胃论》

[组成]黄芪15～20g，炙甘草5g，人参10g，当归10g，陈皮6g，升麻3g，柴胡3g，白术10g。

[用法]水煎服，或作丸剂，每服10～15g，每日2～3次，温开水或姜汤服下。

[功用]补中益气，升阳举陷。

[主治]1.脾胃气虚。发热、自汗、渴喜温饮，少气懒言、体倦肢软，面色白，大便溏而不畅，脉洪而虚，舌质淡，苔薄白。2.脱肛、子宫下垂、久泻、久痢及久疟等，气虚下陷，清阳不升诸证。

[方解]"补中益气汤"出自李东垣所著《内外伤辨惑论》一书，主治脾胃气虚、清阳下陷、气虚发热证。补中益气汤为健脾第一方，具有补中益气、升阳举陷的作用，主治脾虚气陷证。补中益气汤方中黄芪用量最大，重用黄芪作为君药，以补中益气，升阳举陷，又能补肺实卫，固表止汗；党参、白术、甘草三味，为本方臣药，补气的同时更侧重健脾，为甘温补中之品，使本方补气健脾之功益著；佐以当归，既能养血，又能行血，为血中之气药，既能健脾益气，又能养血活血；配伍陈皮调理气机，助升降协调，使清浊之气各行其道，亦可理气和胃，使诸药补而不滞。柴胡、升麻二味药，虽无补益之功效，但取其药性升发，以助清阳上升。以上药物共同作用，具有益气健脾、升阳举陷的功效。

张景岳曾赞补中益气汤曰："补中益气汤，乃东垣独得之心法。盖以脾胃属土，为水谷之海，凡五脏生成，惟此是赖者，在赖其发生之气运而上行，故由胃达脾，由脾达肺，而生长万物，滋溉一身。"不论何种因素或者疾病，只要出现清气下陷、中气不足等脾气受损的症状，都可以考虑使用补中益气汤加减治疗。升降出入是气血阴阳运行的基本形式，而脾胃是气机升降的枢纽，气机的运行是基于阴阳学说而形成的气机消长转化的重要学说。升清阳，降浊阴，吐故纳新是气机的基本动态。《素问》曰："出入废则神机化灭；升降息则气立孤危。故非出入，则无以生长壮老已；非升降，则无以生长化收藏。是以升降出入，无器不有。故器者，生化之字，器散则分之，生化息矣。"故人体气血阴阳无不出入，无不升降。补中益气汤虽以脾胃立论，但其应用绝不应仅限于消化系统领域之内，临证之时，当详辨病机、证候，不论病属何脏何腑，何经何脉，凡属气虚下陷，清阳不升者，均可用之，随症加减，可获良功。四诊特征望诊：神疲乏力，精神不振，两目乏神；形：形体肥胖，面色少华，面色白或苍白，动作迟缓。闻诊：少气懒言，语声低微。问诊：怕冷，倦怠乏力，纳差，大便失调。切诊：以脉虚软无力或者右关重按无力为特点。在临床中用补中益气汤加减辨证治疗对气虚发热、失眠、气虚头痛、内脏下垂、便秘、泄泻、眩晕等证，取得了较好的效果。临床中灵活变通运用，充分体现了中医"异病同治"的特色。临床应用补中益气汤时加减用药灵活多变，在中焦气滞、气逆时多加用枳壳、枳实。痰、湿时多加用大腹皮、旋覆花。食滞时多加用焦槟榔、焦山楂、焦神曲、焦麦芽。兼见肾阳虚时加用补骨脂、附片、干姜，并根据季节变换体现四季用药特点：春季多肝郁而脾阳易被抑制，故常加柴胡、防风；盛夏炎热易伤脾阴，故加黄连、黄芩；长夏湿盛易困阻清阳，故常加佩兰、藿香、白芷；秋季肃杀之令，脾肺阳气郁而不舒，故常用羌活、防风、柴胡；冬季严寒而致脾阳不振，肾阳失于温煦，故常加桂枝、附片。现代药理学研究表明，甘草具有良好的调节免疫作用。黄芪更是在消化系统、神经系统和心脑血管系统方面具有保护作用，具有增强人体免疫功能的效果。亦有动物试验表明补中益气汤可增强免疫力。

【张氏临证经验】

一、治疗眩晕

[临床表现]头晕目眩，动则加剧，劳累即发，面色少华，神疲乏力，心悸少寐，纳差，腹胀，大便稀溏，舌质淡，薄白苔，脉沉细弱。

[辨证]清阳不升。

[治法]补气升阳。

[方药]补中益气汤加减。

[附]病案举例

患者张某，男，55岁，职员，2018年3月6日初诊。

主诉：头晕反复发作4年，加重10天。患者4年前发现头晕，动则加剧，劳累即发，倦怠懒言，曾服中药好转，后反复发作，并发现血压增高，测血压170/110mmHg，近10天来因事烦劳而上症加重。出现神疲乏力，心悸，夜寐欠安，时有大便稀溏。测血压175/105mmHg，舌质淡红，苔薄白，脉细弱。

辨证：气虚清阳不升。

治法：补气升阳。

处方：党参15g，炙黄芪30g，焦白术12g，茯苓10g，陈皮10g，升麻6g，

187

醋柴胡6g，炒枣仁30g，炙甘草10g。7剂，水煎服。

二诊2018年3月13日：患者服药后头晕明显减轻，心慌好转，仍有乏力，大便稀溏，舌质淡红，苔薄白，脉细弱。测血压150/110mmHg，调整上方：加入白扁豆15g以健脾利湿，黄芪加至50g以加强益气升阳之功。7剂，水煎服。

三诊2018年3月20日：患者无心慌，大便正常，头晕基本消失，正常工作，舌质淡红，苔薄白，脉细弱。测血压140/85mmHg，继续以上方巩固15剂，水煎服。

2个月后随访，一切如常，血压正常。

[按]本例眩晕的发生系高血压导致。对高血压的治疗，多从肝火亢盛、阴虚火旺、阴阳两虚或痰湿壅盛辨证入手。然从本病症状分析，其人头晕目眩，动则加剧，劳累即发，面色少华，神疲乏力，心悸少寐，纳差腹胀，大便时溏，舌质淡，脉细弱，当属中气下陷所致。经云："清阳出上窍，浊阴出下窍。"若中气亏虚，清阳不升，头目失养则眩晕发作，血压升高，故以补中益气汤补脾益气，醒脾宁心安神，使中气旺盛、清阳上布，血压降至正常，眩晕消失。由此可见对阳气不升造成的高血压通过益气升阳，血压降至正常，表明升阳气并非升血压，血压的高低与中医学的阳气亢盛、阳气不升是两类不同性质的概念，只有坚持辨证施治，才能取得疗效。

二、治疗腹泻（泄泻）

[临床表现]腹泻，大便稀溏，无臭味，或腹坠胀感，或腹痛即泻，或纳差，或夜寐欠安，舌质淡，薄白苔，脉细弱。

[辨证]气虚清气下陷。

[治法]补气升阳止泻。

[方药]补中益气汤加减。

[附]病案举例

患者周某，女，35岁，教师，2018年3月6日初诊。

主诉：腹泻1年，加重2日。患者近一年来反复出现腹泻，饮食稍有油腻即泻，日三四次，腹痛腹胀肠鸣，曾查肠镜：提示慢性结肠炎，自服蒙脱石散好转，近2日上症加重来诊。觉倦怠乏力，头晕少言。睡眠尚可，小便可，舌质淡红，舌体胖大，边齿痕，薄白苔，脉沉弱。

辨证： 脾虚湿盛，气虚下陷。

治法： 健脾渗湿，升阳止泻。

处方： 党参15g，炒薏苡仁30g，砂仁10g，陈皮10g，当归15g，炙甘草10g，黄芪20g，升麻6g，茯苓15g，桔梗10g，白豆蔻10g，柴胡10g，炮姜炭10g。7剂，水煎服。

二诊2018年3月13日： 患者自述服药后大便每日2次，基本成形，仍觉腹胀，腹部凉，喜热。较前有力，头晕好转。舌质淡红，舌体胖大，边齿痕，薄白苔，脉沉弱。上方加干姜10g、厚朴10g，7剂，水煎服。

三诊2018年3月20日： 患者大便基本成形，乏力好转，精神状态转佳，舌质淡红，薄白苔，脉沉弱。嘱守方继服7剂，后服用补中益气丸1个月。

[按]泄泻是指大便次数增多、粪质溏薄或完谷不化，甚至泻出如水样的病症。

泄泻的病因有许多，无论暴泄还是久泄，《景岳全书·泄泻》中"泄泻之本，无不由于脾胃"的说法，认为泄泻与脾胃的功能有着密切的联系，调理脾胃是治疗泄泻的基础。

三、治疗便秘

[临床表现]大便秘结，排便费力，临厕努挣，气短乏力，面白神疲，纳差，夜寐欠安，舌质淡、薄白苔，脉细弱。

[辨证]气虚便秘。

[治法]补气通便。

[方药]补中益气汤加减。

[附]病案举例

患者程某，女，35岁，银行职员，2018年3月9日初诊。

主诉： 便秘2年余。患者自述2年前渐出现大便困难，五六天1次，便质不硬，有时虽有便意，但排不出或排不干净。平日饮用番泻叶水或服用火麻仁滋脾丸，停药即复发。神疲气怯，临厕努挣，汗出短气，便后疲乏，大便不干结。面色白，舌淡，苔薄，脉虚细。

189

辨证：气虚便秘。

治法：益气通便。

处方：炙黄芪30g，太子参20g，生白术10g，陈皮10g，柴胡10g，升麻10g，炙甘草10g，当归15g，肉苁蓉10g，火麻仁30g，郁李仁30g。7剂，水煎服。

二诊2018年3月16日：服药7剂后，自觉精神好转，大便较前通畅，日行1～2次，质软。舌淡、苔薄，脉虚细。上方去肉苁蓉，7剂，水煎服，并嘱继服补中益气丸1个月以巩固疗效。

2个月后随访，便秘消失，一切如常。

[按]便秘有"大便难""脾约"之称。西医认为便秘是多种疾病的一个症状，主要表现为排便次数减少、排便困难或大便干燥硬结，时间持续3个月以上。便秘原因诸多，有虚实寒热之别。脾胃是气机升降运化的枢纽，脾气虚损，则升降失常，传导无力，而导致便秘。此案患者一味使用泻药通便，易造成正气虚损，而无益于症状的改善。重用黄芪益气补中、升阳固表，为君药；太子参益气补中；生白术健脾润肠通便；甘草调中和胃，为臣药；当归养血润肠通便，升麻、柴胡益气升阳；陈皮理气和中，肉苁蓉益肾润肠通便，火麻仁、郁李仁润肠通便为佐药；炙甘草调和诸药。柴胡、升麻二药伍用，升阳举陷，现代药理研究表明二药有增强肠蠕动之效；再加火麻仁、郁李仁等润肠通便之药，药证相符，疗效显著。

四、治疗长期低热（发热）

[临床表现]发热，发热下午为甚，口干渴不欲饮，精神倦怠，面色苍白，或时有自汗出，纳呆，大便溏，或小便色黄，舌淡红，苔薄白，脉细。

[辨证]气虚发热。

[治法]甘温除热。

[方药]补中益气汤加减。

[附]病案举例

患者臧某，女，62岁，退休职员，2018年3月3日初诊。

主诉：发热1月余。患者1个月前无明显诱因出现发热，体温最高不超过38.7℃，少许畏寒，无咳嗽，无腹痛，无尿频急痛等。在某三甲医院住院检查：血、尿、便常规和肝功能、肾功能、骨髓细胞学检查均未见异常。抗"O"、类风湿因子均正常，血沉120mm/h，血培养加药敏试验连续3次无异常。心电图、肺CT、腹部及泌尿系彩超均未见异常。曾予抗感染、抗病毒以及中成药等治疗无效。现面色苍白，发热下午为甚，口干渴不欲饮，疲倦乏力，时有自汗出，纳呆，大便溏，舌淡红，苔薄白，脉弦细。

辨证：气虚发热。

治法：益气健脾，甘温除热。

处方：党参20g，黄芪30g，白术15g，炙甘草10g，当归10g，陈皮10g，升麻10g，柴胡10g，白薇15g，青蒿15g。7剂，水煎服。

二诊2018年3月10日：服药后，患者热渐退，精神转佳，汗出明显减少，无畏寒，纳食增加，二便调，舌淡红、苔薄白，脉弦细。守方继服7剂，水煎服。

三诊2018年3月17日：患者热退，体温正常，略觉乏力，时有汗出。嘱继服补中益气丸1个月以巩固疗效。

[按]治疗不明原因低热、术后的发热、产后发热补中益气汤原为饮食劳倦内伤元气，内生虚热，患者症见发热体温高，兼有脾虚之证，如食少、纳呆、腹胀、气短、脉沉细，此证实属气虚发热，治疗原则予甘温除热之法，予以补中益气汤，切勿用治疗以汗下之法去治。内伤多外感少，只需温补，不必发散，外感多而内伤少，温补中少加发散，以补中益气一方为主，加减出入。由此可见，气虚的发热非通过补气不能解决，而补气必用甘温。实际在具体临床观察中，它的热并不厉害，脾胃为气血化生之源，后天之本，是精气升降运动之枢，如脾胃气虚、肾间受脾胃下流之湿气，闭塞其下致阴火上冲，以至蒸蒸而燥热，上彻头顶，旁彻皮毛，此即《内经》中"劳者温中，损者益之"的治则。所谓"甘温除大热"是用补中益气汤补中升阳使脾胃之气升发，元气随之充盛，元气旺则阴火消，燥热随去。此法在临床中对于不明原因的低热、术后的发热、产后发热均有好的疗效。

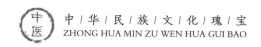

五、治疗反复泌尿系感染（淋证）

[临床表现]小便频数，尿急，尿色黄赤，遇劳即发或加重。神疲乏力，腰膝酸软，少腹坠胀，面色无华，夜寐欠安，或头晕，或自汗出，舌质淡胖，苔薄白或薄黄，脉沉细。

[辨证]气虚淋。

[治法]补气通淋。

[方药]补中益气汤加减。

[附]病案举例

患者唐某，女，68岁，退休工人，2018年3月3日初诊。

主诉：反复尿频急痛3个月。3个月来患者尿频、尿急、尿痛反复发作，伴腰膝酸软、少腹坠胀，有时伴发热，遇劳即发或加重。每次发作查尿常规提示：白细胞（++）；肾功能检查正常；泌尿系彩超和妇科彩超提示未及异常。用抗生素后好转，近期因事烦劳，上症发作，静点抗生素疗效欠佳。现观其兼有神疲乏力，面色无华，夜寐欠安，舌淡胖、脉沉细。

辨证：气虚淋。

治法：补气通淋。

处方：升麻10g，柴胡10g，甘草10g，太子参20g，黄精15g，白术20g，陈皮10g，枳壳10g，当归10g，黄芪30g，石韦15g，车前子15g，知母15g，夜交藤15g。7剂，水煎服。

二诊2018年3月10日：患者服药后尿频、乏力诸症较前好转，小便量多，情绪焦虑，夜寐欠酣。上方去石韦、车前子、知母、夜交藤，加淮小麦30g、山药25g、益智仁15g、酸枣仁15g、远志10g。7剂，水煎服。

三诊2018年3月17日：患者尿感症状均有改善，仍觉腰膝酸软、乏力，上方去益智仁，加菟丝子15g、山茱萸18g、续断15g。7剂，水煎服。

四诊2018年3月24日：患者诸症皆除，无不适，嘱其继服补中益气丸1个月以巩固疗效。

[按]尿路感染属中医学"淋证"范畴，其病因有虚实之分，涉及肝、脾、肾、膀胱等多个脏腑。徐灵胎评《临证指南医案·淋浊》时指出："治淋之

法，有通有塞，要当分别，有瘀血积塞住溺管者，宜先通，无瘀积而虚滑者，宜峻补。尿路感染首先要辨清虚实，忌补之说是针对实证而言的，对反复尿路感染，病情缠绵，遇劳即发，特别是应用抗生素无效患者，其根本原因是正气不足。

《灵枢·口问》曰"中气不足，溲便为之变"，其意为中气的虚弱或下陷可导致小便异常。中气即指脾胃之气，居于中焦，是人体升降之枢纽。如饮食不节及劳倦，或久病体虚而致脾胃虚弱就会清气不升，浊阴不降，小便因而不利，气虚下陷则溲频数，甚则气虚不摄纳出现尿余沥或遗尿。《医学心悟》说："中气虚则不能统摄以致遗溺。"又有"小便之通与不通全在气化与不化"，有中气下陷而气虚不化之说。这就充分说明中气不足可使膀胱气化不利而导致小便失常。据此观点，反复尿路感染的治疗必须健脾，脾气健运，气机调达，则小溲如常。故投补中益气汤补益中气。《诸病源候论·诸淋病候》中指出"诸淋者，由肾虚而膀胱热故也"，故取升麻清热解毒之效，配合知母、石韦、车前子清热利湿通淋；益智仁、山药即缩泉丸，取其缩尿止遗之功；菟丝子、覆盆子、山茱萸、续断补益肝脾肾；交藤、枣仁、远志宁心安神。诸药合用，使清阳升，浊气降，脾胃调和，升举有力，肝脾肾得以调补，则膀胱气化如常，小溲自调。

六、治疗亚健康状态（虚证）

[临床表现]乏力，汗出，困倦，时有头晕，或腹泻，或夜寐欠安，或心慌，舌质淡红，苔薄白，脉细弦。

[辨证]脾气亏虚。

[治法]健脾益气。

[方药]补中益气汤加减。

[附]病案举例

患者孙某，女，52岁，家务，2018年3月3日初诊。

主诉：乏力20余年。20多年来常自觉乏力，易倦怠，劳累后出现心烦发热，手足心热，时觉头昏沉，大便时溏，纳可，夜眠可。体检未见明显异常。舌质暗红，舌边齿痕，苔薄白，脉沉细。

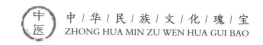

辨证：气虚证。

治法：补中益气，升阳除热。

处方：太子参15g，苍术15g，白术15g，升麻15g，柴胡10g，丹皮10g，陈皮10g，莲子心10g，赤芍10g，白芍10g，生甘草10g。7剂，水煎服。

二诊2018年3月10日：患者乏力有所缓解，自觉身体轻快，时有手足心热，口干，舌质暗红，舌边齿痕、苔薄白，上方加入沙参10g、黄精20g以益气养阴。14剂，水煎服。

三诊2018年4月2日：患者症状较前明显好转，心情愉悦，身体状态佳，舌质淡红，舌边齿痕、苔薄白。嘱补中益气丸与六味地黄丸交替服用1个月。

[按]本例患者属气虚发热，正是补中益气汤制方的初衷所在。方用补中益气汤加白薇、地骨皮、麦冬等滋阴之品，莲子心益心气；因久病入络，且患者舌质略暗红，故以赤白芍敛阴活血。亚健康状态的主要内容就是疲劳综合征，因此在临床经常用本方调理亚健康状态。女性患者更易出现亚健康状态，很多人表现为脱发、月经不调等，在临床治疗本病时，总离不开健脾益气，青年女性兼以疏肝解郁，中老年女性兼以益肾养血。再根据具体情况，佐以凉血、滋阴、养心、安神等。

升降散《伤寒瘟疫条辨》

[组成]白僵蚕（酒炒）二钱，全蝉蜕（去土）一钱，广姜黄（去皮）三钱，川大黄（生）四钱组成。

[用法]细末研匀成散，以黄酒、蜂蜜调匀冷服，中病即止。

[功用]发散郁火，调畅气机。

[主治]三焦火郁，气机失畅之，表里三焦大热，其证治不可名状者。

[附录]升降散其雏形见于明代龚廷贤的《万病回春·瘟疫门》，载为内府仙方。明代张鹤腾的《伤暑全书》将其收录为治暑良方，后得清代医家杨栗山的发挥，载于《伤寒瘟疫条辨》，将其作为治疗瘟疫15方之首。

[方解]方中以僵蚕为君，味辛气薄，苦燥恶湿，故能胜风除湿，清热解郁；蝉蜕为臣，甘寒无毒，质轻则升，能祛风胜湿，涤热解毒。僵蚕、蝉蜕皆升浮之品，纯走气分，二药相配旨在升阳中之清阳。姜黄为佐，大寒苦平，喜祛邪伐恶，理血中之气，利肝胆而散郁；大黄为使，味苦而大寒，力猛善走，能直达下焦，深入血分，可上下通行，既能泻火，又可补虚。姜黄、大黄皆苦寒降泄之品，既走气分，又行血分，二药相合，旨在降阴中之浊阴，米酒性热，性辛而上行；蜂蜜性凉，润而导下。六药两两阴阳相配升降相施，寒温并用。既无明显寒热偏胜之性又无补泻偏胜之弊，重在调和，正所谓"以和为贵"。

升降散的特点：

1. 辛凉透达、苦寒清泄　瘟疫之病机为怫热自内外达，治疗上应该以辛凉透表与苦寒清泄并用。升降散非常完美地体现了这种治疗理念，温病怫热内炽，自内而发，故解其内之郁热为治疗之本，升降散重用姜黄三两、大黄四两，苦寒清热泻火，温病出现表证，实属虽见表证却无表邪，为里证郁热浮越于外，热郁腠理之象。治疗上应遵循扬之则越的原则。升降散用僵蚕、蝉蜕辛凉透达，帮助邪热从表外泄，开窗散热。由此辛凉透表与苦寒清热同用，表里同治，内外分消，病势得减。

2. 升清降浊、通利三焦、调畅气机　温病为天地之杂气由口鼻而入，充斥奔迫于上、中、下三焦。通过调畅三焦气机治疗该病，正是因为其可以升清降浊，调畅三焦气机。上焦如雾，宣发卫气，布散水谷精微，升降散中僵蚕、蝉蜕质地轻清，用量亦轻，两者合用符合上焦宣发之功，助邪热从表透达。中焦如沤，消化、吸收、转输水谷精微和化生气血，纵观升降散，僵蚕、蝉蜕升阳中之清阳；姜黄、大黄降阴中之浊，阴脾宜升则健，胃宜降则和，中焦得物，清阳得升，浊阴得降水谷得化、精微得生，下焦如渎，传导糟粕，排泄二便。升降散中大黄通利二便，荡涤肠胃，推陈致新，三焦气机调畅，热顿失可寄之所。

3. 攻下逐秽、清热解毒　温病其邪自入即在里，由血分发出气分，无形之邪热内炽，容易与有形之邪相结合。无形和有形相结后，不去有形，就无法去无形。而且热盛伤阴，邪热越盛，阴越伤，热结越实。升降散中重用性味苦寒之大黄，攻下逐邪，给邪气下行之路。在清除有形秽浊的同时又可清解与之相结的无形邪热。僵蚕清热解郁蝉蜕涤热而解毒，两者均可清化辟秽。而姜黄在傣、蒙、藏的药学中均有解毒的作用，三药辅助大黄，共奏攻下逐秽、清热解毒之功。

4. 活血化瘀　邪热炽盛于血分，如果治疗上有所延搁，邪热便易耗伤营血津液，使血液黏稠，运行涩滞，形成热与血结成瘀的局面。血瘀后，脉络不通，血易妄行，升降散主治症状可见斑疹、丹毒、紫癜、鼻衄、齿衄等征象，可知升降散亦有活血化瘀之功。再者血之与气，如影随形。气为血之帅，血为气之母，升降散有调畅气机之功，气行则血行，故有活血之功。《伤寒瘟疫条辨》释姜黄"下气最捷，破血立通，调月信，消瘴肿"，可见姜黄活血之功。《本草经集注》对于大黄的描述："大黄味苦、寒（大寒），无毒，主瘀血、血闭。"《本草正义》称赞大黄："迅速善走，直达下焦，深入血分，无坚不破，荡涤积垢，有犁庭扫穴之功。"从历代本草和方剂的记载来看，大黄气血同调，尤为血家之宝。血瘀后热毒之邪不易外泄，药物难达病所。而升降散大黄、姜黄清除血中瘀热，又伍僵蚕、蝉蜕凉血而不滞邪。四药相合，血脉得通，客邪得除，瘀热得散。

升降散本为瘟疫而专设，其病机总属三焦火郁，气机失畅，然究其组方，只要是气机失调，无论虚实寒热，都可以运用升降散来调节脏腑气机，恢复阴阳气血平衡，升降散临床应用特点如下：一是在温病中的应用。其作为治疗温病最常用的有效方剂，应用于上感、发热、扁桃体炎、肺炎、传染性疾病等温病范畴。二是在皮肤病中的应用。皮肤病病机以火热内郁、气机失畅为特点者，都可使用或加用升降散。可用于治疗痤疮、荨麻疹、神经性皮炎、带状疱疹等。三是在内科杂病中的应用。具有瘀血或气郁表现的疾病可考虑应用。调节血压、治疗失眠、胃肠道疾病、心脑血管疾病、糖尿病及风湿免疫疾病等。

【张氏临证经验】

一、治疗急性咽炎（急吼痹）

[临床表现]咽部疼痛，或声音嘶哑，或发热恶寒，口干，尿黄，大便偏干，舌
质红苔薄黄，脉弦数。

[辨证]火热蕴于咽喉。

[治法]宣通郁火，清热解毒。

[方药]升降散加减。

[附]病案举例

患者苏某，男，40岁，保安，2018年4月2日初诊。

主诉：咽痛5天。患者5天前无明显原因出现咽部疼痛，烧灼感，吞咽时
加重，无发热，轻微咳嗽，少许痰，自服蒲地蓝口服液等无好转来诊，现症
见：咽部疼痛，吞咽时加重，无发热恶寒，口干，尿黄，大便偏干。现观其咽
红，扁桃体无肿大，触及双侧颌下淋巴结略肿大。舌质红，苔黄，脉弦数。

辨证：火热蕴结于咽喉。

治法：火郁发之。

处方：白僵蚕10g，蝉蜕10g，片姜黄10g，生大黄5g，金银花20g，玄参
30g，赤芍10g，夏枯草10g，蒲公英15g。5剂，水煎服。

二诊2018年4月6日：服药后患者咽痛症状大为缓解，仍感口干，大便
日2～3次。上方去夏枯草，改生大黄为3g，加芦根20g、沙参15g，5剂，水煎
服。

1周后随访，症状消失。

[按]僵蚕、蝉蜕、姜黄、大黄4味药合用，宣通火热郁闭，升清降浊，疏通三
焦，调和气血，可形象比喻为"开窗户以通天气，居楼下以接地气，宽松
衣带，以流通气血"为治火郁证之良方。咽喉为肺胃之门户，温邪从口鼻
而入，易于侵袭咽喉部，火热炽盛，气血壅滞不通则咽喉疼痛，兼可见双
侧颌下淋巴结稍肿大。患者自服三黄片，为苦寒直折之品，易以寒凉阻遏

197

气机，气血未至流通，火热之邪仍可郁结于咽喉，必至咽喉疼痛不解，故不效。后以升降散加减，宣通郁火，又以玄参、赤芍、夏枯草、蒲公英清热解毒，软坚散结，故服后疼痛大减。二诊时患者仍感口干，为火热之邪伤及津液，故加芦根、沙参以清热养阴生津以善后。

升降散本为瘟疫而设，在呼吸系统疾病中有广泛的应用。临床上多使用升降散加减治疗郁热在内的表证，并且注意从汗、二便、烦、斑疹着眼辨郁热。无汗或汗出不畅，与高热不成正比；心烦懊恼；大便秘结或黏滞不爽或偏干；小便短赤涩滞灼痛；疹色隐隐、透发不畅，或斑色紫红，均可视为郁热之象。升降散可广泛用于发热、肺炎、急性扁桃体炎、咽炎、肺炎等疾病中。

二、治疗痤疮

[临床表现]颜面部痤疮，红肿明显，触痛，反复发作，口气臭秽，大便干，心烦易怒，舌质红苔黄腻，脉滑数。

[辨证]郁热内蕴。

[治法]宣散郁热，调畅气机。

[方药]升降散加减。

[附]病案举例

患者周某，男，35岁，销售人员，2018年5月8日初诊。

主诉：痤疮1年余。患者痤疮1年余，曾经某医院自己配制的痤疮合剂、外敷药物等治疗略好转，停药继发。现症见：颜面部痤疮，红肿明显，触痛，并可见陈旧瘢痕，口气臭秽，大便干结，2~3日1行，心烦，舌红苔黄腻，脉滑数。

辨证：肺胃郁热，气机失调。

治法：宣散郁热，调畅气机。

处方：生大黄5g，蝉蜕5g，僵蚕5g，片姜黄5g，生甘草10g，蒲公英15g，陈皮10g，苍术10g，厚朴10g，金银花10g。7剂，水煎服。

二诊2018年5月13日：患者颜面部痤疮红肿消退，无新发痤疮，口气臭秽消失，大便畅，每日1次。舌红苔黄腻，脉滑数。上方加桃仁10g、川牛膝

10g，桑寄生15g。7剂，水煎服。

三诊2018年5月20日：患者颜面部无新发痤疮，大便每日2～3行。舌质淡红，苔白腻，寸脉略浮，脉稍数，加桑白皮10g，改生大黄为制大黄5g。7剂，水煎服。

[按]久治不愈的痤疮多由肺胃积热，热毒壅盛、湿热上攻、气机失调、内不得通、外不得泄所致。患者反复痤疮1年余，舌质红苔黄腻，为肺胃积热、热毒内蕴的表现；肺与大肠相表里，肺失宣降，传导失司，故大便不畅。首诊以升降散，宣散郁热，调畅气机；金银花、蒲公英、生甘草清热解毒；陈皮、苍术、厚朴燥湿健脾；诸药合用，共奏散郁解热、燥湿健脾之功。二诊痤疮减少，红肿消，加桃仁、川牛膝，加强活血祛瘀，以散结消瘢，桑寄生补肝肾而不滋腻，并能养血活血。三诊痤疮无新发，寸脉略浮，故加桑白皮清泄肺热，以治其本，并用制大黄以缓和其泻下之力。

三、治疗失眠（不寐）

[临床表现]入睡困难，或夜寐梦多，或头痛，或健忘，或心烦意乱，舌红，脉沉而躁数，两寸盛。

[辨证]郁热扰心。

[治法]清热解毒、辛凉透达。

[方药]升降散合栀子豉汤。

[附]病案举例

患者董某，女，58岁，家务，2018年4月9日初诊。

主诉：失眠1年。患者1年前渐出现失眠，每夜能睡觉3～5h，心烦，口苦，头痛、健忘，大便干。常需口服安定片入睡。舌质红，薄黄苔，脉沉而躁数。

辨证：郁火扰心。

治法：清热宣郁，清心除烦。

处方：僵蚕10g，蝉蜕5g，姜黄10g，生甘草10g，大黄5g，淡豆豉10g，焦栀子10g。7剂，水煎服。

二诊2018年4月16日：服药后睡眠好转，能入睡4～6h，仍觉口苦，心烦好转，大便稀溏，每日2～3行。舌质红，薄白苔，脉沉而躁数。上方生甘草改为5g、生大黄改为3g，7剂，水煎服。

三诊2018年4月20日：服药后诸症好转，头痛减轻，大便每日1次。继服7剂，水煎服。

1个月后随访症状明显缓解，可正常入睡。

[按]失眠是临床常见病之一，其病位主要在心，涉及肝脾肾。临床治疗时多从心论治。或以镇心安神，或以养心安神，但有时疗效往往不甚理想。该患者心烦不寐，脉虽沉但躁数，两寸盛，可知该患者为内有郁热，郁热扰心，故失眠。生理情况下，气机调畅，百病不生。若一有怫郁，诸病生焉。故人身诸病多生于郁。郁，滞而不通之义。无形之邪热也好，有形之热结也罢，均可因为气机壅滞泄越无门而出现邪热或热结与气机相胶结的情况，被称为郁热。辨别郁热的方法很多，其典型脉象为沉而躁数，典型的舌象为舌红。根据火郁程度的不同，舌红程度也不尽相同。轻者可有舌尖红，中度可见舌质全红，舌尖散在红点，重度时舌质紫绛。郁热证的典型舌象为舌体瘦薄、舌面少津，甚至干燥，有裂纹。对于郁热的治疗，若纯用苦寒，则易凝滞气机，使火热之邪内郁其中无路可出。《素问·六元正纪大论》中明确指出火郁发之。火郁，是指郁火、郁热。发，是指因势利导，即宣畅气机，使清中有透，邪有出路。对于郁热证，近代名家多喜用升降散加减治疗。该患者为郁热在内，心神被扰。方用升降散调畅气机、透达清泄，合用栀子豉汤清宣郁热、清心除烦，连翘入心经，清热解毒、辛凉透达。诸药合用，郁热得清，心神得安而病愈。

四、治疗干燥综合征

[临床表现]口腔干燥，眼干，皮肤紧缩感，舌质红，苔白或黄，脉弦细数。

[辨证]气阴两虚，痰湿郁热。

[治法]养阴透热，宣降气机，祛痰化湿。

[方药]升降散加减。

[附]病案举例

患者孙某，女，48岁，教师，2018年5月8日初诊。

　　主诉：口干10年。患者10年前确诊为干燥综合征，平素自觉口干，常欲饮水，眼干，皮肤紧绷不适感，时心烦失眠。近来时有两侧腮腺肿大，无明显不适。纳差，大便干。舌质红，薄白苔，脉弦数。

　　辨证：气阴不足，痰湿郁热。

　　治法：养阴透热，祛痰化湿。

　　处方：蝉蜕5g，生大黄5g，苦杏仁10g，桔梗10g，防风10g，金银花10g，淡豆豉10g，焦栀子10g，菊花10g，玄参15g，夏枯草15g，僵蚕10g，片姜黄10g，生甘草10g，浙贝母10g，连翘20g，生牡蛎30g。7剂，水煎服。

　　二诊2018年5月15日：患者腮腺肿大好转，仍口干眼干，略减轻，心烦失眠好转，大便日2～3行。舌脉如前，原方去防风，改生大黄为3g后下，片姜黄5g，加天花粉15g、太子参15g、生地10g，7剂，水煎服。

　　三诊2018年5月22日：患者症状进一步好转，口干眼干缓解，心烦失眠缓解，腮腺肿大明显好转，大便日1～2次。上方去生牡蛎及浙贝母、夏枯草，守原方继用2个月，后随访诸症缓解。

[按]本例患者合并有腮腺肿大，中医学称之为大头瘟。杨栗山在《伤寒瘟疫条辨》中云"大头者，天行疵疠之杂气，人感受之，继遏上焦……有升清降浊之功，因名升降散，较普济消毒饮为尤胜"，故而主方选用升降散以升清降浊，宣泄三焦，透邪外达。方中以炒荆芥、防风外散风邪，金银花、连翘质地轻扬上浮，透邪兼以清热解毒消肿，四味共助轻宣透邪之力，栀子、淡豆豉清透郁阻之热，夏枯草、生牡蛎以软坚散结，苦杏仁、桔梗助宣降气机。全方用药轻灵，取其"治上焦如羽，非轻不举"之意，且方中寒热并用，升降宣泄，外透内清，而总以清凉为主，顾及患者津伤燥化为要。

五、治疗肾小球肾炎（水肿）

[临床表现]乏力，腰酸，眼睑及双下肢轻度水肿，活动后为重，休息后缓解，纳可，小便泡沫多，大便调，舌质红，苔薄白略腻，脉弦细。

[辨证]气滞血瘀，湿热内蕴。

[治法]行气化瘀，利湿清热。

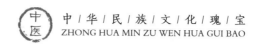

[方药]升降散加减。

[附]病医案举例

患者唐某，女，39岁，职员，2018年5月4日初诊。

主诉：血尿反复发作2年。患者2年前出现肉眼血尿，查尿常规：PRO（++），BLD（+++），血尿反复出现，并出现乏力、腰酸、眼睑及双下肢轻度水肿，活动后为重，休息后缓解，纳可，小便泡沫多，大便调，舌质红，苔薄白略腻，脉弦细。诊为"肾小球肾炎"，拒绝进一步肾穿刺检查，之后一直于门诊服用中药控制，其间多次复查尿蛋白定量2g左右。尿系列：蛋白（++），潜血（++）。

辨证：气滞血瘀，湿热内蕴。

治法：行气化瘀，利湿清热。

处方：生大黄3g，僵蚕15g，蝉蜕10g，姜黄10g，炒山药15g，金樱子15g，芡实10g，女贞子15g，旱莲草15g，黄芪15g，茯苓15g，白花蛇舌草15g，半枝莲15g。7剂，水煎服。

二诊2018年5月11日：患者服药7剂后诉肿消，乏力腰酸缓解，纳可，小便量可仍有泡沫，大便日1～2次，舌质红，苔薄白略腻，脉细略弦。尿蛋白定量1725mg。效不更方，继用上方14剂，水煎服。

三诊2018年5月25日：患者诉服药后乏力好转，劳累后仍觉腰酸明显，眼睑及双下肢肿消失。小便可，大便调，舌质淡红，苔薄白，脉细。尿蛋白定量1605mg。上方去茯苓，加炒杜仲、狗脊、骨碎补各15g，改黄芪为30g，14剂，水煎服。

后上方加减服用3月余，患者乏力腰困症状已不明显，偶有活动量大后出现乏力腰困，休息后可缓解，诸症亦相继好转，尿蛋白定量1503mg，水肿已消失，此后随访至今，患者未再出现水肿及明显乏力腰困的症状。

[按]乏力、腰酸、水肿是慢性肾炎的典型症状。根据患者的病史、症状、舌脉，辨证属气滞血瘀，湿热内蕴，方选加味升降散加减行气化瘀，利湿清热，意在取其升降调畅气机之功，气分血分药物并用，以调理三焦，升清阳又兼降浊邪，既宣肺气又散郁火，使湿热除，脏气通。该方气血并治，升降同施，调理人体气机之出入，使体内气血调和，升降畅通，正对肾风

202

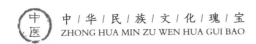

气机瘀滞之病机。该患者初诊时气滞湿阻症状明显，在用加味升降散调和枢机的基础上，继行利湿清热之法，以半枝莲、白花蛇舌草祛湿化热解毒；二诊患者守方续用；三诊腰痛明显，给予补肝肾、强腰膝之杜仲、狗脊、骨碎补，并加大黄芪益气之力，方中寒温合用，意在取仲景泻心汤之寒温并用之法，"益肾健脾强腰而不致增热，清热解毒燥湿而不致受寒"，各得其所，标本兼顾，兼加反佐，使方寒温得当，同治虚实，正对此寒热虚实夹杂之证。

六、治疗久咳（咳嗽）

[临床表现]咳嗽反复发作不愈，呛咳阵作，痰少色白或黄，咽痒时作，胃纳可，夜寐宁，二便调。舌质红，脉象弦细。

[辨证]邪阻肺络，气机瘀阻。

[治法]透邪活血，通络止咳。

[方药]升降散加减。

[附]病案举例

患者黄某，男，48岁，工人，2018年4月13日初诊。

主诉：咳嗽半年余。患者半年前感寒后发热，咳嗽，咳黄痰，经治好转，但仍时有呛咳，咽痒而咳，少许白痰如絮。时心烦，口渴。肺部CT示：两肺轻度间质改变、部分支气管轻度牵拉扩张。胃纳可，夜寐宁，二便调。舌质暗红，薄黄苔，脉象弦细。

辨证：邪阻肺络，气机瘀阻。

治法：透邪活血，通络止咳。

处方：蝉衣5g，五味子5g，陈皮10g，炙甘草10g，僵蚕10g，姜黄10g，大黄3g，炙百部20g，炙紫菀10g，桑白皮15g，虎杖15g，北沙参15g，炒麦冬10g，半夏10g，当归10g，生地黄10g，丹参10g。7剂，水煎服。

二诊2018年4月20日：患者咳嗽明显减轻，偶有阵咳，大便欠实，每日2~3行，舌质偏红，脉象细弦。在原方基础上辅以炒薏苡仁15g、茯苓20g，运脾化湿，改大黄为制大黄以缓泻。7剂，水煎服。

三诊2018年4月27日：患者诸症再减，药证相符，效不更方，续服7剂，

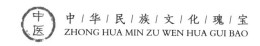

水煎服。诸症趋愈。

[按]该患者内有伏邪，引发气机失调，肺气上逆而致久咳不愈，升降散中蝉衣性寒气轻，宣肺开窍；僵蚕，辛平气轻，浮而升阳；姜黄，辛苦而温，有辛散、苦泄、温通之效；大黄，味苦性寒沉而降，攻积滞；四药升降并用，内外通和，调畅气机。再加茯苓利水除湿。肺与大肠相表里，运用通腑泻肺之品。腑通则气降，对肺失宣降的咳嗽上逆等症疗效显著，故升降散中味苦性寒之品大黄必不可少。咳嗽经久不已，势必由气及血，由经入络，伤及肺阴，有麦冬、北沙参等滋阴润肺之品，润降止咳。此患者长期痰热互结，肺气郁闭致血脉运行不畅，脉络瘀阻，出现瘀血之证，此方佐以当归、丹参、虎杖活血化瘀之品，调畅肺络；虎杖除活血清肺外，更具化痰止咳之效。此案以调达气机、通畅肺络为主线，疗久咳不愈，起效显著。

血府逐瘀汤 《医林改错》

[组成]桃仁12g，生地9g，当归9g，牛膝9g，红花9g，甘草6g，枳壳6g，赤芍6g，川芎4.5g，桔梗4.5g，柴胡3g。

[用法]水煎温服，一日三次。

[功用]活血化瘀，行气止痛。

[主治]胸中血瘀证。胸痛，头痛，日久不愈，痛如针刺而有定处，或呃逆日久不止，或饮水即呛，干呕，或内热瞀闷，或心悸怔忡，失眠多梦，急躁易怒，入暮潮热，唇暗或两目暗黑，舌质暗红，或舌有瘀斑、瘀点，脉涩或弦紧。

[方解]《医林改错》曰："膈膜以上，满腔皆血，故名曰血府。"本方为血府血瘀证而设。胸中瘀血阻滞，不通则痛，阻碍清阳升达，清空失却温煦，故胸痛、头痛日久不愈，痛有定处如针刺；瘀阻日久，肝气不舒，故急躁易怒；气血郁而化热，故内热烦闷，或入暮潮热；扰及心神，

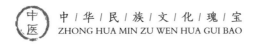

则心悸失眠；累及于胃，则呃逆不止。唇暗或两目暗黑，舌有瘀斑、瘀点，脉涩，均为内有瘀血之像。病机重在瘀血，兼有气滞，治当活血化瘀为主，行气止痛为辅。

本方是桃红四物汤和四逆散加桔梗、牛膝而成。方中桃仁活血祛瘀为君药。当归、牛膝、红花、赤芍、川芎助君祛瘀之力，同为臣药，其中牛膝且能通血脉，引血下行；柴胡疏肝理气，升达清阳；桔梗开宣肺气，载药上行入胸中，合枳壳一升一降，开胸行气，使气行则血行；生地凉血清热以除瘀热，合当归滋养阴血，使祛瘀而不伤正，为佐药，甘草调和诸药为使，使血活气行，瘀化热清，肝气舒畅，诸证自愈。

本方特点行气于活血中，养血于行散中，行气活血相得益彰，活血无耗血之虑，升降同用，瘀血下行，气机畅达，脏腑和调。

【张氏临证经验】

一、治疗心悸

[临床表现]心悸不安，胸闷不舒，心痛时作，痛如针刺，倦怠乏力、汗出，头晕，舌质暗红，苔薄白，脉结代。

[辨证]气虚血瘀，瘀阻心脉。

[治法]健脾益气，活血化瘀，理气通络。

[方药]血府逐瘀汤加减。

[附]病案举例

患者林某，男，45岁，公务员，2016年8月2日初诊。

主诉：反复胸闷、心悸2年，加重1个月。患者反复胸闷憋气，心慌心悸2年，活动后症状加重，伴倦怠乏力、汗出，头晕，近1个月上述症状加重，今日来诊，现症见：胸闷、心悸，伴倦怠乏力，汗出，头晕，舌质暗红，苔薄白，脉结代。心电图示：频发室早、二联律。

辨证：气虚血瘀，瘀阻心脉。

治法：健脾益气，活血化瘀，理气通络。

处方：党参15g，黄芪30g，白术20g，桃仁10g，红花10g，当归10g，生地黄10g，牛膝15g，川芎15g，桔梗10g，赤芍10g，枳壳10g，甘草6g。7剂，水煎服。

二诊2016年8月9日： 患者胸闷症状减轻，仍有心悸，偶发早搏，HR82次/分，舌质黯红，仍有瘀斑，舌苔薄白，脉弦。调整方剂：黄芪50g，桃仁15g，红花15g，丹参10g，余不变。7剂，水煎服。

三诊2016年8月16日： 患者胸闷、心悸症状减轻，乏力、汗出明显减轻，舌红，少许瘀斑，苔薄白，脉涩，上方继服14剂。未再复诊。

[按]心悸的病名，首见于《金匮要略》和《伤寒论》，称之为"心动悸""心中悸""心下悸""惊悸"等。经现代研究已经证实，许多中药都具有抗心律失常作用。张老师认为不能只按照现代药理研究结果来使用中药，而应在中医辨证的基础上，要在中医理论体系指导下辨证用药，符合中医病因病机，再参照现代药理研究配伍组方，才能起到更确切的临床疗效。心主血脉，脾主四肢，心气充沛，脾气健运，诸脉平和；气虚血瘀，痰瘀互结，气血运行无力，则脉气不得顺接，心不得养，发为心悸、胸闷；气血不达清窍及四肢，则头晕，乏力，汗出。张老师选用党参、黄芪、白术合用健脾养心；丹参、赤芍、红花、三七活血化瘀，川芎行血中之气，活血理气；丹参、赤芍在现代药理研究中均有抗心律失常作用。

二、治疗胸痹

[临床表现]心胸疼痛，如刺如绞，痛有定处，甚者心痛彻背，背痛彻心，可因暴怒、劳累而加重，舌质暗，有瘀斑，苔薄白，脉弦涩。

[辨证]气滞血瘀，心血瘀阻。

[治法]补气活血，化瘀止痛。

[方药]血府逐瘀汤加减。

[附]病案举例

患者辛某，男性，50岁，工人，2017年4月11日初诊。

主诉： 阵发性胸闷胸痛半个月。患者半月前无明显诱因突然出现心前区剧烈疼痛伴胸闷，大汗淋漓，自用消心痛后不能缓解，遂就诊于当地医院，

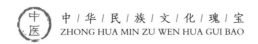
经急诊科诊为"急性下壁心肌梗死"，急诊行PCI，术后口服波立维、拜阿司匹林等药巩固治疗，现症见：阵发性胸闷胸痛，乏力倦怠，口干，便干，舌质暗，有瘀斑，苔薄白，脉弦涩。

辨证：气滞血瘀，心血瘀阻。

治法：补气活血，化瘀止痛。

处方：桃仁12g，生地9g，当归9g，牛膝9g，红花9g，甘草6g，枳壳6g，赤芍6g，川芎4.5g，桔梗4.5g，柴胡3g，人参9g，黄芪30g。7剂，水煎服。

二诊2017年4月18日：患者胸闷胸痛、乏力倦怠减轻，继服14剂，诸证悉减，改黄芪50g。14剂，水煎服。

三诊2017年5月4日：患者自觉胸闷胸痛、乏力倦怠症状消失，饮食二便正常。继服14剂，可调整为血府逐瘀片口服。

[按]本案症见胸胀满刺痛，常因情绪波动而诱发或加重，善叹息，舌暗红，或舌有瘀斑，脉涩。选用血府逐瘀汤加减。方中桃仁、红花、赤芍、川芎活血化瘀；牛膝祛瘀止痛，引血下行；生地、当归养血活血；柴胡疏肝解郁，桔梗、枳壳，宽胸行气，与柴胡同用，理气行滞，气行则血行；甘草调和诸药。全方使血活、瘀化、气行，为治胸中血瘀证之良方。患者神疲乏力，在原方加用人参、黄芪，人参补元气；黄芪，补脾胃之气，使气旺血行，瘀去络通。现代医学研究本方有活血化瘀、改善微循环的作用，可抑制血小板活化、预防血栓形成。张老师使用血府逐瘀汤，活血化瘀，加用人参、黄芪补气以助血行。病情稳定后，改用成药续服。

三、治疗黧黑斑

[临床表现]颧颊、前额、鼻、唇周部皮肤对称出现淡褐色或黄褐色斑片，呈蝴蝶形或不规则形，大小不一，表面平滑，边缘清楚，无自觉症状。日晒后斑色加深，舌暗红有瘀斑，苔薄，脉弦涩。

[辨证]肝郁血瘀。

[治法]疏肝解郁，活血化瘀。

[方药]血府逐瘀汤加减。

[附]病案举例

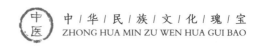

患者甘某，女，33岁，职员，2016年1月23日初诊。

主诉： 面部对称性深褐色斑2年余。患者近2年分娩后面部出现对称性深褐色斑，平素性情急躁、易怒，每行经前乳房胀痛，经行腹痛，经血色暗黑有血块，口渴不欲饮，经多方治疗未见好转。现症见：颜面颧部鼻翼旁深褐色斑，对称分布，面色晦暗，口唇发紫，舌暗红有瘀斑，苔薄，脉弦涩。

辨证： 肝郁血瘀证。

治法： 疏肝理气，活血消斑。

处方： 内服药：当归10g，川芎10g，丹参10g，郁金10g，香附10g，赤芍10g，生地黄10g，柴胡10g，红花10g，桔梗10g，桃仁12g，牛膝9g，益母草15g，枳壳10g，甘草5g。14剂，水煎服。外用药：白芷10g，白茯苓10g，白僵蚕10g，白术10g，白蔹10g，白及10g，白芍10g。14剂，颗粒剂，加蛋清调成糊状，均匀涂于患处，保留20~30min，清水洗去，睡前敷于患处。嘱患者避免日光照射，多食蔬菜水果，特别是番茄等富含维生素C的水果蔬菜，保持心情舒畅、乐观，化妆品慎用，保持充足睡眠。

二诊2016年2月10日： 面部色斑颜色部分变淡，面色较以前红润有弹性。患者出现食少神疲、倦怠苔腻等症状，故原方加黄芪30g、山楂15g、白术10g、薏苡仁30g。外用药继用。7剂后，斑色变淡，部分减退。

三诊2016年2月18日： 患者急躁、易怒症状好转，仍有乏力神疲，上方去郁金、香附，改黄芪50g，三七20g，以加强补气、化瘀效果。外用药继用。14剂后，斑色明显变淡，面色较以前红润而有光泽、有弹性。

四诊2016年3月2日： 上方继服14剂。外用药继用14剂后，面部褐色斑大部分已消退。守方随症加减，连续调整3个月，面部黄褐斑基本消除。随访半年，诸症悉除。

[按]患者分娩之后出现性情急躁、易怒，每行经前乳房胀痛，提示患者肝气郁结；经行腹痛，色暗黑有血块，提示患者体内有血瘀。故用血府逐瘀汤理气活血消斑。用药半个月后，患者出现脾虚兼湿症状，故原方加黄芪、山楂、薏苡仁健脾、祛湿，补气促进药物吸收。三诊时患者肝郁症状好转，仍有乏力神疲，故去郁金、香附，增加黄芪剂量，加三七粉加强补气、化瘀效果。养气血有助于黄褐斑恢复，本病内服、外用，终获良效。

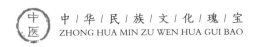

四、治疗郁证

[临床表现]情绪不稳定，烦躁焦虑，心慌，爱生气，易紧张，恐惧害怕，敏感
多疑，委屈易哭，悲观失望，不愿见人，不想说话。对什么都不感
兴趣，看什么都不高兴，压抑苦恼，入睡困难，早醒梦多，身疲乏
力，记忆力减退，注意力不集中，反应迟钝，甚至自觉活着没意思
等。舌暗红有瘀斑，苔薄白，脉弦滑。

[辨证]脾虚水停，水气上冲，气滞血瘀。

[治法]活血化瘀，行气通络，温阳健脾。

[方药]血府逐瘀汤加减。

[附]病案举例

患者高某，女，52岁，职员，2013年11月6日初诊。

主诉：有气上冲心胸感觉1年。患者1年来无明显诱因出现气上冲胸，
走窜到腹部、头部，不适时按压可出现嗳气，嗳气后症状可以缓解，曾就诊
于很多医院，未见好转，今日来诊。现症见：气上冲胸，头晕头痛，恶心呕
吐，烦忧较多，夜寐欠佳，大便秘结。舌暗红有瘀斑，苔薄白，脉弦滑。

辨证：脾虚水停，水气上冲，气滞血瘀。

治法：活血化瘀，行气通络，温阳健脾。

处方：当归15g，生地15g，桃仁20g，红花15g，枳壳10g，赤芍15g，柴胡
6g，川芎15g，桔梗6 g，川牛膝15g，生甘草6g。14剂，水煎服。

二诊2013年11月22日：患者气上冲胸感、嗳气、头晕、头痛减轻，大便
干硬减轻，睡眠差，加用桂枝15g、白术15g、酸枣仁30g。继续服用7剂，水
煎服。

三诊2013年11月25日：患者左眼结膜充血流泪，受凉流涕咳嗽，下肢内
侧疼痛，加生牡蛎30g、防风10g。10剂，水煎服。

四诊2013年12月4日：患者气上冲胸及走窜感在活动及嗳气后消失，加
远志6g。调理2个月病情痊愈。

[按]"心下逆满，气上冲胸，心悸头晕，脉沉紧"首见于《伤寒》太阳病误
吐、误下后，损伤脾胃之阳，脾运失职，水饮内生，饮停心下，阻碍气

机，则心下逆满；土虚不能制水，则水气上冲，故见气上冲胸；阳虚不能
升清于上，清窍反被上冲之水气所蒙，故头晕。

此证病机乃是脾阳不足，水气上冲所致，治当温阳健脾，利水降冲，多
用苓桂术甘汤，此患曾到多家大医院治疗，均未见好转，张老师认为结合舌
苔、脉象，病程一年有余，虽有脾虚水停，水气上冲之候，也有气滞血瘀之
征，气滞血瘀能加重阻碍气机，造成水气上冲，阳虚不能上升清窍，出现气
上冲胸、头晕头痛、恶心呕吐等症状。所以，治疗上，当先予以活血化瘀，
行气通络，再以温阳健脾加桂枝、白术，嘱咐患者做指划任脉操，调整阴
阳，以善其后。

五、治疗眩晕

[临床表现]头晕，或伴恶心呕吐，精神不振，心悸，夜寐差。舌暗有瘀斑，苔
薄白，脉涩。

[辨证]瘀血阻窍。

[治法]祛瘀通络，活血化瘀。

[方药]血府逐瘀汤加减。

[附]病案举例

患者李某，女，48岁，快递员，2016年12月20日初诊。

主诉：头晕1周。患者1周前骑车时被摩托车撞伤，当时头部着地，局部
破溃出血，神志不清，无抽搐，遂由120送至附近医院对症治疗。查头CT无颅
脑骨折及出血，4h后患者神志转清，头晕伴头痛，恶心呕吐为胃内容物，动
则加剧，住院治疗效果不佳，为求诊治来诊。现症见：头晕伴头痛，精神不
振，恶心呕吐，夜寐差。舌暗有瘀斑，苔薄白，脉涩。

辨证：瘀血阻窍。

治法：祛瘀阻络，活血化瘀。

处方：桃仁15g，生地黄9g，当归9g，牛膝9g，红花10g，枳壳6g，赤
芍10g，川芎10g，桔梗5g，柴胡6g，甘草6g，酸枣仁20g，夜交藤15g，远志
10g，茯神10g，竹茹12g，代赭石10g，地龙10g，苏梗10g。10剂，水煎服。

二诊2017年1月10日：患者无头晕头痛，仍有恶心呕吐，夜寐尚可，上

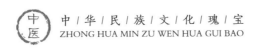

方续服10剂。

三诊2017年1月20日：患者恶心呕吐明显减轻，夜寐安，上方续服10剂。

[按]当患者头部受伤之后，脑震荡若脑实质未受损，仅有脑气受到干扰，多在短暂昏迷后自行苏醒。中医认为，脑属奇恒之府，内藏精气，以统全身，喜静而厌扰乱。一旦患者头部遭受外力打击，轻则干扰脑气，重则损伤脑髓，使得气血滞于清窍。治疗原则应以通窍活血、调理气机、化瘀止痛为主。方中桃仁润燥行滞；红花止痛化瘀、引血下行；赤芍、川芎活血通经；生地黄养血益阴；柴胡升达清阳、疏肝解郁；桔梗、当归宽胸行气，与柴胡同用，可使气血循环、理气行滞；甘草具有调和诸药之效。诸药根据患者实际病情加减合用，可相互发挥，通过益气补脑、引血下行，达到化瘀、活血、行气之效果。

六、治疗阳痿

[临床表现]阴茎萎而不举，或举而不坚，或坚而不久，舌质暗，可见瘀斑，苔薄白，脉弦细。

[辨证]肝郁不舒，气虚血瘀。

[治法]疏肝解郁，活血化瘀。

[方药]血府逐瘀汤加减。

[附]病案举例

患者殷某，男，44岁，货车司机，2017年3月20日初诊。

主诉：勃起不佳3个月，房事不能1周。患者发现近3个月晨起勃起不佳，勃起时有时无，伴有乏力，头晕，未予重视，1周来患者症状加重，房事力不从心，晨起乏力加重，今日来诊。现症见：勃起不佳，面色红，乏力，夜寐差，尿频、色黄。舌质暗，可见瘀斑，苔薄白，脉弦细。

辨证：肝郁不舒，气虚血瘀。

治法：疏肝解郁，活血化瘀。

处方：桃仁15g，生地黄9g，当归9g，牛膝10g，红花10g，枳壳10g，赤芍15g，川芎15g，柴胡15g，郁金10g，白术15g，茯苓10g，黄精10g，甘草6g，

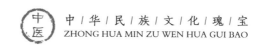

仙茅15g，黄芪30g，酸枣仁20g，蜈蚣1条，土鳖虫2只。10剂，水煎服。蜈蚣、土鳖虫碾碎成末汤药冲服。同时嘱患者清淡饮食，忌食生冷辛辣食品，规律作息，避免久坐。

　　二诊2017年3月31日：患者在家休养，作息规律，适量运动。自述乏力减轻，夜尿减少，睡眠好转，晨起勃起仍时有不能。上方柴胡改为20g，黄芪改为40g，续服10剂。

　　三诊2017年4月15日：患者乏力明显减轻，夜尿正常，睡眠可，晨起勃起好转。上方减酸枣仁，继服10剂。

[按]阳痿病即勃起功能障碍，是影响男性健康、降低生活质量的一种病症，伴随着男性年龄的增长，勃起功能障碍比例在不断地升高，肝郁血瘀是致阳痿的主要诱因，肝气郁结、失于疏泄，就会导致血液不通畅，无法到达宗筋，气滞血瘀、宗筋不聚就会导致阳痿，而其他原因导致的阳痿也基本都有肝郁血瘀的病机存在。血府逐瘀汤有疏肝活血的功效，对于瘀血阻滞精关窍道、滞塞不通等症状有较好的治疗效果，可以起到疏解肝郁、疏通气血、调节勃起功能障碍的作用，一旦肝经郁闭得到疏通，宗筋就能得到较好的调养，从而变得强健，阳痿就可以治愈。

五皮散《华氏中藏经》

[组成]生姜皮9g，桑白皮9g，陈皮9g，大腹皮9g，茯苓皮9g。

[用法]水煎服。

[功用]利水消肿，行气祛湿。

[主治]水停气滞之皮水证。

[方解]方用茯苓皮为君药，甘淡渗湿，利水消肿，兼可健脾。以大腹皮、陈皮为臣，其中大腹皮辛温，行脾胃之气，渗利水湿。陈皮辛苦温行肺脾之气。二药相协，使气行则水湿得行，生姜皮辛散脾胃及肌肤之水湿，宣发肺气以通调水道；桑白皮善肃降肺气并利水，与姜皮共助肺之治节，

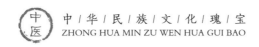

使水湿下输膀胱而出，二者为佐药。五药合用，共奏利水消肿、理气祛湿健脾之功效。集五皮于一方，畅利三焦，理气行滞，祛湿利水，善行皮肤肌腠间水湿，故方名"五皮"，主治"皮水"。

【张氏临证经验】

一、治疗鼓胀

[临床表现]头面四肢悉肿，心腹胀满，上气喘急，小便不利，乏力纳差，身目皆黄，舌质淡红，苔白腻，脉沉缓。

[辨证]水湿困脾，脾虚湿盛，水溢肌肤。

[治法]温中健脾，行气利水。

[方药]五皮散加减。

[附]病案举例

患者段某，女，61岁，职员，2017年11月29日初诊。

主诉：腹胀、纳差、乏力半年，加重伴皮肤黄染2月余。患者于6个月前无明显诱因出现腹胀，以进食后为甚，伴纳差，乏力，自己未予重视，近2个月自觉上述症状加重伴皮肤黄染，求治于本院，诊断为慢性乙型肝炎、肝硬化（失代偿期），经给予输注白蛋白、速尿等对症、支持治疗半个月后，腹胀有所减轻。现症见：身目黄染，色暗，全身水肿，腹胀，纳差，乏力，口干不欲饮，舌质淡红，苔白腻，脉沉缓。肝功：总胆红素36μmol/L，谷丙转氨酶131.1U/L，谷草转氨酶66U/L，白蛋白28.17g/L；血常规示：白细胞6.6×10^9/L，红细胞2.6×10^{12}/L，血色素90g/L；尿常规：尿胆红素（＋），白细胞（＋）；血沉37mm/h，凝血酶原时间15s，乙肝检查：大三阳。腹部彩超示：1. 肝脏弥漫性回声增强、增粗，2. 门静脉内径1.5cm，3. 胆囊水肿，4. 腹腔积液，5. 脾脏略增大。考虑患者为乙肝所致肝硬化失代偿期。经给予速尿30mg iv bid，口服安体舒通100mg/d，输注白蛋白10g，每周3次，对症治疗后尿量刚开始增加，腹水减少，1周后尿量减少腹水复增加，继续输注白蛋白，按比例加大速尿和安体舒通的量后，尿量无明显增加，腹水不消退；患者自觉腹胀较甚，纳差，乏力，双下肢水肿。向家属交代清楚病情后，家属考虑肝硬化晚期患者住院治疗费用太大，要求回家服中药汤剂治疗。故自出院起开始服用中药汤剂，停用其他药物。

辨证：水湿困脾，脾虚湿盛，水溢肌肤。

治法：温中健脾，行气利水。

处方：茯苓皮10g，生姜皮6g，陈皮10g，大腹皮10g，桑白皮20g，泽泻6g，牛膝20g，车前草10g，丹参10g，鳖甲30g，益母草30g，党参30g，炒白术30g，山药30g，山茱萸10g，枳壳20g，延胡索10g，川楝子10g，山楂10g，麦芽20g。30剂，水煎服。

二诊2017年12月30日：患者精神尚可，身目不黄，全身无水肿，无腹胀，纳食量较前增加，小便量可，舌质淡红，苔白腻，脉沉缓。查肝功：总胆红素、谷草转氨酶均正常，谷丙转氨酶略高，白蛋白30g/L，复查腹部彩超示：①肝脏回声增强、增粗，②胆囊炎，③脾胰未见异常。调整方剂上方去延胡索、山楂、山茱萸，加用黄芪30g，厚朴10g，鳖甲30g，虎杖10g，神曲10g，当归20g。30剂，水煎服。

三诊2018年1月30日：患者面色有光泽，无腹胀满，全身无水肿，小便量正常，舌质淡红，脉和缓；肝功正常，白蛋白33g/L，腹部彩超示：1. 肝脏回声增粗、增强，2. 胆囊炎，3. 脾、胰回声未见异常。随访3个月，患者诸症未见复发。

[按]该患者身目黄染，色暗，腹胀满，纳差，乏力，全身水肿，小便量少，舌质淡红，苔白，脉濡缓；属中医的鼓胀。脾虚湿盛，水溢肌肤腠理，致腹胀满，全身水肿，脾虚湿阻，阳气不宣，胆汁外泄，故身目黄染，色暗；脾气不足，故纳差，乏力；肾气不足无以化水，故小便量少；舌质淡红，苔白，脉濡缓均为脾虚湿阻之象。五皮散为治疗皮水的通用方，以一身皮水、心腹胀满、小便不利为诊治要点。治疗脾虚湿盛水溢肌肤所致水病肿满之症，方中茯苓皮为君，取其甘淡渗利，行水消肿。以大腹皮下气行水，消肿除满；陈皮理气和胃，醒脾化湿，佐以桑白皮降肺气，以通调水道而利水消肿；生姜皮和脾降肺，行水消肿而除胀满，五药相合共奏利水消肿、理气健脾之效，同时配合健脾益气之药党参、山药、炒白术，活血

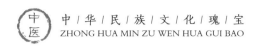

化瘀软坚散结之药鳖甲、益母草、丹参，使患者难治性腹水全部消退，疗效较佳。

二、治疗卵巢过度刺激综合征

[临床表现]月经不调，经量少，经期不定，小腹胀痛或坠痛，痤疮，肥胖，毛发重，舌淡红苔薄黄，脉弦滑。

[辨证]脾虚湿盛，泛溢肌肤。

[治法]理气健脾，利湿消肿。

[方药]五皮散加减。

[附]病案举例

患者宫某，女，28岁，职员，2015年11月18日初诊。

主诉：因促排卵治疗后10天，下腹胀痛2天。患者因患多囊卵巢于2015年11月8日在本院妇科门诊服用克罗米芬促排卵治疗，15日B超监测提示排卵，16日患者自感下腹胀痛，查尿HCG阴性，即行B超检查提示：右侧卵巢增大，约为6.4cm×5.4cm×4.6cm，伴多个液性暗区约为3.9cm×3.8cm×3.7cm；子宫直肠窝积液约为6.1cm×5.6cm。患者：下腹部胀痛，无阴道流血，无头晕眼花及恶心呕吐，自觉乳房胀，伴腰酸，纳寐可，小便如常，大便频繁，舌淡红，苔薄黄，脉弦滑。既往身体健康，婚后3年未孕，平素月经45～70天，曾激素治疗。经量中，色黯红，偶有血块，末次月经：2015年11月3日，5天净，量、色、质如前。因未避孕，有生育要求未行妇检。血常规示：正常；肝功、肾功、血脂、血糖均正常；体重59kg、腹围86cm。严密监测患者的生命体征，监测体重、腹围、24h出入量，动态监测血细胞比容、电解质、肝肾功能、凝血功能等。

辨证：脾虚湿盛，泛溢肌肤。

治法：理气健脾，利湿消肿。

处方：生姜皮12g，桑白皮12g，陈橘皮12g，大腹皮12g，茯苓皮12g，白术15g，桑寄生15g，菟丝子15g，党参15g，续断15g，桂枝10g。10剂，水煎服。

二诊2015年11月30日：患者服用10剂汤药后自觉腹胀痛消失，上方加用

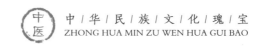

当归15g,阿胶10g,丹参15g,黄芪30g,续服10剂。

　　患者次月经来潮。于2016年4月15日复查B超检查提示:宫内妊娠约5周,未见明显胚芽及心管搏动;右卵巢约为4.4cm×3.4cm×3.6cm,液性暗区消失;未见子宫直肠窝积液。于2016年12月2日剖宫产娩一活男婴。

[按]《华氏中藏经·卷六》:"大凡男子、妇人脾胃停滞,头面四肢悉肿,心腹胀满,上气促急,胸膈烦闷,痰涎上壅,饮食不下,行步气奔,状如水病,先服此药能疏理脾气,消退虚肿,切不可乱服泄水等药,以致脾元虚损所患愈甚,此药平良无毒,多服不妨。"生姜皮、桑白皮、陈橘皮、大腹皮、茯苓皮各9g,上为粗末,每服三钱,水一盏半,煎至八分,去渣,不计时候温服,忌生冷油腻硬物。主治皮水,一身悉肿,肢体沉重,心腹胀满,上气喘急,小便不利,苔白腻,脉沉缓;以及妊娠水肿等。方中以茯苓皮利水渗湿,兼以补脾助运化;生姜皮散水饮;桑白皮肃将肺气,以通调水道;大腹皮行水气,消胀满;陈橘皮和胃气,化湿浊。五药相合,共奏理气健脾、利湿消肿之效。本病应属"子满""子肿"的范畴。就主证腹水而言,则又以水停为标。《内经》所云:"诸湿肿满,皆属于脾。"因脾主运化,主升清,脾虚则不能运化水湿而导致水湿内停,湿性趋下,聚于下焦,阻碍气机,脾虚则津液不行而水泛中脘,势必运行滞缓,上下交通失畅,而脾属土而能制水,为津液化生转输之枢,因此健脾利水是治疗本病的大法之一;肾蒸腾气化而主水、司膀胱之开合,为水液代谢之动力所在,肾虚则温化无权而水湿潴留,温肾是治疗本病的另一大法。因此水停应责之脾肾,故出现下腹胀、腹痛。经B超检查可见盆、腹腔积液,卵巢增大,双卵巢内多个液性暗区。水湿盛极时甚至可伴见胸水。因"肝肾同源",水湿下聚,血脉中津液外渗,精液亏虚,则出现血行涩滞,肾阳虚亏,阻滞气机,而致瘀血内停。故患者呈现血容量减少,出现血液浓缩的病理变化。若病情早期未积极治疗,病情进一步发展,严重者可导致气阴两衰之危象。因此,在治疗时应以调整脾肾的升降功能为首务,但同时要兼顾妊娠。本方桑白皮之泻肺降气,肺气清肃,则水自下趋;而以茯苓皮可从上导下;大腹皮宣胸行水;姜皮辛温解散;陈皮理气行痰。而陈皮、茯苓皮两味,本为脾药,其功用皆能行中带补,匡正除

邪，一举两治。兼有气虚者常加用党参、黄芪、白术等补气健脾；兼有血虚者常加用当归、鸡血藤、熟地黄等养血活血；兼有阴虚者加阿胶、枸杞子、沙参、生地黄；兼有阳虚者加用制附子、淫羊藿、桂枝；肾虚胎动不安者可合并寿胎丸加减；如此攻中有补，补中有攻，进退自如，定能收到明显疗效。

升阳益胃汤《内外伤辨惑论》

[组成]黄芪二两，半夏、人参、炙甘草各一两，独活、防风、白芍药、羌活各五钱，橘皮四钱，茯苓、柴胡、泽泻、白术各三钱，黄连一钱。

[用法]蜜丸，每服9g，日2～3次；汤剂，水煎服。

[功用]益气升阳。

[主治]1. 治脾胃虚弱，怠惰嗜卧；2. 时值秋燥令行，湿热方退，体重节痛，口苦舌干，心不思食，食不知味，大便不调，小便频数；3. 兼见肺病，洒淅恶寒，惨惨不乐，乃阳气不升也。

[方解]李东垣《内外伤辨惑论》卷中，论曰："脾胃之虚，怠惰嗜卧，四肢不收，时值秋燥令行，湿热少退，体重节痛，口苦舌干，食无味，大便不调，小便频数，不嗜食，食不消。兼见肺病，沥淅恶寒，惨惨不乐，面色恶而不和，乃阳气不伸故也。"当升阳益胃，名之曰升阳益胃汤；升阳益胃汤主治身困乏力，怠惰嗜卧，体重节痛，口干苦，纳呆，纳食难消，大便不调，小便频数，兼见肺病、微恶风寒等症。缘于机体本已脾胃虚弱，加之为湿邪所困，故见身困乏力，怠惰嗜卧，体重节痛，脾胃虚弱，运化受盛失司，则见纳呆，纳食难消，湿邪留滞中焦，气机升降失常，清浊不分，是以大便不调，小便频数；脾胃之气虚弱，气血生化乏源，导致母病及子，肺气虚，温煦皮毛失司，则见恶风寒等症。该方由黄芪、人参、茯苓、白术、白芍、陈皮、半夏、柴胡、防风、羌活、独活、黄连、泽泻、炙甘草、生姜、大枣16 味药组成；方中黄

217

芪、人参、白术、炙甘草补元气而健脾胃，气旺则升发有力；羌活、独活、柴胡、防风等诸风药，味薄气轻而升散之力强，功可升清阳而除湿邪，可免滋补而恋邪之忧患，况白芍养血敛阴又可防诸风药辛燥太过耗气伤阴；黄连、茯苓、泽泻、半夏、陈皮清热除湿，茯苓、泽泻又可导湿热从小便排出，浊邪去，而清阳得升；诸药合用，补泻有度，升降相宜，具有益气升阳、健脾益胃、化湿清热之功效。

【张氏临证经验】

一、治疗内伤发热

[临床表现]低热，神疲乏力，气短，面色萎黄，口苦，纳差，眠差，二便可，舌淡红，苔白腻，脉弦细。

[辨证]脾胃虚弱，湿邪中阻。

[治法]益气升阳，健脾益胃。

[方药]升阳益胃汤加减。

[附]病案举例

患者张某，女，36岁，教师，2016年11月14日初诊。

主诉：患者间断性低热1月余。患者1个月前出现低热，但低热反复发作，表现为午后发热，可自行消退，但觉发热时四肢酸困、骨节疼痛及恶心欲吐，曾应用中药治疗效果不显，今日来诊，现症见：低热，神疲乏力，面色萎黄，骨节疼痛，口苦，纳可，夜寐差，舌淡红，苔白腻，脉弦细。

辨证：脾胃虚弱，湿邪中阻。

治法：益气升阳，健脾益胃，化湿清热。

处方：党参30g，炒白术15g，生黄芪30g，茯苓15g，黄连6g，陈皮12g，清半夏10g，白芍15g，泽泻12g，柴胡6g，羌活12g，升麻10g，独活12g，防风12g，炙甘草15g，生姜10g，大枣10g。7剂，水煎服。

二诊2016年11月25日：服药后未再发热，精神可，周身较前有力，面色较前改善，四肢酸困、骨节疼痛等诸症好转，守上方续服7剂，水煎服。

　　三诊2016年12月5日：未再发热，余症状已基本痊愈，为巩固疗效，续服上方7剂而愈，随访至今未再复发。

[按]患者低热反复发作，易感疲劳，劳累后易致面色萎黄，四肢酸困、骨节疼痛等症，张老师认为：该病人因长期脑力、体力疲劳终致劳累过度，中气不足，损伤脾胃，脾胃虚弱，阴火内生，阳气外浮则发热，属中医"内伤发热"范畴，兼见舌淡红，苔白腻，脉弦细，证属脾胃虚弱，湿邪中阻，遂选用《内外伤辨惑论》升阳益胃汤加减治疗，取得良好效果。此案辨证之关键点首先当分清是外感发热或内伤发热，因患者体虚劳累而并非感受外邪所致发热，故病属内伤发热范畴；其次，虽属内伤发热，气血阴阳亏虚兼有内生湿邪，是虚中夹实之证；三为治法选方之精确，患者脾胃损伤，是以伤其气也，不同于外感风寒，外邪伤人之形，劳倦内伤是为不足之证，不足者当补之，切忌苦寒之药泻胃土，经云"劳者温之，损者益之"，选用升阳益胃汤加减，药有辛甘性温者，以补其中、升其阳，亦有甘寒类以泻其阴火，是以益气升阳、甘温除热，调畅气机，使气血阴阳恢复平衡，药证合拍，故奏佳效。

二、治疗糖尿病性胃轻瘫（呃逆）

[临床表现]反复上腹胀，时有呃逆，倦怠乏力，恶心，口苦，常伴急躁易怒，小便正常，大便腹泻或便秘，舌淡红或暗红，苔白腻或黄稍腻，脉细弦。

[辨证]肝胃气机不和，使胃失和降，气逆于上。

[治法]益气升阳，解毒疏郁。

[方药]升阳益胃汤加减。

[附]病案举例

　　患者柳某，女，69岁，退休工人，2017年8月3日初诊。

　　主诉：患者间断腹胀伴呃逆3年，加重1个月。患2型糖尿病13年，3年前因腹胀伴呃逆，就诊当地医院，诊断为"糖尿病胃轻瘫"，对症治疗，症状时有好转，近1个月上腹胀呃逆加重，来诊症见：上腹胀，呃逆，急躁易怒，时有恶心，口苦，大便秘结，倦怠乏力，小便正常，舌暗红，苔黄稍腻，脉

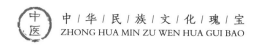

细弦。

辨证：肝胃气机不和，使胃失和降，气逆于上。

治法：益气升阳，解毒疏郁。

处方：生黄芪30g，半夏15g，生晒参10g，炙甘草5g，独活10g，防风10g，白芍5g，羌活10g，橘皮12g，茯苓10g，柴胡6g，泽泻10g，白术10g，黄连3g，厚朴10g，川芎10g，枳壳炭30g，肉蔻炭10g。7剂，水煎服。

二诊2017年8月13日：患者上腹胀减轻，恶心消失，呃逆、口苦较前减轻，大便不畅，舌质红，苔薄黄，脉细弦。症状好转，大便不畅，上方加黄芩6g，调白术40g。7剂，水煎服。

三诊2017年8月23日：大便改善，易排出，无明显上腹胀，乏力减轻，血糖也有所下降，效不更方，续服10剂。后予香砂六君子丸服一个月，随访至今未复发。

[按]患者久病，长期服药，耗伤脾阳，加之平素性情急躁易怒，肝胃气机不和，使胃失和降，气逆于上，则上腹胀、呃逆、恶心，张老师治以益气升阳，解毒疏郁为治法，使脾阳得复，肝气得疏，故上腹胀、呃逆、恶心、乏力等诸证得解。后以香砂六君子丸善后，体现治病重视后天之本。

三、治疗溃疡性结肠炎（泄泻）

[临床表现]大便溏薄，每日3～4次，排便不畅，有后重感，乏力，食欲减退，夜寐欠佳，舌淡红，苔白，脉弦细。

[辨证]清浊不分，脾虚湿盛。

[治法]益气升阳，健脾止泻。

[方药]升阳益胃汤加减。

[附]病案举例

患者李某，男，46岁，职员，2017年5月29日初诊。

主诉：患者间断大便溏薄3年，加重2周。患者3年前经肠镜检查诊断溃疡性结肠炎，反复发作，曾应用中西药治疗，疗效不显著，2周前症状加重，大便每日3～4次，大便不成形，排便不畅，有后重感，食欲减退，夜寐欠佳，舌淡红苔白，脉弦细。

辨证：脾虚湿盛。

治法：健脾除湿止泻。

处方：党参30g，白术15g，黄芪15g，黄连6g，半夏10g，陈皮10g，茯苓15g，泽泻15g，防风10g，羌活10g，独活10g，柴胡10g，白芍15g，当归15g，地榆15g，槐花炭 15g，枳壳15g，炙甘草5g，生姜3片，大枣5枚。7剂，水煎服，并嘱忌生冷辛辣及饮酒。

二诊2017年6月11日：患者大便仍不成形，次数减少，无后重感，稍思饮食，夜寐仍欠。于初诊方加怀山药20g，炒酸枣仁30g，续服7剂，方法同前。

三诊2017年6月18日：患者诸症减轻，睡眠好转，效不更方，继续服药14剂，未见复发，嘱继续香砂六君子丸1个月，未再复发。

[按]张老师认为本病以本虚标实为主，脾虚为本，湿邪为标，多夹杂瘀血等多种病理因素的存在，导致本病的反复发作。脾虚则运化失司，水湿内生，则大便不成形，湿困脾胃，则饮食欠佳；脾虚气血生化乏源，心神失养，"行血则便脓自愈，调气则后重自除"，故在升阳益胃汤的基础上加活血化瘀、养心安神之品，脾气健运则湿邪自除，气血输布，则心神得安。

四、治疗头痛

[临床表现]头胀痛，多伴胸闷，腹胀，食后加重，倦怠乏力，可伴生气后加重，舌淡红，苔白，脉弦细。

[辨证]清浊不分，阳气不升，脑脉失濡养。

[治法]益气升阳，健脾。

[方药]升阳益胃汤加减。

[附]病案举例

患者王某，女，50岁，会计，2016年10月8日初诊。

主诉：间断头胀痛3年，加重1周。患者间断头胀痛3年，遇冷生气后甚，曾口服中西药治疗，效果不显著，近1周头胀痛加重来诊。现症见：头胀痛，右侧脸颊麻木，伴见恶心，偶觉胸闷，胃痛，食后腹胀，喜热食，舌淡红，苔白，脉弦细。

辨证：清浊不分，阳气不升，脑脉失濡养。

治法：益气升阳，调肝健脾。

处方：生黄芪30g，党参30g，炒白术15g，升麻10g，法半夏15g，黄连6g，陈皮15g，白芍20g，生龙骨30g，生牡蛎30g，怀牛膝25g，地龙15g，炙甘草10g。14剂，水煎服。

二诊2016年10月25日：服后头胀痛缓解，脸颊麻木消失，无恶心，效不更方，续服7剂，诸症消失。

[按]患者面颊麻责之于正气不足，气虚则麻，头胀痛责之于肝气郁滞，情志不和则肝郁甚而痛甚。木郁克土，脾虚痰湿中阻则恶心，胃痛，食后腹胀。阳郁不得外达则胸闷。辨证属清浊不分，阳气不升，脑脉失濡养之头痛，法取升阳益胃汤加减以益气升阳，调肝健脾。张老师临证多顾护正气，方中仍以黄芪益气为君；胃痛则重用白芍合甘草意芍药甘草汤缓解止痛，以其味酸，土中泻木；肝气郁有化火内动之象故加生龙骨、生牡蛎以清肝平肝；怀牛膝苦泄下行；地龙性寒通行经络，张老师认为怀牛膝补肝肾强筋骨又具引热引气下行之功，与地龙配伍止痉效果好以治面颊麻。全方补中有泻，既重视胃气升发，也善寒降之用，使脾健运而肝自调。临证应用加减灵活，善于变裁。"实则阳明，虚则太阴"，临床上若饮食不节而脾胃虚弱，正气耗伤，或饮食肥甘，脾胃运化失司而湿热内生，则脘胀，食后甚，口有异味，阳郁不升则头晕，健忘，耳鸣，肝胃不和则嗳气频作，心烦易怒，肝脾不调则大便溏泻，肢体倦怠，气短乏力。此等病机张老师均可辨证用升阳益胃汤加减。升阳益胃汤融升举阳气与降泻阴火于一方，在运用时方证对应，再参以舌脉。在药物加减上，若无明显表邪犯肺或舌苔略黄腻时，柴胡和羌活、独活用量较轻或减去；腰酸加山药；口有异味重用黄连；胃痛重用白芍；另外若反酸呕吐时半夏、黄连常二药同用；腹胀时加枳壳，甚时用枳实。张老师特别指出，枳实的作用是降浊而升清，若浊气在上，清气则无以升举。

五、治疗口糜

[临床表现]口糜，初发或经久不愈，伴口异味，脘胀食少，倦怠乏力，腹泻或

便溏。苔白，脉沉，浮取微弱。

[辨证]湿浊困阻，清阳不升，虚火上炎。

[治法]益气升阳，健脾化湿。

[方药]升阳益胃汤合封髓丹加减。

[附]病案举例

　　患者师某，男，61岁，退休工人，2017年6月14日初诊。

　　主诉：间断口糜3年，加重10天。患者间断口糜3年，经久不愈，近10天症状加重，今日来诊。现症见：口糜，口有异味，脘胀食少，腰酸乏力，偶有腹泻。舌质略暗，苔白，脉弦细。既往糖尿病10年。

　　辨证：湿浊困阻，清阳不升，虚火上炎。

　　治法：益气升阳，健脾化湿。

　　处方：党参30g，炒白术15g，山药20g，茯苓15g，炒薏苡仁15g，黄连6g，砂仁12g，生黄芪20g，姜半夏15g，陈皮15g，泽泻15g，防风15g，白芷15g，炙甘草10g。14剂，水煎服。嘱患者禁食寒凉辛辣刺激食物。

　　二诊2017年6月28日：患者脘胀食少已除，乏力、舌面溃疡好转，色略淡暗，脉弦细。前方加生地黄15g，川木通10g，莲子心20g。7剂，水煎服。

　　三诊2017年7月5日：患者腰酸减轻，指关节时或疼痛，舌仍淡暗，脉弦细。调整处方：怀山药20g，桑寄生20g，桑椹15g，怀牛膝15g，川芎15g，地龙15g，姜黄15g，桂枝15g，白芍20g，麦冬15g，生地黄15g，生晒参15g。7剂，水煎服。

　　四诊2017年7月12日：患者诸症悉除。停药，嘱其不适随诊，随访至今未再复发。

[按]李东垣谓："肾间受脾胃下流之湿气，阴火乘土位，寒则筋挛骨痛。"患者脾胃气虚，运化失司则脘胀食少，口糜由阳旺阴虚，膀胱湿水泛溢脾经，湿与热瘀，郁久则化为热，热气熏灼胃口，以致满口糜烂，甚于口疮。口异味，乏力，腹泻为脾胃气虚，湿滞内停之候。辨证为湿浊困阻，清阳不升，虚火上炎之口糜，治以益气升阳，健脾化湿。一诊原方去羌活、独活，但加白芷上行头目，下抵肠胃，中达肢体，遍通肌肤以至毛窍，而利泄邪气，与补脾药相伍，升发脾胃之气以健运中州，百一选方：

"用香白芷七钱，为末，食后井水服一钱"治口齿气臭。腰酸、乏力、腹泻时加山药、薏米平补脾肾，渗湿运脾，舒缓筋脉以治筋挛、腹泻。二诊时脘胀、食少症已去，乏力、舌面溃疡等亦好转。张老师考虑患者消渴多年阴津已伤，从伤阴论治，生地黄15g，川木通10g，莲子心20g。莲子心入心经清心火，增强滋阴清热之力。三诊乏力、舌面溃疡等症已去，腰酸亦得有缓解，但现指关节时或疼痛，故治以补肾活血、行气止痛为主，兼顾阴虚等症，调整处方加桑寄生、怀牛膝补肝肾强筋骨；川芎、地龙、姜黄活血行气，通络止痛；桑椹助山药补肾之力；麦冬、白芍、生地黄、生晒参兼顾消渴阴虚之症；白芍与桂枝配伍调和阴阳。故四诊脾胃实而诸症悉除。

六、治疗水肿

[临床表现]周身水肿，双腿为甚，按之凹陷，稍后自起，全身乏力，气短，小便清，苔白，脉沉，浮取微弱。

[辨证]阳气亏虚，气化失常。

[治法]益气升阳，健脾利水。

[方药]升阳益胃汤加减。

[附]病案举例

患者江某，女，42岁，在职，2017年3月20日初诊。

主诉：周身水肿3个月。患者自述3个月前感冒后引起全身水肿，经多医治疗无效，自服偏方玉米须及车前草、六味地黄丸等药物，却出现轻微腹泻，小便1日多次，但水肿不消，遂今日来诊。现症见：周身水肿，双腿为甚，按之凹陷，稍后自起，全身无力，小便清，苔白，脉沉，浮取微弱。

辨证：脾肾两虚，气化失常。

治法：健脾补肾，利水消肿。

处方：党参30g，生黄芪20g，炒白术15g，猪苓30g，茯苓30g，陈皮15g，防风10g，羌活10g，桑寄生15g，熟地黄15g，怀牛膝10g，桂枝10g，泽泻15g，生姜5片，大枣3枚。7剂，水煎服。

二诊2017年3月27日：患者服药后自觉周身略微汗出，现双下肢水肿渐

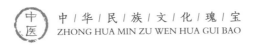

消，周身仍肿，较前缓解。患者长期水停体内，水阻脉络，所谓"血不利则为水"，故原方稍加益母草25g，泽兰20g，大腹皮15g，以增强通利三焦、活血利水之功。7剂，水煎服。

三诊2017年4月4日：患者周身、下肢水肿已见明显消退。效不更方，巩固5剂。随访，未再水肿。

[按]水肿的发生与肺、脾、肾三脏功能失调密切相关。肺虚则气不能化精而化水，脾虚则土不制水而反克，肾虚则水无所主而妄行。治疗上，一般采用宣肺发汗、健脾利湿、温肾行水的方法。本例患者周身水肿，双腿为甚，按之凹陷，结合舌脉，考虑为脾肾两虚，水液运化失司，故重用生黄芪、茯苓为君药，取其健脾益气、利水渗湿之性，以党参、白术加强健脾燥湿之力，考虑其脾肾阳气俱衰，加桂枝一味，温通肾阳，以助气化，佐以熟地黄、牛膝、桑寄生补肾利水，温通肾阳。又入柴胡、防风、羌活、独活等风药，因风能胜湿，借助风药之走窜，以荡涤周身水湿之邪。二诊患者腿肿已消，周身水肿减轻，所谓"血不利则为水"，考虑患者水停日久，阻碍血行，故宗血水同治的治则，加益母草、泽兰、大腹皮三药以活血利水，行气除胀终取得全效。

七、治疗重症肌无力（虚劳）

[临床表现]四肢乏力，倦怠，朝轻暮重，面色不华，进食后易腹胀，大便溏，每日3～4次，小便黄，夜寐差，舌淡胖，苔白薄腻，脉沉无力。

[辨证]清阳不升。

[治法]益气升阳。

[方药]升阳益胃汤加减。

[附]病案举例

患者冯某，女，48岁，煤矿工人，2017年10月10日初诊。

主诉：重症肌无力6个月。患者双眼睑抬举无力，四肢倦怠乏力6个月，诊断为"重症肌无力"，患者平时经常熬夜工作，饮食上嗜食肥甘厚味，多饮酒，性格上多思善虑，为求中医治疗来诊，现症见：眼睑抬举无力，四肢倦怠乏力，朝轻暮重，进食后易腹胀，面色不华，大便溏，每日3～4次，小

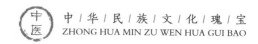

溲黄，夜寐差，舌淡胖，苔白薄腻，脉沉无力。

辨证：清阳不升。

治法：健脾益气升阳。

处方：党参30g，白术15g，生黄芪30g，清半夏10g，陈皮15g，茯苓20g，泽泻15g，防风12g，羌活12g，柴胡6g，白芍12g，生姜15g，黄连6g，淡竹叶10g，大枣10枚。14剂，水煎服。并嘱作息规律，避免劳累，清淡饮食，戒酒，并适当活动。

二诊2017年10月24日：患者双眼睑抬举无力，四肢倦怠乏力较前缓解，小溲已无发黄，原方中去淡竹叶，加炒薏苡仁30g，白豆蔻15g，杏仁10g。14剂，水煎服。

三诊2017年11月7日：患者平素日常活动基本正常，只有在劳累后觉眼睑抬举和四肢稍有无力，大便溏明显好转，小便正常，食欲略差，上方中加大麦芽15g、鸡内金10g。又续服14剂，后口服补中益气丸，以巩固疗效。近来回访，病情平稳。

[按]本例患者西医诊断明确，中医辨证要点在眼睑抬举无力，四肢无力，皆为脾所主，患者饮食上嗜肥甘，多饮酒，性格上多思善虑，生活上过度劳累，均造成中气大伤，痰湿内生，清阳不升，故眼睑抬举无力，四肢乏力。运化无力则纳差脘痞，脉沉无力，舌淡胖、苔薄白腻，亦脾虚湿胜之象。正如东垣论"湿胜"证尤为精辟："四肢烦满，肢节疼烦难以屈伸，身体沉重，烦心不安，四肢懒倦，口失滋味，腹难舒伸。"用升阳益胃汤益气健脾，升阳除湿。嘱患者适当活动，使胃与药得转运升发之意。药证合拍，故疗效显著。

水陆二仙丹《洪氏经验集》

[组成]芡实末，金樱子。

[用法]两药制为小丸，盐汤送服。

[功用]益肾滋阴，收敛固涩。

[主治]肾虚所致之男子遗精白浊、女子带下，以及小便频数、遗尿等症。

[方解]"水陆"，指两药生长环境，芡实生于水中，而金樱子则长于山上；"仙"，谓本方之功效神奇。芡实甘涩，固肾涩精；金樱子酸涩，固精缩尿。两药配伍，可使肾气得补，精关自固，从而遗精、遗尿、带下诸症皆除。虽然本方药仅二味，但配伍合法有制，用于临床，效如仙方，故称"水陆二仙丹"。

【张氏临证经验】

一、治疗慢性前列腺炎（淋证）

[临床表现]会阴部坠胀疼痛不适，时有坠胀疼痛加重，多伴有尿频、尿急，时有遗精，面色少华，大便稀溏，纳尚可，夜寐欠佳，舌质嫩，苔薄白，脉沉细。

[辨证]肾虚不固，中气下陷。

[治法]补肾收敛，上提中气。

[方药]水陆二仙丹合金锁固精丸加减。

[附]病案举例

患者廉某，男，33岁，农民，2017年7月9日初诊。

主诉：会阴部坠胀疼痛不适4年，加重7天。患者自述会阴部坠胀疼痛不适4年，近7天坠胀疼痛有所加重，伴有尿频、尿急、时有遗精，面色少华，大便稀溏，纳尚可，夜寐欠佳，舌质嫩，苔薄白，脉沉细。既往慢性前列腺病史。

辨证：肾虚不固，中气下陷。

治法：补肾收敛，上提中气，兼以利湿。

处方：金樱子25g，芡实20g，生黄芪30g，黄精15g，川断15g，煅龙骨30g，煅牡蛎30g，醋柴胡12g，白芍10g，白术10g，茯神10g，金铃子10g，延胡索10g，枳壳10g，车前子10g，白茅根30g，生甘草5g。14剂，水煎服。

二诊2017年7月24日：患者述疼痛明显好转，坠胀减轻，半个月来未有遗精，小便情况未有明显好转，睡眠改善不佳。原方去枳壳、生甘草，加乌药12g、炙甘草5g，续服14剂。

三诊2017年8月6日：诸症明显好转。原方再进14剂，并嘱规律性生活，忌酒及辛辣刺激性食物，避免病情反复。

[按]慢性前列腺炎实为本虚标实之症。本案中患者面色少华，尿频、尿急，时有遗精，大便稀溏，舌质嫩，苔薄白实为脾肾两虚。通过补肾收敛肾气，去浊通因通用自然取得了良好的疗效，在治疗过程中张老师始终抓住患者肾虚脾弱本质，用金樱子、芡实等以补肾健脾收敛为主，并兼顾各种兼症，如尿频急用车前子、白茅根利尿通浊；煅龙牡、茯神调理睡眠；金铃子、延胡索缓解疼痛；白芍亦能缓急止痛。诸药相合，正本清源，标本兼顾，药到则病自除。

二、治疗糖尿病肾病（水肿）

[临床表现]口渴乏力，神疲倦怠，腰膝酸软，下肢水肿，饮食差，大便干结，舌质淡暗，苔白腻，脉沉滑。

[辨证]肾虚不固，中气下陷。

[治法]补肾收敛，上提中气，兼以利湿。

[方药]水陆二仙丹合金锁固精丸加减。

[附]病案举例

患者陈某，男，45岁，职员，2017年9月12日初诊。

主诉：间断口渴乏力10年，加重伴双下肢水肿1个月。患者10年前确诊"2型糖尿病"，应用诺和锐30笔芯早晚餐前皮下注射控制血糖，时有口渴乏力，近1个月口渴乏力症状加重，并出现双下肢水肿，兼见神疲倦怠，腰膝酸软，下肢水肿，纳差，大便干结，舌质淡暗，苔白腻，脉沉滑。尿系列：尿蛋白（++），肌酐142μmol/L。

辨证：消渴日久，脾肾两虚，湿瘀互阻，浊毒内停。

治法：健脾固肾，行气活血利水。

处方：金樱子30g，芡实30g，沙苑子20g，生黄芪30g，山药20g，泽泻

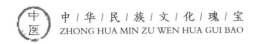

15g，益母草20g，枳实15g，火麻仁30g，荔枝核15g，丹参10g，生甘草5g。14剂，水煎服。继续应用诺和锐30笔芯早晚餐前皮下注射控制血糖。

　　二诊2017年9月26日：患者服药后，精神好转，双下肢水肿减轻，大便可。复查尿蛋白（＋），肌酐102μmol/L。上方去火麻仁，余同前继续服用，巩固疗效。14剂，水煎服。

　　三诊2017年10月11日：患者自诉上述诸症明显改善，双下肢无水肿，二便调。空腹血糖：6.3mmol/L，尿常规：蛋白（－）；守原方继服14剂，随访半年多次复查尿常规未见异常。

[按]消渴病肾病为本虚标实、虚实夹杂之症。本虚以脾肾气虚为主，标实则多为气滞、痰浊、湿浊、血瘀。脾主运化和输布水谷精微，具有统摄、主肌肉、升清降浊等作用，为气血生化之源。肾者，主蛰，封藏之本，精之处也。若脾虚则运化失司，水湿潴留，精微下泄，肾虚则封藏失职，不能化气行水，则水湿内停，从而导致水肿、尿蛋白增多。方中主药以金樱子、芡实健脾固肾、涩精止遗；沙苑子补肾固精，辅以主药增强补肾之功；脾土旺则能制肾水，用生黄芪、山药补气健脾. 使脾胃运化功能正常，则水精四布，五经并行；再佐以益母草、泽泻利水消肿；枳实、荔枝核理气健脾，行气以消水，气行水自消；气为血之帅，气虚则无以推动血液运行而致瘀，佐以丹参活血化瘀，使瘀血得除，水道得通。火麻仁润肠通便，荡涤肠腑；同时以甘草为使调和诸药，诸药合用直达病所而见效。

三、治疗遗尿

[临床表现]夜内睡眠时小便，反复发作，面色苍白，肢凉怕冷，神疲乏力，食欲不振，口渴饮多，小便清长，大便秘结，舌淡，苔白或厚，脉沉细。

[辨证]肾气不足，气阴两虚。

[治法]滋阴补肾，收敛固涩。

[方药]水陆二仙丹合金锁固精丸加减。

[附]病案举例

　　患者曾某，女，12岁，学生，2017年3月15日初诊。

主诉：尿床6年。患者自诉近6年反复出现夜间睡觉时小便不自觉排出，2次/夜，醒后方觉，曾在多家医院就诊服西药治疗，效果均无明显改善。遂今日来诊，现症见：肢凉怕冷，神疲乏力，食欲不振，口渴饮多，大便干燥硬结，二三日1行。平素易感冒，尚未行经，面色苍白，苔白稍厚，脉沉细，尺弱。

辨证：肾气不足，气阴两虚型。

治法：滋阴补肾，收敛固涩。

处方：金樱子20g，芡实20g，熟地15g，丹皮10g，泽泻10g，山茱萸15g，益智仁12g，薏苡仁15g，覆盆子12g，北芪15g，白术12g，桑螵蛸10g，党参20g，甘草5g。7剂，水煎服。

二诊2017年3月22日：患者服上药7剂后，近日遗尿次数减少，1次/夜，且尿量转少，口干减轻，大便转常，苔薄白，脉沉细。效不更方，守方续服14剂。

三诊2017年4月15日：患者夜内未再遗尿，避免着凉，嘱平时睡前控制饮水量，终至痊愈，随访至今未发作。

[按]中医认为遗尿的主要病机是膀胱不约，下元虚寒，肾气不固，不能温煦膀胱，膀胱气化功能失调，闭藏失调，不能约制水道为主要病因；亦与肺脾气虚、水液宣散转输失常和肝失疏泄有关。故《素问·经脉别论》曰："饮入于胃，游溢精气，上输于脾，脾气散精，上归于肺，通调水道，下输膀胱，水精四布，五经并行。"水陆二仙丹为《洪氏经验集》之方，由芡实、金樱子组成，有固精缩尿的功效，主治肾气不固之男子遗精、尿频，女子白带过多等证。六味地黄丸为《小儿药证直诀》之方，由熟地黄、山药、山茱萸、茯苓、泽泻、丹皮组成，有滋阴补肾的功效，主治肝肾阴虚之头晕耳鸣，腰膝酸软，骨蒸潮热，盗汗遗精等证。张老师在水陆二仙丹和六味地黄丸基础上加益智仁、薏苡仁、覆盆子、北芪、白术、桑螵蛸、党参、甘草等药。方中熟地、山茱萸滋补肝肾；丹皮、泽泻清泄利湿，芡实甘涩，能固肾涩精，金樱子酸涩，能固精缩尿，二者配伍，使肾气得补，精关自固；党参、北芪、白术、薏苡仁以补气健脾，利水渗湿；益智仁、覆盆子、桑螵蛸固肾缩尿，补肾助阳；甘草补中益气，调和药性。诸药合用，相得益彰，以滋阴益肾、收敛固涩之功，能使膀胱气化功

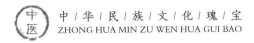
能恢复正常，用于遗尿，可获标本兼治之效。

四、治疗胃脘痛

[临床表现]胃脘隐痛不适，腹鸣作响，纳食呆滞，稍食则胃脘疼痛加重。伴肢
冷神疲，形体瘦削，面色萎黄，大便时溏，小便尚调。舌体胖大，
质暗淡，苔薄白，脉沉细。

[辨证]脾肾亏虚。

[治法]温肾补脾，益气升陷。

[方药]水陆二仙丹合补中益气汤加减。

[附]病案举例

患者王某，男，24岁，学生，2017年9月10日初诊。

主诉：间断胃痛3年。患者3年前因胃痛多处就诊，曾以慢性胃炎治疗，口服多种西药、中药未见明显效果，现症见：胃脘隐痛不适，腹鸣作响，纳食呆滞，稍食则胃脘疼痛加重，伴肢冷神怠，形体瘦削，面色萎黄，大便时溏，小便尚调。舌体胖大，质暗淡，苔薄白，脉沉细。

辨证：脾肾亏虚，中气下陷。

治法：温肾补脾，益气升陷。

处方：金樱子30g，芡实30g，党参20g，柴胡12g，生黄芪20g，升麻15g，陈皮12g，干姜10g，豆蔻12g，小茴香12g，炙甘草5g。14剂，水煎服。嘱服药期间避免进食辛辣、寒凉刺激食物。

二诊2017年9月24日：患者自述胃痛已除，纳食好转，食后亦无不适感。效不更方，续服14剂，诸证悉除。嘱服香砂六君子丸1个月以巩固疗效。

[按]水陆二仙丹出自洪遵《洪氏集验方》一书，由芡实、金樱子二味药物组成。洪氏根据芡实生于水中，金樱子生于陆地，二药相伍，药简力宏，其效似不可思议，故名水陆二仙丹。具有补肾固精、收涩止带等作用。张老师禀"异病同治"之旨，根据临床辨证，辅以对症用药，明显地扩大了本方的原有用途，因本患素有胃痛，化源乏力，表现脾肾两亏，中气虚陷，故治从温肾暖脾、益气升陷入手，金樱子、芡实用量不宜太小，否则效果不著。

张玉琴临证用方选粹
ZHANGYUQINLINZHENGYONGFANGXUANCUI

保元汤《博爱心鉴》

[组成]黄芪9g，人参3g，炙甘草3g，肉桂1.5g。

[用法]上加生姜一片，水煎，不拘时服。

[功用]益气温阳。

[主治]虚损劳怯，元气不足证。症见倦怠乏力，少气畏寒以及小儿痘疮，阳虚顶陷，不能发起灌浆者。

[方解]方中人参为君，性微温，味甘微苦，大补元气，补脾益肺，入脾、肺、心、肾经，为"治虚劳内伤第一要药"；黄芪为臣，性微温，味甘，既补脾益肺，又升清固表，主入脾、肺二经，与人参相须为用，增强补气之功，可补肺固表，增强托毒透表之力；肉桂为佐，既温通血脉，宣导诸药，鼓舞气血运行而托毒透疮，又可温肾助阳，使气血充达周身则毒易外散；炙甘草亦为佐，性平，味甘，补脾和中，既佐助人参、黄芪二药益气，又调和诸药。总之，全方大补元气，尤补后天脾肺之气，补脾益肺温肾，能治一切元气虚弱不足之证，故名"保元"。保元汤方仅四味药，但药虽少，功却专，凡先天不足，或病后失调，由元气虚弱不足引起的病证，只要用之得当，皆有奇效。

【张氏临证经验】

一、治疗冠心病（胸痹心痛）

[临床表现]心胸满闷疼痛，动则加重，伴短气乏力，汗出心悸，舌体胖大边有齿痕，舌质淡暗或有瘀点瘀斑，苔薄白，脉弦细无力。

[辨证]心气虚衰，血行瘀滞，心脉不畅。

[治法]扶正固本，益气活血。

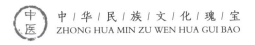

[方药]保元汤加味。

[附]病案举例

患者杨某，男，61岁，退休工人，2011年2月15日初诊。

主诉：胸闷胸痛5个月。患者5个月前无明显诱因出现胸闷，心前区隐痛，劳累后加重，气短，乏力，就诊于当地医院，诊断为冠心病，应用阿司匹林肠溶片、欣康片及立普妥治疗，症状未见明显好转，今日就诊我院门诊。现症见：胸闷，心前区隐痛，劳累后加重，气短，倦怠乏力，纳差，夜寐欠安，二便调。舌质淡暗边有齿痕，苔薄白，脉细无力。

辨证：气虚血瘀。

治法：扶正固本，益气活血。

处方：黄芪30g，党参20g，炙甘草6g，肉桂5g，桃仁15g，红花15g，当归15g，丹参20g，木香6g，砂仁6g，郁金10g。14剂，水煎服。嘱患者规律饮食，适当运动。

二诊2011年3月1日：患者诉胸闷气短及乏力较前减轻，舌淡红，苔薄白，脉细。效不更方，继续中药汤剂上方口服，14剂，水煎服。

三诊2011年3月15日：患者诸症皆消，效不更方，上方继续服用14剂以巩固疗效。

[按]胸痹是指以胸部闷痛，甚者胸痛彻背，喘息不得卧为主症的一种疾病，轻者仅感胸闷如窒，呼吸欠畅，重者则有胸痛，严重者心痛彻背，背痛彻心。相当于现代医学的冠心病心绞痛。胸痹心痛的基本病机是本虚标实，其瘀血的形成，多由正气亏损、气虚阳虚或气阴两虚而致，加之本病具有反复发作、病程日久的特点，属单纯血瘀实证者甚微，多表现为气虚血瘀或痰瘀交阻等夹杂证候。方中党参补脾益肺，黄芪补脾益肺，又升清固表，与党参相须为用，增强补气之功，可补肺固表；肉桂既温通心阳之血脉，宣导诸药；桃仁、红花活血化瘀通脉；丹参、当归养血活血；郁金理气止痛；木香、砂仁芳香走窜、温通行气；炙甘草既佐助党参、黄芪二药益气，又调和诸药。

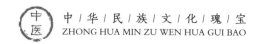

二、治疗白细胞减少症（虚劳）

[临床表现]心悸，自汗，神倦嗜卧，心胸憋闷疼痛，形寒肢冷，面色苍白，周
　　　　身乏力，头晕，心悸，咽痛甚至感染发热，舌质胖嫩，边有齿痕，
　　　　苔淡白而润，脉细微，沉迟或虚大。

[辨证]心阳不振，心气亏虚，运血无力。

[治法]益气温阳。

[方药]保元汤加减。

[附]病案举例

　　患者张某，女，45岁，职员，2010年6月8日初诊。

　　主诉：乏力1个月。患者1个月前在当地医院确诊为甲亢，经抗甲状腺药物丙基硫氧嘧啶等药物治疗，治疗前查血常规：外周血白细胞计数7.0×10^9/L，2周后血常规：外周血白细胞计数3.0×10^9/L，并出现乏力，头晕，心悸，低热，咽痛，今日就诊我院门诊。现症见：乏力，头晕，低热，咽痛，纳尚可，夜寐欠安，二便调。舌质胖大，边有齿痕，苔薄白，脉沉细。

　　辨证：心阳虚证。

　　治法：益气温阳。

　　处方：黄芪30g，人参9g，炙甘草6g，肉桂5g，山药30g，白术15g，黄精15g，当归6g，鸡血藤15g，枸杞子20g，何首乌15g，川芎15g，丹参15g。14剂，水煎服。

　　二诊2010年6月22日：诸症皆有好转，血常规：外周血白细胞计数4.5×10^9/L，效不更方，继续中药汤剂上方口服，14剂，水煎服。

　　三诊2010年7月6日：诸症皆消，纳可，夜寐安，二便调，舌质淡红，苔薄白，脉细。

[按]甲亢在祖国医学中归属于"瘿病"的范畴。而抗甲亢药物所致的白细胞减
　　少症，根据其以乏力、头晕、心悸、易外感发热等为主要临床表现则归属
　　于"虚劳"的范畴。依据中医理论"虚则补之"的治疗法则，治当以益气
　　养血为主。肾为先天之本，视为"精血之海"，而脾胃为后天之本，为
　　"气血之海"。张老师选用保元汤加减治疗，取其补虚保元之意。方中黄

芪、人参、山药、白术健脾益气扶正；《本草经疏》言："人参能回阳气于垂绝，却虚邪于俄顷……其主治也，则补五脏。"入脾、肺、心、肾经，为"治虚劳内伤第一要药"；枸杞子、何首乌、黄精滋补肝肾；肉桂、炙甘草温通阳气；川芎、丹参活血定痛；当归、鸡血藤生血补血，补血不留滞，以上诸药共奏健脾益阳、补肝肾，理气血，甘温除热之功效。

三、治疗慢性心衰（胸痹）

[临床表现]心悸，胸闷气短，劳者尤甚，神疲体倦，面色无华，形寒肢冷，纳呆食少，舌质淡，苔薄白，脉细弱。

[辨证]心阳不振，心气亏虚，运血无力。

[治法]益气温阳，活血。

[方药]保元汤加减。

[附]病案举例

患者王某，男，70岁，农民，2011年3月15日初诊。

主诉：反复胸闷气短1年，加重1个月。患者1年前胸闷气短，活动后加重，不能平卧，夜间时有憋醒，未重视，1个月前胸闷气短加重，伴双下肢水肿就诊于当地医院，经过检查化验，诊断为慢性心衰，目前应用呋塞米等药物治疗，症状略有好转，今日就诊我院门诊。现症见：胸闷气短，活动后加重，不能平卧，夜间时有憋醒，双下肢水肿，腹胀，纳尚可，夜寐欠安，尿频，大便调。舌质淡，苔薄白，脉细弱。

辨证：阳气虚衰证。

治法：益气温阳，活血利水。

处方：黄芪30g，太子参20g，炙甘草6g，肉桂10g，白术20g，丹参20g，葛根15g，当归15g，茯苓15g，猪苓15g。14剂，水煎服。

二诊2011年3月29日：患者诸症皆有好转，14剂，水煎服。

三诊2011年4月12日：患者诸症皆消，纳可，夜寐安，二便调，舌质淡红，苔薄白，脉细。

[按]慢性心力衰竭为临床常见疾病类型之一，从中医上看，慢性心力衰竭阳

气虚衰证的诊断标准为：胸闷、心慌、气短及咳喘，以及活动后无法平卧，出现腹胀、下肢水肿及小便不利等。中医将慢性心力衰竭归结为"心水""胸痹"范畴，与肺、脾、心等密切相关。该患年老体弱，加之久病，心阳衰微，耗伤气阳，火不生土，致阳虚无法化水，水饮上凌，故见诸症。方中黄芪、太子参、白术培补元气，健脾益气；肉桂温阳助火，助膀胱气化；茯苓、猪苓利水；丹参、当归活血化瘀。诸药合用共奏益气温阳、活血利水之功。

四、治疗慢性腹泻（泄泻）

[临床表现]大便时溏时泻，迁延反复，食少，食后脘闷不舒，稍进油腻之物，则大便次数明显增多，面色萎黄，神疲倦怠，舌质淡，苔薄白，脉细弱。

[辨证]脾虚失运，清浊不分。

[治法]益气健脾，和胃。

[方药]保元汤加减。

[附]病案举例

患者张某，男，35岁，职员，2015年8月4日初诊。

主诉：腹泻1年。患者腹泻近1年，大便时溏时泻，水谷不化，进食油腻之物则大便次数明显增多，神疲乏力，小腹坠胀，食少，曾就诊当地医院，诊断为慢性腹泻，应用益生菌等药物治疗，症状未见明显好转，今日就诊我院门诊，现症见：大便时溏时泻，水谷不化，进食油腻之物则大便次数明显增多，神疲乏力，小腹坠胀，纳差，舌淡，苔薄白，脉细弱。

辨证：脾胃虚弱。

治法：益气健脾和胃。

处方：黄芪50g，太子参30g，炙甘草6g，茯苓15g，白术15g，山药15g，薏苡仁20g，木香6g，砂仁6g，大枣5枚，生姜3片。14剂，水煎服。

二诊2015年8月18日：服药后大便次数明显减少，小腹坠胀症状减轻，纳可，舌淡，苔薄白，脉细。效不更方，上方继续服用1个月，诸症皆除。

[按]泄泻是以排便次数增多，粪质稀溏或完谷不化，甚至泻出如水样为主症的

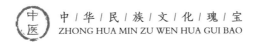

病证。该患腹泻系长期饮食失节，损伤脾胃，导致脾胃虚弱，不能受纳水谷和运化精微，水谷停滞不化，清浊不分，发生泄泻，日久泻不止，欲成滑脱之势，故运用保元汤加减化裁以达到益气健脾和胃，脾胃和调，水谷精气生化有源，则久泻自止。方中黄芪、太子参、白术、茯苓、炙甘草健脾益气，其中加大黄芪药量，取其升阳举陷，升清降浊；山药、薏苡仁、木香、砂仁理气健脾化湿。

五、治疗自汗（阳虚）

[临床表现]白昼时时汗出，活动后加重，神疲气短，面色不华，舌质淡，舌苔薄白，脉细无力。

[辨证]心肾亏虚，阳气不足，不能护卫腠理，汗液外泄。

[治法]益气温阳。

[方药]保元汤加减。

[附]病案举例

患者关某，男，30岁，职员，2015年5月12日初诊。

主诉：自汗1年余。患者白昼无明显诱因时时汗出近1年，活动后更甚，神疲乏力，曾就诊于当地西医院，建议应用谷维素治疗，症状未见缓解，今日就诊我院门诊。现症见：白昼无明显诱因时时汗出，活动后更甚，神疲乏力，纳尚可，夜寐可，二便调。舌淡，苔薄白，脉细弱。

辨证：心肾亏虚。

治法：益气温阳。

处方：党参30g，黄芪30g，肉桂8g，甘草6g，白芍15g，麦冬15g，五味子15g，附子6g。7剂，水煎服。

二诊2015年5月19日：服药后诸症皆有好转。效不更方，上方继续服用1个月，诸症皆除。

[按]自汗指人体不因劳累、天热、穿衣过暖以及服用发散类药物等因素白昼而时时汗出，动辄益甚者。本患者是由心肾亏虚所致的自汗。肾为诸阳之本，心为君火之脏。心肾亏虚，阳气不足，腠理不固，汗液外泄失常，故而汗出。动耗气，故活动后加重。保元汤出自《博爱心鉴》，由人参、黄

芪、甘草、肉桂组成。方中党参补气；黄芪益气固表止汗；肉桂温暖下元，补益心肾之阳，以振卫气生发之源；甘草和中，补脾益气；白芍、麦冬、五味子养阴敛汗；附子温阳敛汗；诸药合用调整患者的脏腑气血阴阳，不仅能明显改善自汗状况，还能增强体质。

六、治疗缓慢性心律失常（心悸）

[临床表现]心悸，胸闷气短，面色苍白，形寒肢冷，舌淡，苔白，脉结代或细无力。

[辨证]心肾阳虚，心神失养。

[治法]益气温阳。

[方药]保元汤加减。

[附]病案举例

患者刘某，女，25岁，学生，2014年10月14日初诊。

主诉：心悸气短半年余。患者近半年心悸气短，无胸痛，2天前就诊于当地医院，查心电图等检查，确诊为缓慢性心律失常，今日就诊我院门诊。现症见：心悸气短，面色苍白，双足发凉，纳呆。舌质淡，苔薄白，脉沉细。

辨证：心肾阳虚。

治法：益气温阳。

处方：黄芪30g，太子参20g，炙甘草8g，肉桂8g，制附子8g，当归15g，桂枝6g，麦冬10g，枸杞子15g，神曲10g。14剂，水煎服。

二诊2014年10月28日：患者服药后诸症皆有好转。效不更方，上方继续服用1个月，诸症皆除。

[按]祖国医学认为，缓慢型心律失常属于"心悸""怔忡"等范畴，其临床表现多为心悸气短、头昏、胸闷、乏力等心气虚症候，又常伴有畏寒、面白等肾阳虚证候表现。肾为先天之本，肾阳对五脏有推动和温煦作用，而心首当其冲，只有肾阳充盈，心得肾阳温煦、推动，才能使心气充沛，血脉跳动有力，正如林氏《类证治裁》中提到："心本于肾，上不安者由于下，心气虚者由于精。"张老师应用保元汤取其益气温阳之功，方中黄芪、太子参、白术、炙甘草益气健脾，以资气血生化之源；桂枝、制附

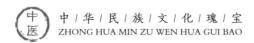

子、肉桂温补心肾阳气；当归补养心血；麦冬、枸杞子滋阴，取"阳得阴助而生化无穷"之意；神曲理气开胃。全方共奏益气温阳之功。

六味地黄丸（原名地黄丸）《小儿药证直诀》

[组成]熟地黄24g，山茱萸12g，干山药12g，泽泻9g，牡丹皮9g，白茯苓9g。

[用法]蜜丸，每服9g，每日2~3次；汤剂，水煎服。

[功用]滋阴补肾。

[主治]肾阴虚证。症见腰膝酸软，头晕目眩，耳鸣耳聋，盗汗，遗精，消渴，骨蒸潮热，手足心热，舌燥咽痛，牙齿动摇，足跟作痛，小便淋沥，小儿囟门不合，舌红少苔，脉沉细数。

[方解]此方为滋阴补肾之圣剂，其滋补肝、脾、肾三脏之阴而以补肾阴为主。此方重用熟地黄为君药，熟地黄有滋阴补肾、填精益髓、大补真阴的功效。山茱萸和山药为臣药，山茱萸用以补肝养肾而涩精，取"肝肾同源"之意；山药健脾固肾。君臣三味补药相配伍有滋肾、养肝、益脾的作用，称为三阴并补，是为"三补"，其中熟地黄用量是山茱萸和山药用量之和，故仍以补肾为主。泽泻、茯苓及牡丹皮三药为佐药，其中泽泻利湿而泻肾浊，防熟地之滋腻；茯苓渗湿健脾，既助山药健脾，又与泽泻共利水泻肾浊，助真阴得复其位；牡丹皮清泄相火，凉肝而泻阴中伏火，制山茱萸之温涩，三药故称为"三泻"。全方六味药合用为三补三泻，补中有泻，寓泻于补，相辅相成。诸药合用，滋而不腻，温而不燥，三补治本，三泻治标，标本兼顾，滋补而不留邪，降泄而不伤正，其中补药用量重于泻药，是以补为主，肝、脾、肾三阴并补，是以补肾阴为主，故此方实乃滋阴补肾之名方。

[附方]

1. 都气丸《症因脉治》：即六味地黄丸加五味子6g。功用：滋肾纳气。

主治：肺肾两虚证。咳嗽气喘，呃逆滑精，腰痛。

2. 知柏地黄丸《医方考》：即六味地黄丸加知母6g，黄柏6g。功用：滋阴降火。主治：肝肾阴虚，虚火上炎证。头目昏眩，耳鸣耳聋，虚火牙痛，五心烦热，腰膝酸痛，血淋尿痛，遗精梦泄，骨蒸潮热，盗汗颧红，咽干口燥，舌质红，脉细数。

3. 杞菊地黄丸《麻疹全书》：即六味地黄丸加枸杞子9g，菊花9g。功用：滋肾养肝明目。主治：肝肾阴虚证。两目昏花，视物模糊，眼睛干涩，迎风流泪等。

4. 麦味地黄丸（原名八味地黄丸《医部全录》引《体仁汇编》）：即六味地黄丸加麦冬15g，五味子15g。主治：肺肾阴虚证。虚烦劳热，咳嗽吐血，潮热盗汗。

以上方均由六味地黄丸加味而成，皆有滋阴补肾之功。其中都气丸于补肾阴中兼有纳气敛肺之功，适于肾不纳气之虚喘证；知柏地黄丸偏于滋阴降火，适用阴虚火旺、骨蒸潮热、遗精盗汗之证；杞菊地黄丸偏于养肝明目，适用于肝肾阴虚、两目昏花、视物模糊之证；麦味地黄丸偏于滋肾敛肺，适用于肺肾阴虚之喘嗽。

【张氏临证经验】

一、治疗糖尿病（消渴病）

[临床表现]五心烦热，急躁易怒，口干口渴，渴喜冷饮，易饥多食，时时汗出，少寐多梦，溲赤便秘，舌红或赤，少苔，脉虚细。

[辨证]先天禀赋不足，肾精亏虚。

[治法]滋阴益肾。

[方药]六味地黄丸加减。

[附]病案举例

患者李某，女，16岁，学生，2014年7月8日初诊。

主诉：口干多饮多尿3个月。患者3个月前无明显诱因出现口干及多饮多

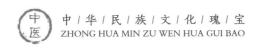
尿，形体逐渐消瘦（体重近3个月下降约5kg），未重视，症状未见好转，3天前就诊于当地医院，查空腹血糖：7.8mmol/L，餐后30min血糖：11.5mmol/L，餐后1h血糖：12.8mmol/L，餐后2h血糖：11.5mmol/L，糖化血红蛋白：7.3%，尿微量白蛋白：73.6mg/L，糖尿病自身抗体阴性。诊断为2型糖尿病，建议药物治疗，患者母亲有2型糖尿病病史，考虑患者年龄尚小，不愿口服西药治疗，今日就诊我院门诊。现症见：口干，多饮，多尿，五心烦热，乏力，时有腰酸，月经先期，15日1行，月经量中，月经色红，无血块，纳可，夜寐安，大便调，舌质红，苔薄白，脉细。

辨证：肾阴亏虚证。

治法：滋肾养阴。

处方：熟地黄15g，山药15g，山茱萸15g，泽泻15g，茯苓15g，百合10g，知母10g，杜仲10g，黄芩10g，金樱子10g，陈皮15g，炙甘草3g。14剂，水煎服。嘱患者规律饮食，适当运动。

二诊2014年7月22日：患者诉口干多饮及乏力较前减轻，多尿较前好转，时有腰酸症状较前缓解，舌淡红，苔薄白，脉细。查空腹血糖：6.5mmol/L，餐后2h血糖：8.3mmol/L，尿微量白蛋白正常。效不更方，继续中药汤剂上方口服，14剂，水煎服。嘱其继续保持规律的饮食习惯，适当运动。

三诊2014年8月5日：患者诸症皆消，月经正常，复查空腹血糖：6.0mmol/L，餐后2h血糖：7.5mmol/L，效不更方，上方继续服用14剂以巩固疗效。

[按]《灵枢·五变》曰："五脏皆柔弱者，善病消瘅。"本案患者年龄较小，考虑患者先天禀赋不足，脏腑虚损，肾精亏虚，肾虚不足以充养后天，加之饮食失节，过食肥甘厚味，损伤脾胃，脾胃运化失司，进而发为消渴病。该患者多饮、多尿的症状较为突出，并伴有腰酸乏力症状，属三消中的"下消"，其主要病机以肾虚肺热为主，肾阴亏虚致虚火内生，虚火上灼心肺则致口干多饮，肾失濡养，开阖固摄失权，水谷精微直趋下泄，故见多尿，因此滋肾养阴是治疗本病的关键。选方六味地黄丸加减，熟地黄现代药理研究主要化学成分有梓醇、地黄素、地黄苷、多种糖类、氨基酸、微量元素等。对内分泌有一定的影响，在降血糖方面显示出较好的疗

效。方中熟地黄、山茱萸固肾益精；山药双补脾肾，既养脾阴，又固肾精；茯苓健脾渗湿配山药补脾而助健运；百合、知母滋阴泻火；杜仲、金樱子益肾缩尿；黄芩清泄肺热；泽泻利湿泄浊；诸药合用，切合病机，共奏药效。

二、治疗桥本甲状腺炎（瘿病）

[临床表现]颈前喉结两旁结块肿大，或大或小，质软，病起缓慢，倦怠乏力，腰膝酸软，畏寒怕冷，纳呆，舌淡红，苔薄白边有齿痕，脉细滑。

[辨证]先天禀赋不足，脾肾亏虚。

[治法]温补脾肾，化痰散结。

[方药]六味地黄丸加减。

[附]病案举例

患者刘某，女，32岁，职员，2014年5月20日初诊。

主诉：颈部不适伴乏力3个月。患者3个月前无明显诱因出现颈部不适伴乏力症状，随就诊于当地医院门诊，查甲状腺功能提示甲状腺抗体阳性，当时未予重视，症状逐渐加重。今日就诊我院门诊。现症见：患者颈前肿大，乏力，腰膝酸软，畏寒怕冷，纳少，夜寐安，二便调，舌淡红，苔薄白边有齿痕，脉细滑。甲功五项：FT3 3.7pg/mL，FT4 0.8ng/dL，TSH 4.73uIU/mL，TGAb500.1IU/mL，TPOAb 356.7IU/mL。甲状腺彩超示：双侧甲状腺弥漫性病变。

辨证：脾肾不足证。

治法：温补脾肾，化痰散结。

处方：熟地黄15g，山茱萸15g，山药15g，茯苓15g，太子参15g，白术15g，黄芪20g，菟丝子12g，牛膝10g，淫羊藿10g，生牡蛎12g，浙贝母15g，炙甘草3g。14剂，水煎服。

二诊2014年6月3日：患者颈部不适及乏力症状改善，腰膝酸软及怕冷症状缓解，舌淡红、苔薄白，脉细。复查甲功五项示：TGAb 324.60IU/mL，TPOAb 109.57IU/mL，余正常。上方续服1个月。

三诊2014年7月3日：患者诸症不明显，舌淡红、苔薄白，脉细。复查甲状腺功能：TGAb 209.80IU/mL，TPOAb 62.42IU/mL，余正常。在上方基础上加减继续服药3个月后，患者甲状腺功能各项指标均恢复正常，随访半年未再复发。

[按]桥本病归属于中医学的"瘿病""虚劳"范畴，其病机是脾肾亏虚。该患者平素脾肾不足，致阳气亏虚，运行障碍，气机郁滞，津凝痰聚，血脉瘀阻，气、痰、瘀三者合而为患，相互搏结交于颈前所致，故见颈前肿大，脾虚则见乏力纳呆，肾虚则畏寒怕冷、腰膝酸软。故治以温补脾肾，化痰散结。上方中熟地黄填补肾精，山茱萸补肝养肾而涩精，淫羊藿、菟丝子温肾助阳，黄芪、山药、太子参、白术、茯苓益气健脾，牛膝益肾强腰，生牡蛎、浙贝母化痰软坚散结。该方药性平和，长服无害，平淡中可见奇效，六味地黄丸虽为滋阴补肾之圣剂，但合理加减后亦可用作补阳之剂，以达阴中求阳、阳中求阴之功，可见阴阳变化之无穷也。根据临床大量研究表明，六味地黄丸（汤）对人体机体免疫系统具有调节作用。

三、治疗更年期综合征（虚劳）

[临床表现]潮热，汗出，心烦，急躁易怒，目干，口干，头晕，头痛，咽痛，腰膝酸软，颧红，月经不规则，舌质红，少苔，脉细。

[辨证]肾精不足，肝血乏源，肝肾亏虚。

[治法]滋补肝肾。

[方药]六味地黄丸加减。

[附]病案举例

患者刘某，女，46岁，教师，2013年2月5日初诊。

主诉：潮热汗出半年余。患者烘热阵作伴汗出半年来诊。现症见：烘热阵作伴汗出，心烦，急躁易怒，目干，口干，时有头晕头痛，经行腰膝酸软。纳可，夜寐欠安，二便调，舌质红，少苔，脉弦细。平素月经规律，近半年月经不规则，月经量多色较暗。

辨证：肝肾阴虚。

治法：滋补肝肾。

处方：熟地15g，山茱萸15g，山药15g，泽泻10g，丹皮10g，女贞子10g，墨旱莲10g，栀子10g，当归15g，白芍15g，合欢皮10g，茯神10g，浮小麦30g，甘草3g。14剂，水煎服。

二诊2013年2月19日：患者诉服药后烘热汗出症状缓解，时有口干、目干，余无不适，纳可，夜寐转安，二便调，舌红，苔薄白，脉弦细。患者病情好转，药已奏效，在上方基础上加枸杞子15g，续服1个月。

三诊2013年3月19日：患者不适症状基本消失，月经规则，量中色红，纳寐可，二便调，舌淡红，苔薄白，脉细。上方续服1个月以巩固疗效。

[按]《内经》云："年过四十而阴气自半。" 肝主统血，肾主藏精，该患年过四十，肾气不足，肾精无以化血，肝血来源不足，精亏血少，水不涵木，以致肝肾阴虚，可见诸症。治疗女性更年期综合征，主要以滋补肝肾为本，伍以滋阴清热、养血安神之品，使潮热、出汗、烦躁、失眠等症状得到改善。根据相关临床研究显示，六味地黄丸（汤）具有抗疲劳的作用。方中熟地长于滋阴补肾，山茱萸滋补肝肾，山药健脾补虚、补后天以充先天，三药共奏滋阴补肾之效；女贞子、墨旱莲补益肝肾；泽泻、丹皮育阴泻热；栀子清肝泻火；合欢皮、茯神宁心安神以助眠；当归、白芍养血柔肝；浮小麦敛阴止汗。二诊时患者虚热之症减轻，唯觉口干目干，加入枸杞子养肝肾以明目。张老师认为临床上用本方治疗证属肝肾阴虚，伴有精神症状的更年期综合征疗效甚佳。

四、治疗失眠（不寐）

[临床表现]心烦不寐，入睡困难，心悸多梦，伴头晕耳鸣，腰膝酸软，潮热盗汗，五心烦热，咽干少津，男子遗精，女子月经不调，舌红少苔，脉细数。

[辨证]肾水亏虚，不能上济于心，心火炽盛，不能下交于肾。

[治法]滋阴降火，交通心肾。

[方药]六味地黄丸合交泰丸加减。

[附]病案举例

患者赵某，女，57岁，退休工人，2013年9月10日初诊。

主诉：夜不能寐半年余。患者近半年不易入睡，睡后易醒，醒后不寐，

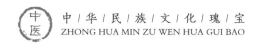
五心烦热，盗汗，时有头晕耳鸣，曾寻西医治疗，终未见效，今日就诊我院门诊。现症见：不易入睡，睡后易醒，醒后不寐，五心烦热，盗汗，头晕耳鸣，小便可，大便干，舌质红，少苔，脉细数。

辨证：心肾不交。

治法：滋阴降火，交通心肾。

处方：熟地15g，山药15g，山茱萸15g，茯苓15g，泽泻15g，牡丹皮10g，黄连6g，肉桂3g，酸枣仁20g，柏子仁10g，夜交藤10g，五味子10g，丹参15g。14剂，水煎服。

二诊2013年9月24日：患者每晚可按时入睡，但睡后仍易醒，醒后不寐，五心烦热减轻，盗汗减轻，头晕耳鸣好转，小便可，大便干，舌质红，少苔，脉细数。上方基础上加生白术15g，麦冬20g，14剂，水煎服。

三诊2013年10月8日：患者每晚按时入睡，睡后不易醒，五心烦热明显减轻，无盗汗，偶有头晕，无耳鸣，二便可，舌质红，苔薄白，脉细数。效不更方，继续中药汤剂上方口服，14剂，水煎服。

[按]失眠又称不寐、不得卧、不得眠、目不瞑，其病理变化总属阳盛阴衰及阴阳失交而致。肾为阴阳之宅，水火之脏，内藏真阴真阳，阴虚则阳易亢。张老师认为临床治疗时应对脏腑阴阳进行调整，补虚泻实，从心肾着手治疗，滋肾降火，交通心肾。《景岳全书·不寐》曰："而常多不寐者，总属真阴精血之不足，阴阳不交，而神有不安其室耳。"六味地黄丸是滋阴补肾的名方，方中熟地可滋阴补肾，山茱萸可滋补肝肾，山药可补脾固肾，牡丹皮可清泄相火，茯苓可渗脾中湿热，泽泻可利膀胱水邪。交泰丸中黄连苦寒，祛心火，避免心阴煎灼，得以润肾；肉桂辛热，助阳补火，引火归原，助益命门之火，寒热均用，因此水火既济。酸枣仁、柏子仁、夜交藤可滋阴清热、助眠安神，五味子入肾经可安神宁心收敛，丹参可活血化瘀。二诊时加入麦冬、生白术滋阴清热、增水行舟以通大便。因此六味地黄丸合交泰丸加味治使肾阴得卧，阳不外越，水火既济，睡眠得安。

五、治疗高血压（眩晕）

[临床表现]头晕，腰膝酸软，耳鸣，少寐多梦，心烦，手足心热，两目干涩，
　　　大便干，舌红，少苔，脉细数。

[辨证]肝肾阴虚，肝阳上亢。

[治法]滋补肝肾，平肝潜阳。

[方药]杞菊地黄丸加减。

[附]病案举例

　　患者侯某，男，53岁，工人，2012年9月11日初诊。

　　主诉：间断头晕5年，加重3个月。患者5年前因头晕就诊当地医院，后查血压高，诊断为高血压，口服硝苯地平控释片治疗，症状缓解，近3个月头晕症状加重，今日就诊我院门诊。现症见：头晕，时有头痛，两目干涩，五心烦热，盗汗，小便可，大便干，舌质红，少苔，脉细数。

　　辨证：肝肾阴虚证。

　　治法：滋补肝肾，平肝潜阳。

　　处方：熟地15g，山药15g，山茱萸15g，茯苓15g，泽泻15g，牡丹皮10g，枸杞子15g，菊花10g，牛膝15g，川芎10g，白芷10g，丹参20g，天麻10g，钩藤10g，石决明20g。14剂，水煎服。

　　二诊2012年9月25日：患者头晕症状好转，无头痛，五心烦热及盗汗症状减轻，仍两目干涩。上方基础上加生白术15g，麦冬20g，14剂，水煎服。

[按]高血压一般来说多属于中医学"眩晕""头痛""肝阳上亢"等范畴，辨证多分虚实两类，实证以肝火上炎、肝阳上亢、痰湿中阻者为多，虚证以肝肾阴虚、气血不足者为多。该患者年过五旬，肝肾精血渐衰，肝肾阴虚，虚阳上扰则头晕头痛；阴虚火旺，心肾不交，则五心烦热、盗汗。张老师以杞菊地黄丸滋补肝肾以固根本；熟地黄现代药理研究主要化学成分有梓醇、地黄素、地黄苷、多种糖类、氨基酸、微量元素等。对血液、心脑血管及神经系统等方面均有一定的影响，在降压方面显示出较好的疗效。方中再加入牛膝益肾强腰，天麻、钩藤、石决明、川芎、白芷平肝息风、通络，丹参行气活血。张老师认为杞菊地黄丸对肝肾阴虚，虚阳上扰

所致的头晕头痛、腰酸乏力、面色萎黄、夜尿增多等高血压导致的肾损害有良好的效果。

六、治疗慢性肾炎（淋证）

[临床表现]双下肢水肿，按之凹陷，疲倦乏力，腰膝酸软，五心烦热，小便频数，无明显尿急、尿痛，大便偏干，舌红，苔白，脉细数。

[辨证]阴虚火旺，湿热内蕴。

[治法]滋阴补肾，清热除湿。

[方药]六味地黄丸加减。

[附]病案举例

患者刘某，女，51岁，农民，2012年4月10日初诊。

主诉：尿频伴双下肢水肿1年。患者1年前因尿频，双下肢水肿，腰膝酸软，就诊于当地医院，诊断为慢性肾炎，经抗炎及对症治疗，上述症状反复发作，近日查尿蛋白（+-），白细胞>500/μL，红细胞>250/μL。今日就诊我院门诊。现症见：尿频，双下肢水肿，腰膝酸软，无尿频尿痛，五心烦热，大便干，舌红，苔白，脉细数。

辨证：肾阴不足，下焦湿热，血络受损。

治法：滋补肾阴，清热利湿，凉血止血。

处方：熟地15g，山药15g，山茱萸15g，茯苓15g，泽泻15g，牡丹皮10g，知母15g，黄柏10g，仙鹤草20g，地榆20g，荆芥炭10g。14剂，水煎服。

二诊2012年4月24日：患者仍腰膝酸软，余症渐缓，上方加杜仲15g、续断15g。14剂，水煎服。

[按]慢性肾炎，一般多属中医"淋证"范畴，其以尿频、淋漓，遇劳则复，反复发作为特征，多属虚实夹杂、正虚邪恋之病机。该患迁延日久，肾阴不足，湿热内阻，虚实相杂。张老师认为选用知柏地黄丸取其滋肾阴，清热之效。加入仙鹤草、地榆、荆芥炭清热凉血止血。二诊时加入杜仲、续断以补肾益气。

指迷茯苓丸《医门法律》

[组方]姜制半夏60g，茯苓30g，枳壳15g，风化硝7.5g。

[用法]水煎服。

[功效]燥湿导痰，行气散结。

[主治]中脘停痰，臂痛难举，或肩背酸痛，脉沉细，及产后作喘、四肢水肿。

[方解]该方自《全生指迷方》记载以来，后世或称为"茯苓丸"，或称"指迷茯苓丸"，历代医家广为采用。如清·程国彭在《医学心悟》中说"肩背痛，古人主以茯苓丸，谓痰饮为患也……痰饮随风走入经络而肩背肿痛……治无不效"。清·汪昂《医方集解》说"此足太阴、阳明药也，半夏燥湿，茯苓渗水，枳壳行气，风化硝软坚（去坚痰），生姜制半夏之毒而除痰，使痰气通则臂痛自止矣"。又说"喻嘉言曰：痰药虽多，此方甚效，流入四肢，令人肩臂酸痛，两手疲软，误以为风，则非其治"。谢观在《中国医学大辞典》茯苓丸条目第二项中，详细叙述了其功用、药物组成、制法、用法等。指出："治中脘留伏痰饮，脾气虚弱，痰邪相搏以致手臂牵掣，或不能举物，筋脉挛急而痛，或四肢不能移转。"又说："上焦气不清肃，不能输布津液，留于胸中阳盛则煎灼成痰，阴盛则凝蓄为饮故治痰者以清火主，实者利之，虚者化之，治饮者以燥湿为主，实者逐之，虚者温之，阳气不盛，痰饮兼作，则此方最宜。"可见后世对该方治疗痰湿为病的影响和后世对该方的推崇。

【张氏临证经验】

一、治疗癌痛（痛痹）

[临床表现]罹患肺癌后胸背疼痛，胸闷气短，时吐浊痰，舌苔白腻，脉象缓滑。

[辨证]痰气凝结，肺气郁闭。

[治法]燥湿导痰，宣通肺气。

[方药]指迷茯苓丸加减。

[附]病案举例

患者吴某，男，69岁，退休工人，2016年11月12日初诊。

主诉：胸背疼痛3月余，加重半个月。3个月前无明显诱因出现胸背疼痛，未予诊治。半个月前，疼痛加重，CT提示胸椎多个椎体、多根肋骨及右锁骨骨质破坏，左侧胸腔中量积液。诊断为转移性骨癌。多方查找未发现原发病灶。因无手术、化疗、放疗指征，故予寻求中医治疗。现症见：胸痛难忍，莫可名状，按压无济于事，昼轻夜重，难以安卧，胸闷气促，时吐浊痰，大便干结，每3～5日1行，形体肥胖，除中度贫血外一般情况尚可，舌苔白腻，脉象缓滑。

辨证：痰气凝结，肺气郁闭。

治法：燥湿导痰，宣通肺气。

处方：姜制半夏30g，茯苓15g，枳壳7.5g，风化硝3.75g（风化硝分3次冲服，下同），桔梗15g，鹿角片15g，茯苓10g，酸枣仁20g。水煎服。支持治疗。3天后病痛未见改善，但无毒副反应。继予前方，药量增至全量，4剂。

二诊 2016年11月19日：患者胸痛减轻，夜能入睡4～5h，余症继续好转，大便调畅。去风化硝，苔已不腻，加党参30g，鹿角片增至20g，7剂，水煎服。

三诊 2016年11月26日：患者疼痛已消，新增口渴喜饮，苔薄黄乏津，故于前方中加知母15g、麦冬15g、天花粉15g、石膏40g，7剂，水煎服。

　　四诊2016年12月3日：患者疼痛已除，兼症改善，续用前方增损。现一般情况良好，癌痛未作，仍在继续治疗中。

[按]恶性肿瘤的病机目前尚无定论，但多是痰气凝结。该患除转移性骨癌的表现外，尚有肥胖、痰多、苔腻脉滑等症。其痛当是痰阻气滞，不通则痛。故治以指迷茯苓丸，使痰去气畅，疼痛自止。胸闷气促乃肺气郁闭使然，故加桔梗开宣肺气，且桔梗与风化硝相合，一升一降，一宣一泄，能助肺与大肠之气机。病在骨，故加鹿角片补肾壮骨。待痛减苔净，大邪衰退之时，加党参扶补正气。药偏温燥，久服伤津化热，故加石膏、知母、麦冬等清热生津之品。方药对证，收效显著。

二、治疗肺部耐药菌感染（咳喘）

　[临床表现]喘咳不宁，痰多色白，稀稠夹杂，咯吐不爽，舌淡苔白浊厚，脉　　　　　虚数。

　[辨证]痰浊壅滞。

[治法]攻补兼施。

[方药]指迷茯苓丸加减。

[附]病案举例

　　患者李某，男，39岁，工人，2016年8月12日初诊。

　　主诉：发热，咳嗽，咯痰5周来诊。患者半年前不慎从4楼坠地，致腰椎骨折，因截瘫而长期卧床。5周前患"肺炎"，当地医院用多种抗生素联合治疗，病情仍未能控制，体温忽高忽低，痰多喘促，胸片可见大量炎症，遂来诊。现症见：喘咳不宁，痰多色白，稀稠夹杂，咳吐不爽，甚时喉间痰鸣，形体瘦弱，汗出恶风，食欲极差，大便秘结，数日1行，面白无华，舌淡苔白厚，脉虚数。

　　辨证：痰浊壅滞，肺脾气虚。

　　治法：攻补兼施。

　　处方：姜制半夏60g，茯苓30g，枳壳15g，风化硝7.5g，党参15g，白术15g，焦三仙各15g。7剂，水煎服。

　　二诊2016年8月19日：1周后，体温正常，喘咳减轻，痰变稀薄，仅双肺底闻及细湿鸣，余症随之改善，食纳仍差，舌中心苔仍厚浊。原方加白蔻10g。两周后，肺系症状已不明显，食欲好转，但神气尚显不足。指迷茯苓丸减至半量，重用参、芪、术等补益之品，随症加减，共治疗22天，复查胸片示炎症完全吸收。

[按]病者久卧伤气，元气不足，邪入客肺，"肺炎"由生。体弱邪盛，咳喘既久，必耗肺气，子病及母，脾气亦虚。脾虚不运，生湿酿痰，上壅肺金，以致恶性循环。证属本虚标实，方中指迷茯苓丸燥湿祛痰导浊通便，参、芪、白术补肺实卫、健脾运湿，纳差而舌中心苔厚浊者，湿邪滞胃也，故加白蔻、焦三仙以除湿醒胃。不时发热乃邪盛正虚、正邪相搏之故，扶正祛邪，邪去正复，体温自然复常。

三、治疗肺部包块（积聚）

[临床表现]体检发现肺部包块，无咳嗽，无发热，舌质淡，苔白腻，脉滑。

[辨证]痰气郁结。

[治法]理气化痰，软坚散结。

[方药]指迷茯苓丸加减。

[附]病案举例

患者林某，女，75岁，退休工人，2015年12月12日初诊。

主诉：右肺包块2年。患者2年前体检时，发现右肺有一2cm×2cm大小之包块。后经几家医院CT等相关检查，疑诊为肺部良性包块，要求剖胸探查。患者恐惧手术，抗菌消炎治疗1月，包块未见缩小，遂来就诊。自觉无所痛苦，精神食欲皆佳，舌质淡，苔白腻，脉滑。

辨证：痰气凝结。

治法：理气化痰，软坚散结。

处方：姜制半夏30g，茯苓15g，枳壳7.5g，风化硝3.75g，浙贝母30g，桔梗10g。因是高龄病人，加之初诊，故药量只用原方的一半。7剂，水煎服，以观进退。

二诊2015年12月19日：患者未增不适，续用前方，药量加至全量。嘱若无明显不适，则坚持服用1个月。

三诊2016年1月18日：患者前方共服37剂，查胸片示包块缩小一半，但服药后大便日行2～3次，质稀，稍感乏力，脉象较前软弱。续予原方，减风化硝至5g，加党参30g、炒白术15g，30剂。再服20剂时便又复查胸片，包块已经消失，为进一步证实再行肺CT检查，胸肺仍为正常。改用六君子汤加枳壳调理。半年后检查胸片，未见包块。

[按]包块多因寒凝、气滞、血瘀、痰聚而生。因肺为贮痰之器，故肺部包块多由痰浊凝结而成。本例除肺部包块外，余无所苦，舌脉如常，故以痰气凝结论治，而用指迷茯苓丸主之，加浙贝母以增强化痰散结之力。治疗过程中出现便多质稀、神疲脉弱之象，是因年老体衰，复加缓泻伤正，故减风化硝之量，加党参、白术，与原方中的茯苓相合，即为四君子汤，既可健脾益气，又可杜其生痰之源。包块消失之后，改用六君加枳、桔，意在健脾运湿，培土生金，防其复发。

四、治疗肢体麻木（痹证）

[临床表现]肢体肌肉、关节、筋骨等处发生疼痛，麻木或屈伸不利，舌质黯有少量瘀斑，苔黄腻，脉沉滑。

[辨证]气虚风痰血瘀阻遏经络。

[治法]益气祛风，化痰通络。

[方药]指迷茯苓丸加减。

[附]病案举例

患者张某，女，56岁，退休工人，2016年6月12日初诊。

主诉：阵发性左侧肢体麻木3年，加重半年。患者3年前左侧肢体麻木间断发作，伴左手握物无力及左下肢酸软，行步不稳，反应迟钝，记忆力明显下降，偶尔出现左侧头皮、颜面麻木，口中黏腻，时吐痰涎，胸部痞闷，纳食睡眠尚可，二便正常，舌质黯有少量瘀斑，苔黄腻，脉沉滑。

辨证：气虚风痰血瘀阻遏经络，营卫不行。

治法：益气祛风，化痰通络。

处方：姜制半夏30g，茯苓15g，枳壳7.5g，风化硝3.75g，钩藤25g，络石藤25g。30剂，水煎服。

二诊2016年7月12日：患者服方月余，左侧肢体麻木明显减轻，再服1个月，左手能自如活动，握物有力，左下肢行步平稳。左侧头皮、颜面麻木及口中黏腻、时吐痰涎、胸部痞闷等症状消失。

[按]麻木证是以症状命名的疾病。是指肌肤、肢体发麻，甚或全然不知痛痒的一类疾患，一般多发生于四肢，或手指、足趾，亦有见于面部一侧或舌根等部位者。依其病因病机常分为气虚失运、血虚不荣、风湿痹阻、痰湿阻滞四型论治。在临床上少见单纯的虚证或实证，而是正虚邪实、虚实夹杂的复杂病理变化，以气虚风痰入络，障碍营卫运行所致为多。正如《内经》上说："营气虚则不仁，卫气虚则不用，营卫俱虚则不仁且不用。"在治疗上以补气行气为培本之要，兼化风痰湿浊而和经络。

五、治疗银屑病

[临床表现]皮肤出现红斑、丘疹、皮屑，舌苔薄腻，脉细滑。

[辨证]脾虚失运，阴液不足，湿痰内阻，肌肤失于滋润。

[治法]滋阴健脾，化痰。

[方药]指迷茯苓丸加减。

[附]病案举例

患者唐某，女，26岁，职员，2015年4月6日初诊。

主诉：皮肤出现红斑、丘疹、皮屑，反复发作3年。患者3年前开始在左胸部发现一处指盖大小红斑，丘疹，后不断增多，瘙痒，搔抓后层层银白色鳞屑，冬重夏轻。近年皮疹发作频繁，四季皆然。现观其头皮、胸背、四肢伸侧呈硬币状红斑，大小不一，上布银白色鳞屑、薄膜及点状出血皆为阳性。舌苔薄腻，脉细滑。

辨证：脾虚失运，阴液不足，湿痰内阻，肌肤失于滋润。

治法：滋阴健脾，化痰。

处方：党参12g，茯苓12g，陈皮12g，清半夏12g，制首乌12g，土炒白术12g，蜂房12g，风化硝6g，炒枳壳6g，紫草15g。14剂，水煎服。

二诊2015年4月20日：患者服14剂后，瘙痒明显减轻，新皮疹不再现，旧皮疹颜色由红转为淡白色。效不更方，续服15剂后，疹消病愈。

[按]：该患者为银屑病，多有素体脾虚，痰湿内阻，肌肤失养所致，方中茯苓、半夏淡渗利湿，健脾化痰；炒枳壳宽中下气；风化硝咸寒，能走胸膈，清热软坚以除顽痰。药虽四味，然组方紧凑，功用较佳，可达健脾渗湿，化痰软坚，以清顽痰之功，故能祛皮里膜外之痰浊。

六、治疗白癜风

[临床表现]皮肤出现白斑，舌质紫，苔薄腻，脉弦滑。

[辨证]湿痰蕴阻肌肤，气血阻滞。

[治法]健脾燥湿，行气活血，祛风化痰。

[方药]指迷茯苓丸加减。

[附]病案举例

　　患者陈某，男，20岁，学生，2007年6月8日初诊。

　　主诉：左侧头皮现白斑一处1年，加重2个月。一年前于左侧头皮现白斑一处，斑中心毛发亦呈白色。无任何不适，继则逐渐增多，2个月前于前额、右鼻旁、右眼睑处相继发现白色斑块。现观其左侧头皮，左耳后见2处鸡蛋大小白斑，伴白色毛发。前额、左侧鼻唇沟、右上睑处鸽蛋大小白斑数处。周围色素沉着，舌质紫，苔薄腻，脉弦滑。

　　辨证：湿痰蕴阻肌肤，气血阻滞。

　　治法：健脾燥湿，行气活血，祛风化痰。

　　处方：姜制半夏30g，茯苓15g，炒枳壳12g，风化硝6g，大腹皮12g，桃仁15g，红花15g，丹参30g，降香10g，青皮15g，陈皮12g，防风30g，白鲜皮30g。7剂，水煎服。

　　二诊2007年6月15日：患者白斑已不再发展，近几日来，患处瘙痒减轻，此乃气血运行佳兆。上方酌加当归12g、制首乌10g，再进15剂。药后白斑中心出现点状色素岛，部分白斑四周亦见黑色斑块形。原方改成蜜丸，继续调治3个月，结果白斑全部消失。

[按]该患者为青年男性，素体痰湿偏胜，阻碍肌肤，气血运行不畅，肌肤失养所致，方中茯苓、半夏健脾利湿，化痰、炒枳壳宽中下气；风化硝咸寒，能走胸膈，清热软坚以除顽痰。药虽四味，然组方紧凑，功用较佳，可达

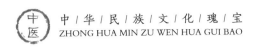
健脾渗湿，化痰软坚，以清顽痰之功。

七、治疗结节性痒疹

[临床表现]皮肤起结节、丘疹，痒剧，舌苔厚腻，质紫滞，脉弦涩。

[辨证]肝郁气滞，脾运失健，湿滞痰凝。

[治法]疏肝健脾，行气化痰，祛风止痒。

[方药]指迷茯苓丸加减。

[附]病案举例

患者陈某，女，35岁，工人，2005年3月9日初诊。

主诉：皮肤起结节、丘疹，瘙痒2年。患者2年前皮肤起结节、丘疹，痒剧，曾经多种药物内服外用，均告周效。痒剧时常用开水洗烫，方告缓解，白天痒轻，夜寐时痒重难以入睡，心烦，急躁易怒，纳差，四肢疲乏无力。观其四肢伸侧、后背等处散在分布绿豆至黄豆大小丘疹，结节，紫褐色，隆起于皮肤，表面粗糙，角化，舌质暗，舌苔厚腻，脉弦涩。

辨证：肝郁气滞，脾运失健，湿滞痰凝。

治法：疏肝健脾，行气化痰，祛风止痒。

处方：清半夏10g，茯苓15g，炒枳壳10g，风化硝6g，柴胡15g，贝母10g，郁金15g，青皮15g，陈皮20g，红花15g，丹参20g，全蝎8g，远志15g，炙甘草8g。7剂，水煎服。

二诊2005年3月16日：患者痒感即明显缓解，夜寐时仍有痒感。上方加夜交藤30g、白鲜皮20g，续进14剂，药尽而愈。随访一年，未复发。

[按]以上三案皆为皮肤顽疾，张老师选用指迷茯苓丸加减，该方用茯苓、半夏淡渗利湿，健脾化痰；炒枳壳宽中下气；风化硝咸寒，能走胸膈，清热软坚以除顽痰。药虽四味，然组方紧凑，功用较佳，可达健脾渗湿，化痰软坚，以清顽痰之功，故能祛皮里膜外之痰浊。张老师每遇疑难之皮肤病，辨证属湿痰阻滞，脾运失健者，常选本方，随证加减，收效明显。

八、治疗痹证

[临床表现]肢体肌肉、关节、筋骨等处发生疼痛，麻木或屈伸不利，舌质淡，

苔薄腻、脉细滑。

[辨证]痰湿内阻、筋脉失养。

[治法]温化痰湿。

[方药]指迷茯苓丸加减。

[附]病案举例

患者余某，女，34岁，农民，2000年4月12日初诊。

主诉：双手多个小关节肿痛12年。患者自述从12年前开始出现双手多个小关节肿痛，经多方医治不能止痛，且日益加重。现症见：双手多个关节红肿，疼痛，变形，僵硬感，活动受限，消瘦，手臂及大腿肌肉萎缩，情绪低落，头晕目眩，周身乏力，肢体困重，脘闷纳呆，口淡，舌质淡，苔薄腻，脉细滑。类风湿因子（＋），血沉86mm/h，X线摄片示双手第二掌指关节面软骨破坏。

辨证：痰湿内阻，气血亏虚，筋脉失养。

治法：温化痰湿，补益气血。

处方：法半夏10g，茯苓10g，枳壳12g，延胡索8g，白芍5g，枸杞子8g，龟甲8g，当归10g，生姜5g。7剂，水煎服。

二诊2000年4月19日：患者服上方7剂，疼痛略减，但仍肿胀，食欲增加。头晕减轻，原方续服30剂。

三诊2000年5月19日：患者上方连服1个月，疼痛显著减轻，晨僵减轻，关节活动功能基本恢复，手臂及大腿肌肉力量增加。原方再服1个月。

四诊2000年6月18日：患者诸症基本消失，唯遗留双手第二掌指关节尺则畸形，此乃骨质筋脉严重受损，恐已无法复原。继以原方为丸，服半年，以巩固已取得之疗效。2年后随访未复发。

[按]该方自《全生指迷方》记载以来，后世或称为"茯苓丸"，或称"指迷茯苓丸"，历代医家广为采用。如清·程国彭在《医学心悟》中说"肩背痛，古人主以茯苓丸，谓痰饮为患也……痰饮随风走入经络而肩背肿痛……治无不效"。又喻嘉言曰："痰药虽多，此方甚效，流入四肢，令人肩臂酸痛，两手疲软，误以为风，则非其治。"张老师用其治疗一些临床难治疗的慢性疼痛性疾病，如颈椎病、肩周炎、坐骨神经痛、类风湿性

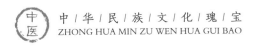

关节炎等，只要辨证属于痰湿流注经络关节或者辨证兼挟痰湿者，皆可取得疗效。

九、治疗肥胖症

[临床表现]形体肥胖，肢体笨重，嗳气酸腐，舌苔厚腻，脉滑细。

[辨证]痰浊中阻，湿邪四浸。

[治法]温化痰湿。

[方药]指迷茯苓丸加减。

[附]病案举例

患者刘某，女，19岁，学生，2009年2月24日初诊。

主诉：体形肥胖3年。该患苦于体态丰腴，伴见眩晕气短，胸腹胀满，纳食减少，遂来就诊。察其面色暗垢，肢体笨重，嗳气酸腐，舌苔厚腻，脉滑细。

辨证：痰浊中阻，湿邪四淫。

治法：燥湿化痰。

处方：半夏30g，茯苓15g，枳壳15g，风化硝7.5g，焦三仙各15g，海藻30g，昆布15g，杏仁10g，佩兰9g，石菖蒲9g。7剂，水煎服。

二诊2009年3月2日：患者服药1周后，胸腹胀满，调治月余，体重减少5.3kg，为防反复，继处越鞠丸、逍遥丸吞服善后。

[按]古有肥人多湿多痰之说，故取指迷茯苓丸燥湿祛痰；海藻、昆布消痰散结，并以利水；杏仁、佩兰、石菖蒲宣化湿浊，予邪以出路。诸药合用，契合病机，故获得卓效。

十、治疗失眠（不寐）

[临床表现]不能获得正常睡眠的一类病症，主要表现为睡眠时间、深度的不足，轻者入睡困难，或寐而不酣，时寐时醒，重则彻夜不寐，常影响人们的正常工作、生活、学习和健康，舌质红，苔黄腻，脉滑数。

[辨证]痰热上扰。

张玉琴临证用方选粹
ZHANGYUQINLINZHENGYONGFANGXUANCUI

[治法]清热化痰。

[方药]指迷茯苓丸加减。

[附]病案举例

　　患者王某，女，38岁，职员，2012年9月21日初诊。

　　主诉：夜不能寐半月余。患者近半月夜不能寐，曾服西药安定、利眠宁等同效，近日加重，一夜只睡3～4h。现症见：口干口苦，五心烦热，溲赤便干，胸腹满闷，不能进食，食入即吐。患者形体丰腴，语声高亢，舌质红，苔黄腻，脉滑数。

　　辨证：痰热上扰。

　　治法：清热化痰。

　　处方：茯苓20g，半夏9g，枳壳12g，芒硝9g，竹茹15g，黄芩15g，石菖蒲10g，炒酸枣仁12g，生姜8片。7剂，水煎服。

　　二诊2012年9月28日：患者进7剂后，大便转稀、薄，胸腹满闷减轻，食欲增加，睡眠较前好转（一夜可睡4～5h），效不更方，续进7剂而愈。

[按]该患素体丰腴，多痰多饮，停于胸膈中脘，久而化热，痰热聚集中脘，上扰心神，故不能眠。取指迷茯苓丸祛中脘之痰，黄芩、竹茹清化痰热，石菖蒲开心窍，炒枣仁镇静安神，配伍得当，恰合病机，故收效满意。

十一、治疗癔症

[临床表现]情志不舒，气机郁滞所致，以心情抑郁，情绪不宁，胸部满闷，胁肋胀痛，或易怒喜哭或咽中如有异物梗塞，舌质淡，苔白厚腻，脉滑数。

[辨证]痰饮上逆。

[治法]化痰开窍。

[方药]指迷茯苓丸加减。

[附]病案举例

　　患者陈某，女，46岁，工人，2011年3月15日初诊。

　　主诉：精神抑郁，烦躁易怒2天。患者2天前因家务事与人发生口角后，遂出现精神抑郁，烦躁易怒，沉默寡言，食欲减退，呕吐痰涎，时而胡言乱语。曾用西药治疗，效果不佳，遂来诊。现症见：表情淡漠，语无伦次，自感胸中有物堵塞，舌质淡，苔白厚腻，脉滑数。

辨证：痰饮上逆。

治法：化痰开窍。

处方：茯苓12g，枳壳12g，半夏9g，芒硝12g，远志12g，石菖蒲12g，生姜3片。14剂，水煎服。

二诊2011年3月29日：患者14剂后，大便通利，诸证遂减，食欲有增，后减芒硝为6g，续进10剂而愈。

[按]该患郁怒伤肝，疏泄失常，脾运失权，停痰留饮结于中脘，上扰于心，故语无伦次。用指迷茯苓丸导痰，远志、菖蒲开窍宁神而收功。

十二、治疗脑血栓后遗症（中风）

[临床表现]猝然昏倒，不省人事，半身不遂，口眼㖞斜，语言不利，舌质淡，苔白，脉滑数。

[辨证]脾肾两亏，湿痰阻络。

[治法]补益脾肾，化痰通络。

[方药]指迷茯苓丸加减。

[附]病案举例

患者靳某，女，64岁，退休工人，2012年3月18日初诊。

主诉：左侧肢体活动不利半年，患者脑梗死病史半年，经中西药治疗，症状有所改善，但生活不能完全自理，行走需人扶持，左上肢活动受限，并有麻木疼痛之苦。近日症状加重，两腿酸软无力，肢体麻木疼痛较前为甚。患者体质肥胖，口角流涎，胸腹满闷，面容虚浮，舌质淡，苔白，脉滑数，尤以两关为甚。

辨证：脾肾两亏，湿痰阻络。

治法：补益脾肾，化痰通络。

处方：半夏9g，茯苓15g，枳壳9g，芒硝9g，地龙12g，丹参30g，白芥子12g，钩藤25g。7剂，水煎服。

二诊2012年3月25日：患者肢麻疼痛俱减，口角流涎消失，胸腹较前舒

259

畅。守方再服30剂，自己拄拐杖可慢慢行走，肢体麻木疼痛消失，生活能自理。

[按]患者素体丰腴，多痰多饮，停于胸膈中脘，久而化热，痰热积于中脘，上扰心神，故不能眠。取指迷茯苓丸祛中脘之痰，配伍得当，恰合病机，故收效满意。

天麻钩藤饮《杂病证治新义》

[组成]天麻9g，栀子9g，黄芩9g，桑寄生9g，杜仲9g，益母草9g，夜交藤9g，石决明12g，朱茯神9g，钩藤12g，川牛膝12g。

[用法]水煎服，分2～3次服。

[功用]平肝息风，清热活血，补益肝肾。

[主治]肝阳偏亢，肝风上扰证。头痛，眩晕，失眠，脉弦，舌红，苔黄等症状。

[方解]天麻钩藤饮是平息内风的代表方剂，出自《杂病证治新义》一书。天麻、钩藤、平肝息风，共为君药。《本草纲目》云"天麻为治风之神药"；又云"钩藤手足厥阴药也。足厥阴主风，手厥阴主火，惊痫眩晕，皆肝风相火之病，钩藤通心包于肝木，风静火息，则诸证自除"。石决明平肝息风；黄芩、山栀清热泻火，使肝经之热不致偏亢，共为臣药。桑寄生、杜仲补肝益肾；益母草合川牛膝通利血脉，引血下行；夜交藤、朱茯神安神定志，共为佐使药。诸药合用，共奏平肝息风、活血、清热安神之功。

【张氏临证经验】

一、治疗头晕（眩晕）

[临床表现]眩是指眼花或眼前发黑，晕是指头晕或感觉自身或外界景物旋转，
　　　　　二者并见，舌质红，苔薄白，脉左弦，右沉弦。

[辨证]肝风内动。

[治法]镇肝息风。

[方药]天麻钩藤饮加减。

[附]病案举例

患者张某，男，79岁，退休工人，2018年5月15日初诊。

主诉：头晕半个月。患者半个月前因情绪激动后出现头晕，伴恶心、呕吐就诊我院，测血压180/100mmHg，现症见：头晕，平卧及闭目可缓解，无视物旋转，伴恶心欲吐，右手麻木，眠差，寐差，二便尚可，舌质红，苔薄白，脉左弦，右沉弦。头MRI：右侧小脑半球考虑梗死；左侧丘脑、左侧基底节区、两侧侧脑室旁多发性脑梗死，部分软化灶形成，脑萎缩。

辨证：肝阳上亢，肝风内动，肝木犯土。

治法：镇肝息风。

处方：天麻30g，钩藤30g，石决明20g，炒杜仲15g，川牛膝15g，桑寄生15g，黄芩12g，炒栀子12g，夜交藤30g，茯神30g，益母草10g，葛根20g，菊花10g，僵蚕10g。7剂，水煎服。

二诊2018年5月23日：患者头晕症状明显好转，可以坐起来，便秘，5日未行大便，目前患者症状、舌苔、脉象同上，应遵循"效不更方"的原则，参考已故名老中医魏龙骧大剂量生白术治疗便秘经验，上方天麻钩藤饮基础上加生白术45g，生地20g，大黄9g。14剂，水煎服。

三诊2018年6月7日：半月后家属复诊，告知患者头晕明显好转，可以下床搀扶行走，右侧肢体无麻木、乏力，大便2日1次，效不更方，30剂，水煎服，天麻钩藤饮加减共2月余，电话回访可生活自理，已无头晕。

[按]老年男性，起病急，素体肝肾亏虚，气血不能上荣清窍，又遇情绪激动致
使肝气疏泄太过，上冲清窍，故头晕目眩，腰酸，肝气横逆犯胃，故恶心
欲吐，结合舌苔脉象符合肝阳上扰，故选方：天麻钩藤饮加减，加菊花增
强平肝清热，葛根引清气上升，僵蚕化痰通络，二诊胃肠津虚热盛，生地
滋阴清热，大剂量生白术健脾助运，大黄泻下通便，药证相符，故头晕痊
愈。

二、治疗脱发

[临床表现]脱发，性情急躁，舌淡红，苔薄白，脉寸关弦紧，尺缓。

[辨证]思虑过度。

[治法]疏肝解郁。

[方药]天麻钩藤饮加减。

[附]病案举例

患者张某，女，38岁，职员，2010年11月30日初诊。

主诉：脱发1年半。患者一年半之前因母亲糖尿病住院截肢后担心过度出
现脱发，以头顶尤重，每因急躁发作明显。双膝关节凉痛阵作，得温痛减。
全身疲乏无力，倦怠懒动，纳可，寐差，小便频数，大便调，舌淡红，苔薄
白，脉寸关弦紧，尺缓。

辨证：思虑过度。

治法：疏肝解郁，理气活血。

处方：天麻20g，钩藤30g，石决明15g，枳壳10g，防风15g，荆芥15g，
佩兰20g，党参15g，黄芩12g，川牛膝20g，杜仲15g，桑寄生12g，白芍30g，
当归15g，夜交藤20g。7剂，水煎服。

二诊2010年12月6日：7剂后仍脱发，予原方加酸枣仁30g，小蓟15g，14
剂续服。2周后电话回访诸症好转，续服一个月。诸症消。

[按]患者平素好思虑、急躁，有事则心神不安，思虑过度，气充于上，久则化
火，故见脱发。肝胆火盛，气血充于上，阳不入阴，故眠浅易醒。诊其脉
左寸紧涩，为思虑、心里不痛快之象，究其根源，患者忧其母截肢，言及
此处，患者潸然泪下，方用药天麻、钩藤、川牛膝皆为调理气血、引血下

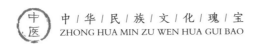

行之药，杜仲、桑寄生强腰膝；黄芩、防风、荆芥疏散心理，调节情志，诸药兼顾致病心理因素及躯体化症状，共奏沉降气血、疏散情志之效。

三、治疗胸痛（胸痹）

[临床表现]胸部闷痛，甚则胸痛彻背，喘息不得卧，舌暗红，苔黄，脉弦。

[辨证]气阴两虚。

[治法]益气养阴。

[方药]天麻钩藤饮加减。

[附]病案举例

　　患者孟某，女，62岁，退休职工，2013年12月22日初诊。

主诉：阵发性胸闷、憋气，头痛、头晕3个月。患者近3个月每因劳累或情绪激动后出现胸闷、憋气症状，伴有乏力，心烦，口苦，双目红，心悸，汗出，舌暗红，苔黄，脉弦。心电图示：心肌缺血。

　辨证：气阴两虚（胸痹），肝阳上亢（眩晕）。

　治法：益气养阴，镇肝潜阳。

　处方：天麻30g，钩藤20g，石决明15g，栀子15g，菊花15g，川芎20g，白芷12g，细辛3g，赤芍15g，知母16g，茯苓20g，沉香6g，三七15g，葛根15g，西洋参25g，麦冬20g，当归16g，沙参20g，五味子12g，银柴胡15g。7剂，水煎服。

　二诊2013年12月29日：病人诉胸闷、憋气发作次数已减少，头痛、头晕症状亦减轻，汗出如前，纳差，不欲饮食，舌红较前有所减轻，脉仍弦。嘱前方加砂仁12g、鸡内金20g以增进其食欲，加浮小麦30g以加强敛汗之功，7剂，水煎服。

　三诊2014年1月5日：患者诉胸闷、憋气症状基本消失，头痛、头晕症状亦不明显，汗出明显减少，夜寐难以入睡，食欲仍欠佳，舌淡红，脉沉细。前方去栀子、苦丁茶寒品，加附子6g，干姜6g，党参25g，白术10g以温阳祛寒、补气健脾，加酸枣仁30g，合欢花30g以养心安神，7剂，水煎服。

　四诊2014年1月12日：患者诉前胸闷、憋气、头痛、头晕症状消失，食欲增加，夜寐安。嘱前方续服10剂。

[按]该患者属心气阴不足之胸痹合肝阳上亢之眩晕，故治应益气养阴，活血通络加平肝潜阳、清火息风之品，主方用生脉散合天麻钩藤饮加减。生脉散长于益心气，敛心阴，适用于心气不足的患者。方中西洋参补元气、养心阴，麦冬与之后用，加强滋养心阴之功效；赤芍、当归活血养血；五味子敛阴止汗，西洋参、麦冬、五味子三药合用，一补一润一敛，益气养阴，敛阴止汗，汗止阴存；天麻、钩藤平肝息风；栀子清肝降火，以降上亢之阳；佐以菊花以加强其平抑肝阳、清肝的作用；川芎、细辛、白芷合用祛风止头痛。

四、治疗恶性高血压脑病（眩晕）

[临床表现]眩是指眼花或眼前发黑，晕是指头晕或感觉自身或外界景物旋转，二者并见，舌红苔薄黄，边有齿痕，脉沉弦有力。

[辨证]肝阳上亢。

[治法]平肝潜阳。

[方药]天麻钩藤饮加减。

[附]病案举例

患者郭某，男，36岁，公务员，2014年5月30日初诊。

主诉：头晕伴左侧肢体麻木1天，患者1天前出现头晕伴左侧肢体麻木，查血压高达200/135mmHg，就诊急诊，考虑高血压脑病，予对症处理，后仍觉头晕，左侧肢体麻木。继续支持治疗。现患者头晕、肢体麻木，烦躁易怒，口苦，颜面潮红，形体肥胖，纳差，多梦，二便尚可，舌红苔薄黄，边有齿痕，脉沉弦有力。高血压病史5年，未系统治疗，血压最高达200/120mmHg。

辨证：肝阳上亢。

治法：平肝潜阳。

处方：天麻30g，钩藤30g，石决明20g，栀子10g，黄芩10g，杜仲10g，益母草15g，桑寄生15g，夜交藤10g，茯神10g，胆南星10g，石菖蒲10g。1剂，水煎服。第二日晨血压降至160/105mmHg，停止静脉滴注甘露醇，继续口服苯黄酸氨氯地平片及酒石酸美托洛尔片。效不更方，3剂，水煎服，血压降至

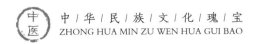

正常，继续上方5剂，血压正常，头晕及左侧肢体麻木均消失。

[按]高血压脑病属于祖国医学"眩晕""头痛""肝风""肝火""中风"范
　　畴。张老师认为本病主要与肝、肾两脏有关，病位在脑。肝肾阴虚，肝
　　阳上亢为其发病关键。《素问·至真要大论》云："诸风掉眩，皆属于
　　肝。"《临证指南医案》谓"肝为风木之脏，内有相火内寄，体阴用阳。
　　其性刚，主动主升"。素体阳盛，肝阳上亢；或因工作生活紧张、压力
　　大，长期忧思恼怒，嗜食烟酒、膏粱厚味等因素均使气郁化火，肝阴暗
　　耗，风阳升动，上扰清空，发为眩晕；或肾阴素亏，肝失所养，以致肝阴
　　不足，肝阳上亢，发为眩晕。风木过动，必犯中宫，则出现恶心、呕吐。
　　正如《杂病证治新义》所云："本方为平肝降逆之剂。以天麻、钩藤、生
　　决明之平肝祛风降逆为主。辅以清降之山栀、黄芩，活血之牛膝，滋肝肾
　　之桑寄生、杜仲等，滋肾以平肝之逆，并辅夜交藤、茯神，以安神安眠缓
　　解其失眠。故为用于肝厥头痛、晕眩、失眠之良剂。"

五、治疗小儿抽动症

[临床表现]小儿肢体不自主抽动，多动、易兴奋、易紧张，舌红苔白腻，脉弦
　　　　　滑。

[辨证]脾虚肝旺，心神失调。

[治法]健脾柔肝，调补心神。

[方药]天麻钩藤饮加减。

[附]病案举例

　　患者郭某，女，10岁，学生，2011年6月17日初诊。

　　主诉：双上肢不自主抽动一年有余。患儿一年前双上肢不自主抽动，该
患平素抵抗力差，经常感冒。发病时，意识清楚，无口吐白沫，无大小便失
禁，患者家属多次带患儿就诊于多家医院，诊断为小儿抽动症，口服西药治
疗（具体名称剂量不详），患儿症状尚可控制。近半年来，上诉症状逐渐明
显加重，遂来诊。现症见：患儿口角不自主抽动，注意力不集中，情绪烦躁
不安，多动，易兴奋、易紧张，咳嗽痰多，咳白色黏痰，纳差，眠尚可，大
便干结，3～4天行1次，小便调。舌红苔白腻，脉弦滑。脑电图示未见明显异

常。

辨证：脾虚肝旺，心神失调。

治法：健脾柔肝，调补心神。

处方：天麻20g，钩藤30g，石决明10g，牛膝10g，夜交藤10g，茯神10g，山药30g，龙骨30g，牡蛎30g，珍珠母30g，麦芽20g，炒白术15g，陈皮10g，半夏6g，茯苓10g，前胡15g，桔梗15g，防风12g。7剂，水煎服。

二诊2011年6月24日：患者诉服前方后双上肢、口角不自主抽动较前稍有好转，仍稍感情绪激动、烦躁。无咳嗽咳痰，纳眠可，二便调。舌红苔薄白，脉弦滑，以原方去前胡、桔梗。7剂，水煎服。

三诊 2011年7月1日：患儿抽动明显减少。常在情绪激动时才发作，平素未见抽动，情绪激动已有好转，纳眠可，二便调。以原方去龙牡、珍珠母。如是加减运用，服用近两个月，患儿抽动症状平息，电话随访半年，患者症状未见复发。

[按]因《素问·至真要大论》曰："诸风掉眩，皆属于肝。"小儿脏腑娇嫩，形体未充，为至阴至阳之体，阳常有余，阴常不足，肝属厥阴风木之脏，藏血主筋，体阴而用阳，若肝阴不足，生火化风，肝风内动则筋脉失养，则见点头、摇头、伸颈、眨眼等；肝主调达情志，阴不潜阳，肝阳上亢，故急躁易怒，心情紧张的时候颤动加重。张老师在治疗肝风内动型小儿抽动症时，善于运用天麻钩藤汤为基础方加减（天麻、钩藤、石决明、牛膝、夜交藤、茯神），方中以天麻、钩藤为君药，配有石决明、龙骨、牡蛎等重镇安神之品，可起到平肝潜阳的作用，以常去益母草、川牛膝，而加固护脾胃、化痰祛浊之药，如麦芽、山药等健脾消食之品；同时，考虑到脾为生痰之源，故在健脾的同时，相应地配上少许化痰祛湿的药物（陈皮、半夏、茯苓、石菖蒲、胆南星等）能起到健脾化痰、通络止痉的作用。

六、治疗偏头痛（头痛）

[临床表现]头痛部位可发生在前额、两颞等，性质可跳痛、刺痛、空痛、隐痛等，发作可时痛时止，持续时间可长可短，舌红少津，脉弦或弦细数。

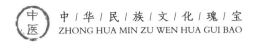

[辨证]肝阳上亢。

[治法]平肝潜阳。

[方药]天麻钩藤饮加减。

[附]病案举例

患者陈某，女，35岁，工人，2013年6月22日初诊。

主诉： 发作性头痛5年，该患常发作性头痛，时作时止，每由劳累或精神抑郁而发作。头痛位于头太阳穴处之一侧或两侧，疼痛性质以胀痛为主，持续时间约数分钟到半小时不等，常因情绪波动或过劳而诱发，畏光畏声，偶有恶心欲吐、头昏耳鸣、失眠多梦、腰膝酸软、不思饮食。纳眠差，二便调，舌红少津，脉弦或弦细数。

辨证： 肝阳上亢。

治法： 平肝潜阳，滋阴清火。

处方： 天麻30g，钩藤25g，决明子10g，茯神15g，酸枣仁40g，川芎15g，白芷20g，赤芍30g，全蝎10g，蜈蚣2条，细辛3g，女贞子10g。7剂，水煎服。

二诊2013年6月29日： 患者诉头痛大减，纳眠尚可，继予中药内服，在原方基础上去茯神、酸枣仁，加黄芪30g，以增益气行气之效。7剂，水煎服。

三诊2013年7月6日： 患者头痛悉止。续服7剂，以巩固疗效。追访半年，患者诉头痛未再发作。

[按]偏头痛属中医"头痛""头风""脑风"等范畴。头痛之病名源于《素问·风论》，据其病因乃外在风邪寒气犯于头脑所致。《素问·五藏生成》云："是以头痛巅疾，下虚上实。"张老师用天麻钩藤饮加减，加川芎取其活血行气，祛风止痛，辛温香燥，走而不守，既能行散，上行可达巅顶，又入血分，下行可达血海。亦言其寓辛散、解郁、通达、止痛等功能。白芷气温力厚，通窍行表，为足阳明经祛风散湿主药。故可治阳明头面诸疾。细辛解表散寒，祛风止痛，通窍，温肺化饮。全蝎、蜈蚣息风镇痉、通络止痛、攻毒散结，因虫类药物，多具有较强的通行血脉作用，促进气血运行，消除瘀滞，用以治疗血瘀气滞引起的各种瘀血病证。

逍遥散《太平惠民和剂局方》

[组成]甘草炙半两（4.5g），当归去苗（微炒），茯苓去皮，白芍，白术，柴胡去苗，各一两（各9g）。

[用法]上为粗末，每服二钱（6g）水一大盏，烧生姜一块切破，薄荷少许，同煎至七分，去渣热服不拘时候（现代用法：加生姜三片，薄荷6g，水煎服；亦可为丸剂，每服6~9g，日服2次）。

[功效]疏肝解郁，养血健脾。

[主治]肝郁血虚脾弱证。两胁作痛，头痛目眩，口燥咽干，神疲食少，或往来寒热，或月经不调，乳房胀痛，脉弦而虚者。

[方解]肝性喜条达，恶抑郁，为藏血之脏，体阴而用阳。若情志不畅，肝木不能条达，则肝体失于柔和，以致肝郁血虚。足厥阴肝经"布胁肋，循喉咙之后，上入颃颡，连目系，上出额，与督脉会于巅"。肝郁血虚则两胁作痛，头痛目眩；郁而化火，故口燥咽干；肝木为病易于传脾，脾胃虚弱故神疲食少，脾为营之本，胃为卫之源，脾胃虚弱则营卫受损，不能调和而至往来寒热；肝藏血，主疏泄。肝郁血虚脾弱，在妇女中多见月经不调，乳房胀痛。治宜疏肝解郁，养血健脾。方中柴胡苦平，疏肝解郁，使肝郁得以条达，为君药。白芍酸苦微寒，养血敛阴，柔肝缓急；当归甘辛苦温，养血和血，且其味辛散，乃血中气药。当归、白芍与柴胡同用，补肝体而调肝用，使血和则肝和，血充则肝柔，共为臣药。木郁则土衰，肝病易传脾，故以白术、茯苓、甘草健脾益气，非但实土以御木乘，且使营血生化有源，共为佐药。用法中加薄荷少许，疏散郁遏之气，透达肝经郁热；烧生姜降逆和中，且能辛散达郁，亦为佐药。甘草尚能调和诸药，兼为使药。合而成方，深合《素问·脏气法时论》"肝苦急，急食甘以缓之""脾欲缓，急食甘以缓之""肝欲散，急食辛以散之"之旨。可使肝郁得疏，血虚得养，脾弱得复，气血

兼顾，肝脾同调，立法周全，组方严谨，故为调肝养血之名方。本方为
疏肝养血的代表方，又是妇科调经的常用方。临床应用以两胁作痛，神
疲食少，月经不调，脉弦而虚为辨证要点。肝郁气滞较甚者，加香附、
郁金、陈皮以疏肝解郁；血虚甚者，加熟地以养血；肝郁化火者，加丹
皮、栀子以清热凉血。现代常用于慢性肝炎、肝硬化、胆石症、胃及
十二指肠溃疡，慢性胃炎、胃肠神经官能症、经前期紧张症、乳腺小叶
增生、盆腔炎、不孕症、子宫肌瘤等证属肝郁血虚脾弱者。

《太平惠民和剂局方》：治血虚劳倦，五心烦热，肢体疼痛，头目昏
重，心忪颊赤，口燥咽干，发热盗汗，减食嗜卧，及血热相搏，月水不调，
脐腹胀痛，寒热如疟，又疗室女血弱阴虚，荣卫不和，痰嗽潮热，肌体羸
瘦，渐成骨蒸。

【张氏临证经验】

一、治疗头痛

[临床表现]头部胀痛，身体疲倦，偶有眩晕，伴头重脚轻，双手颤抖，难以入
睡，睡后易醒，醒后难入睡，易怒，胸胁闷胀不舒，脘腹胀痛不
适，运动后则稍感轻松，纳可，大便干结，小便可。舌暗、苔黄
腻，脉弦弱。

[辨证]肝郁气滞，郁而化火，脾虚积滞。

[治法]疏肝解郁，理气清热，健脾消积。

[方药]逍遥散加减。

[附]病案举例

患者王某，男，60岁，退休工人，2015年3月3日初诊。

主诉：头部胀痛2年。患者两年来因头痛，用过大量中药，服药后症状
未减，反而不断加重，现不仅头部胀痛，身体疲倦，偶有眩晕，双手颤抖，
入睡困难，睡后易醒，醒后不能再入睡，易怒，胸胁闷胀，脘腹胀痛，运动
后则稍感轻松，纳可，大便干结，小便可。舌暗，苔黄腻，脉弱。头CT未见

异常，经颅多普勒彩超：脑动脉硬化。心电图：窦性心律，正常心电图。

辨证：气郁化火，兼脾虚积滞。

治法：疏肝解郁，理气清热，健脾消积。

处方：柴胡15g，当归20g，赤芍20g，茯苓25g，生白术35g，薄荷6g，生甘草6g，丹皮15g，栀子25g，淡豆豉25g，郁金15g，香附15g，熟地15g，火麻仁15g，鸡矢藤15g，酸枣仁15g，桔梗15g，枳壳15g，木香 15g。14剂，水煎服。

二诊2015年3月17日：患者服药后复诊，情绪大为平静，头痛、眩晕、胸胁胀闷、脘腹胀痛皆好转，尤其是睡眠较前明显好转，故守上方加减再连续服药14剂 。

三诊2015年3月31日：患者头痛基本消失，睡眠质量良好。

[按]本患者既往口服大量平肝潜阳之药，为肝之疏泄太过，气郁化火，导致肝气亢逆，故头痛，失眠，情绪不能自控，急躁易怒，胸胁胀闷。 此患者若单纯平肝息风，而不加以疏肝柔肝，必会导致阳亢加重，故治疗上选用逍遥散加减，以调畅肝气，发泄郁火。 方中柴胡疏肝解郁，使肝气调达，也是肝经的引经药；当归养血和血，补肝体助肝用；患者热盛血瘀，白芍既清热凉血，活血止痛，又清泻肝热； 白术、茯苓、甘草健脾益气，实土抑木，以利肝气之疏泄，且白术、茯苓健脾之中皆有利水之效，可使内蕴之湿从小便而出；薄荷助柴胡疏散郁遏之气，透达肝经郁热；丹皮助赤芍泻血分伏火而清热凉血；栀子、淡豆豉即栀子豉汤，栀子苦寒泻三焦之火通利水道，从内导热下行，淡豆豉辛凉，向外发散郁热；郁金、香附疏肝理 气，共助柴胡、薄荷疏肝之功，且郁金还可凉血活血，尤善治气火上逆诸症；熟地滋养肝阴，填补肾精，以治阳亢；火麻仁润肠通便，与鸡矢藤合用，使积滞从大便而下，以利肠道的气机通畅；鸡矢藤不仅消食化积，通利肠腑，而且现代研究鸡矢藤还有良好的止痛效果，无论是头痛、胸胁、胃肠、关节痛皆可顾及；酸枣仁养心阴，益肝血而安心神；桔梗、枳壳，木香，行气疏利肝胆，通行三焦，三者可使全身气机通畅。 诸药合用，使气郁疏之，内热清之，火郁发之，脾虚得补，积滞得下，故诸症自然而愈。

二、治疗经前期紧张综合征

[临床表现]每当经前或经期，情绪失控，烦躁易怒，或情绪抑郁，悲伤欲哭，
或坐卧不宁，经后复如常人，头晕目眩，胸胁胀痛，纳差，月经量
多，舌红，苔黄，脉弦。

[辨证]肝郁气滞，郁而化热，热扰心神。

[治法]清肝泄热，解郁安神。

[方药]逍遥散加减。

[附]病案举例

患者王某，女，41岁，职员，2015年5月5日初诊。

主诉：经期情绪不稳3年。患者近3年每当经前或经期，情绪不稳，烦躁
易怒，或情绪抑郁，悲伤欲哭，经后复如常人，偶有头晕目眩，胸胁胀痛，
纳差，经期月经量多，夜寐差，舌红，苔黄，脉弦。

辨证：肝郁气滞，郁而化热，热扰心神。

治法：清肝泄热，解郁安神。

处方：柴胡15g，生白术20g，茯苓25g，炙甘草6g，当归20g，白芍20g，
丹皮20g，栀子20g，川楝子15g，龙骨40g，牡蛎40g，郁金15g，香附15g，熟
地15g。14剂，水煎服。

二诊2015年5月19日：患者自诉月经期，情绪平稳，睡眠好转，继续原
方28剂口服。

三诊2015年6月17日：患者月经基本正常，情绪平稳，饮食及睡眠可。

[按]女子以肝为先天，肝失疏泄，郁而化热，经前冲气偏盛，携肝热上逆，上
扰心神，且肝郁更甚，气机不畅，故烦躁易怒，情绪抑郁，肝热上腾，故
头晕目眩，肝郁气滞则胸胁胀痛，肝强克伐脾土，故不思饮食，郁热扰乱
冲任，迫血妄行，故月经量多。方中柴胡疏肝解郁，使肝气调达；当归养
血和血，白芍既清热凉血，活血止痛，又清泻肝热；白术、茯苓、甘草
健脾益气，实土抑木，以利肝气之疏泄，丹皮泻血分伏火而清热凉血；
川楝子疏肝泄热，栀子苦寒泻三焦之火通利水道，从内导热下行，郁金、
香附疏肝理气，且郁金还可凉血活血，尤善治气火上逆诸症；熟地滋养肝

阴，填补肾精，龙骨牡蛎，敛肝潜阳，重镇安神。诸药合用，使气郁疏之，内热清之，神明自安，故诸症自然而愈。

三、治疗耳鸣

[临床表现]耳鸣，持续不断，可因情志因素诱发，听力无减退，头晕目眩，口苦，纳可或不佳，神疲倦怠，情绪烦躁，夜寐不安，舌红，苔黄，脉弦数。

[辨证]肝火上扰，脾气亏虚。

[治法]清肝泻火，开郁健脾。

[方药]逍遥散加减。

[附]病案举例

患者赵某，女，33岁，职员，2015年7月21日初诊。

主诉：双耳鸣1个月。患者1个月前情绪激动后出现双侧耳鸣，持续不断，听力无减退，因工作经常熬夜加班，睡眠不足，寐则欠安，无头晕，口苦，纳差，神疲倦怠乏力，急躁易怒，小便黄，大便如常。舌红，苔黄，脉弦数。头CT未见异常，听力检查未见异常。

辨证：肝火上扰，脾气亏虚。

治法：清肝泻火，开郁健脾。

处方：柴胡15g，生白术15g，茯苓30g，炙甘草6g，当归20g，白芍20g，薄荷6g，石菖蒲6g，丹皮20g，郁金15g，香附15g，酸枣仁30g。14剂，水煎服。

二诊2015年8月4日：患者诉耳鸣有减，倦怠感有减轻，舌红，苔淡黄，脉弦微细。继服原方14剂，水煎服。

三诊2015年8月18日：患者自述耳鸣明显减轻，睡眠改善。后又服上方14剂，诸症痊愈。

[按]肝喜调达，恶抑郁，肝亦主藏血，肝阴充足以制约阳气，维持肝的疏泄，使肝气条达，气机通畅，气血运行通畅，上达耳窍。脾主运化，升发清阳之气，输布水谷精微，但脾气的升发输布亦有赖于肝气的条畅，此例耳鸣的发生由于紧张郁闷伤肝，因此耳鸣，口苦，情绪激动，略烦，舌红，苔黄，脉弦数，责之于肝；神疲倦怠乏力，寐则欠安，责之于脾。紧张

郁闷，肝气郁结，肝失调达，久而化火，上扰耳窍。劳累思虑，导致脾气虚弱，清阳不升，中气不足，故神疲倦怠，寐则欠安。处方选逍遥散加减，柴胡、薄荷清热疏肝，当归、白芍养血柔肝，茯苓、白术健脾益气，又加石菖蒲、郁金、香附疏肝理气，增强通窍散郁的作用，且郁金还可凉血活血，尤善治气火上逆诸症；酸枣仁养肝安神；诸药共用共奏清肝泻火之效。

四、治疗糖尿病合并高血压

[临床表现]口干口渴、口苦、多饮，小便多，面红耳赤，急躁易怒，脘腹胀满隐痛不舒，大便干，舌暗红，苔黄，脉弦。

[辨证]肝阴不足，肝经郁热，瘀血阻络。

[治法]养阴疏肝清热，活血化瘀，通络止痛。

[方药]逍遥散加减。

[附]病案举例

患者李某，男55岁，职员，2015年6月2日初诊。

主诉：间断口干口渴10年，加重1个月。患者10年前出现口干口渴症状，就诊当地医院诊断为2型糖尿病，同时发现高血压病，住院应用胰岛素剂口服降糖，降压药对症治疗，近10年口干口渴症状时有好转，近1个月因情绪不稳，血糖、血压控制不理想，患者来就诊。现症见：口干、口渴、口苦、多饮，尿量多，面红，急躁易怒，脘腹胀满隐痛不舒，手足偶有刺痛，大便干，舌暗红，苔厚干、微黄，脉弦。血压160/90mmHg，空腹血糖11.5mmol/L。

辨证：肝阴不足，肝经郁热，瘀血阻络。

治法：养阴疏肝清热，活血化瘀，通络止痛。

处方：当归20g，炒白芍25g，柴胡25g，茯苓15g，丹皮20g，炒栀子20g，天花粉20g，牛膝15g，炒白术30g，郁金20g，生地25g，麦冬25g，川芎20g，葛根20g，鸡血藤20g，赤芍20g。14剂，水煎服。

二诊2015年6月16日：患者口干、口渴症状明显缓解，腹部胀满好转，BP150/90mmHg，空腹血糖8.6mmol/L。血糖较前下降，血压平稳，继服原方14剂。

三诊2015年6月30日：患者口干、口渴症状基本消失，精神状态可，血压140/80mmHg，空腹血糖7.6mmol/L。

[按]临床上糖尿病与高血压并存的患者多见，多由饮食不节，或病久情志不畅，或素体肝旺，均易伤肝，致肝气郁结，肝郁化火，肝经郁热，且该病有久病入络之变证。故以逍遥散加减育阴之品以养阴疏肝清热，并配合活血化瘀、通络止痛之品，标本兼顾，诸证自消。

五、治疗痛经

[临床表现]经期或经前，小腹疼痛，胸胁及乳房胀痛，腰胀，经量多而暗红，且伴有大血块，下腹坠痛，有灼热感，心烦易怒，口干欲冷饮，时时潮热。舌质暗，苔黄白，脉弦数。

[辨证]肝郁气滞，郁而化热，伤于冲任。

[治法]疏肝解郁，清热止痛。

[方药]逍遥散加减。

[附]病案举例

患者张某，女，30岁，职员，2017年1月3日初诊。

主诉：痛经2天。患者既往有痛经史，经量多且伴乳房胀痛，痛经常服止痛药得以缓解。此次经行2天痛经，服止痛药，痛仍不止，故前来就诊。现症见：行经2天，小腹剧痛，胸胁及乳房胀痛，腰胀，经量多而暗红，且伴有大血块，下腹坠痛，有灼热感，心烦易怒，口干欲冷饮，时时潮热。舌质红，苔黄白，脉弦数。

辨证：肝郁气滞，郁而化热，伤于冲任。

治法：疏肝解郁，清热止痛。

处方：当归20g，白芍20g，柴胡25g，生地25g，艾叶20g，川芎12g，延胡索20g，莪术15g，牛膝15g，香附15g，红藤15g，没药12g，丹皮9g，川楝子15g，栀子15g，甘草6g。7剂，水煎服。

二诊2017年1月10日：患者服药3剂后，疼痛消失。随访半年，未复发。

[按]此类痛经，因于肝郁气滞，经常在经期或经前，胸腹及乳房胀痛，胀甚于痛，时剧时瘥，因郁而化热，热扰冲任，迫血妄行，故经量过多，气血运

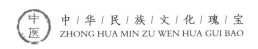
行不畅，壅滞胞宫，不通则痛，血热则经色暗红，质稠，有血块，当于清热凉血中酌加行气活血、止痛化瘀之品。我们常辨证论治运用逍遥散合痛经方加减化裁，以疗此痛经。方中红藤、栀子清热，当归、川芎，活血祛瘀通经，牡丹皮、白芍、生地、艾叶清热凉血止痛，延胡索、莪术、没药、香附行气活血止痛，诸药合用，方效显现。

六、治疗失眠（不寐）

[临床表现]心烦失眠，神情默默，胸闷叹息，两胁发胀，头昏纳呆，舌尖红，苔薄白，脉弦数或细。

[辨证]肝郁脾虚，心神失养。

[治法]疏肝健脾，养心安神。

[方药]逍遥散加减。

[附]病案举例

患者张某，男，45岁，职员，2016年11月15日初诊。

主诉：失眠1年。患者失眠1年，入睡困难，睡浅，易惊醒，早醒，心烦，神情默默，时有口苦，纳差，两胁及胃部胀痛，小便时黄，大便干，舌红，苔薄黄，脉弦细

辨证：肝郁脾虚，心神失养。

治法：疏肝解郁，养心安神。

处方：柴胡20g，当归20g，白芍20g，牡丹皮9g，茯苓25g，白术20g，陈皮12g，木香10g，砂仁10g，夜交藤25g，酸枣仁25g，百合10g，远志15g，蝉蜕10g，川楝子15g，炙甘草6g。7剂，水煎服。

二诊2016年11月22日：患者入睡较前好转，仍睡眠浅，易醒，口苦好转，纳可，精神好转，继服原方14剂。

三诊2016年12月6日：患者睡眠好转，入睡可睡5h左右，精神佳，两胁胀痛明显好转。

[按]《灵枢·大惑论》认为"卫气不得入于阴，常留于阳。留于阳则阳气满，阳气满则阳跷盛；不得入于阴则阴气虚，故目不瞑矣。"是不寐总的病机，即现今所说的阳盛阴衰，阴阳失交。此患者肝在志为怒，肝气亢逆，

升发太过，精神紧张，思虑太过，肝脾失调，气血生化不足，心神失养，表现为脾气急躁，五志过极化火，故时有口苦，纳差，小便时黄，苔薄黄而干。病属肝气偏亢，郁而化火之不寐，治以疏肝泄热为主。方以逍遥散疏肝泄热兼健脾，故用百合以清泻心火助泻肝火；夜交藤、酸枣仁养血补血以涵养肝气；肝喜条达而恶抑郁，蝉蜕疏散肝经风热以顺应肝气调达的特性，使肝气不致抑郁。诸药配伍，终使患者睡眠恢复正常。

七、治疗遗精

[临床表现]遗精频繁，每周2次以上常伴有头晕，耳鸣，健忘，心悸，失眠，腰酸膝软，精神萎靡，或尿时不爽，少腹及阴部作胀不适等症状。舌质红，边有齿痕，苔薄黄，脉弦细。

[辨证]肝郁化热，扰动精室。

[治法]疏肝解郁，清热安神，固涩止遗。

[方药]逍遥散加减。

[附]病案举例

患者王某，男，30岁，学生，2016年4月12日初诊。

主诉：频繁遗精半年。患者近半年无明显诱因出现遗精次数增多，平均1周1次，多时可达3～4次，伴有腰膝酸软、乏力、意淫，精神萎靡、情绪紧张焦虑、时有恐惧感、失眠多梦、易醒，手足汗出、发热。舌红，苔薄黄，脉弦细。

辨证：肝郁化热，扰动精室。

治法：疏肝解郁，清热安神，固涩止遗。

处方：柴胡20g，当归25g，白芍25g，茯苓15g，炒白术20g，薄荷6g，郁金10g，青皮10g，五味子15g，百合30g，知母10g，莲子心5g，山茱萸15g，白果10g，合欢皮15g，川续断15g，首乌藤30g，生黄芪30g。14剂，水煎服。

二诊2016年4月26日：患者近2周无遗精，腰膝酸软症状好转，睡眠未见明显好转，原方加酸枣仁25g，龙骨35g，牡蛎35g，14剂，水煎服。

三诊2016年5月10日：患者无遗精，腰膝酸软，睡眠质量好转。

[按]未婚男性青年，因所欲不遂，每月遗精1～2次，为"精满自溢"，当不

作病论。 然而青年男性常因认识不足，在遗精之后不自主地心情紧张，担心损伤身体，这种焦虑状态更加重了遗精的次数。 正如《灵枢·本神篇》云："怵惕思虑则伤神，神伤则恐惧，流淫而不止，……恐惧而不解则伤精，精伤则骨酸痿厥，精时自下。"况且肾乃作强之官，其机关之利需肝主疏泄的配合，心主神明的相助，故而肝失疏泄，心神无主必然致关门大开，精焉能不泄。 本例患者因思虑过度，伤及心神；情志不畅，肝气郁结，失于疏泄，久而化热，扰动精室，故梦而遗精，眠差易醒；又因病而惧，惊恐伤肾，故致"精时自下"，频繁不止，遗后乏力、精神欠佳，腰部酸软。 手足心热、汗出，舌红，苔黄，脉弦细均为肝郁化热、扰动精室之证。 故以逍遥散为基础方疏肝解郁，佐以百合、知母、莲子心清心降火；首乌藤、合欢皮安神解郁； 白果、山茱萸、五味子涩精止遗；黄芪、桑寄生补肾益气，调和阴阳。 男科疾病多为情志不畅是临床常见病因之一，日久易致肝气郁结、郁而化火、肝木克土、营血瘀滞等变证，是疾病难治的根源，故有气机不畅、百病丛生之说。患者有不得隐曲，多隐约其言，故其多见证属"气郁"者。 男科病的发病原因，虽有脏腑的阴阳亏虚，但更多的是痰、湿、热、瘀、郁致病，尤以因郁而病更具普遍性。 因此， "肝气郁滞"是男科病病机的一个关键环节。 故均以疏肝解郁的代表方"逍遥散"为基本方，并据兼证的不同，灵活处方，随症加减。 因法切病机，故疗效显著。

生脉散《医学启源》

[组成]人参五分（9g），麦冬五分（9g），五味子五粒（6g）。

[用法]长流水煎，不拘时服（现代用法：水煎服）。

[功效]益气生津，敛阴止汗。

[主治]温热，暑热，伤气耗阴证。汗多神疲，体倦乏力，咽干口渴，舌干红少苔，脉虚数。久咳肺虚，气阴两虚证。干咳少痰，短气自汗，口干舌

燥，脉虚细。

[方解]本方所治之证，一为感受暑热之邪，或温热病后期，伤气耗津，伤气则气短懒言，神疲乏力，自汗出；耗津则咽干口渴，舌干少苔。气虚则脉亦虚，伤阴则多有虚热，故脉来虚而兼数。一为杂病久咳伤肺，肺气虚则气短自汗，咳久而阴分亦伤，故见干咳少痰，口干舌燥；气阴两虚，故脉来虚弱而细，甚者"脉气欲绝"。（《医学启源》卷下）其病虽不一，但均以气阴两虚为病机之同，皆宜补气养阴生津治法治之。方用人参为君药，大补元气，并能止渴生津。臣以麦冬甘寒养阴，清热生津。且润肺止咳。人参、麦冬相伍，其益气养阴之功益著。佐以五味子之酸收，配人参则补固正气，伍麦冬则收敛阴津。三药相合，一补一润一敛，共成益气养阴、生津止渴、敛阴止汗之功。方名生脉者，乃补其正气以鼓动血脉，滋其阴津以充养血脉，使气阴两伤、脉气虚弱者，得以复生。故汪讱庵《医方集解·清暑之剂》中赞曰："人有将死脉绝者，服此能复生之，其功甚大。"至于久咳肺虚，气阴两伤证，则取本方补益肺气，滋润肺阴，并能敛肺止咳，故可一并治之。《医学启元》：麦冬气寒，味微苦甘，治肺中〔伏〕火，〔脉〕气欲绝。加五味子、人参〔二〕味，为生脉散，补肺中元气不足，须用之。

【张氏临证经验】

一、治疗慢性心功能不全（水肿）

[临床表现]双下肢及全身水肿，胸闷，气短，夜内偶有喘憋，端坐呼吸，活动后症状加重，舌质淡暗，苔薄白，脉沉细。

[辨证]气阴两虚。

[治法]益气养阴。

[方药]生脉散加减。

[附]病案举例

　　患者陈某，男，73岁，退休工人，2014年10月18日初诊。

主诉: 间断双下肢水肿1年,加重伴胸闷、憋喘1周。患者于1年前出现双下肢凹陷性水肿,伴活动后胸闷、憋喘,就诊当地医院,诊断为慢性心功能不全,应用西药利尿保护心脏,症状时有好转,近1周双下肢水肿、胸闷、憋喘加重,为进一步治疗入住我病区。症见:双下肢凹陷性水肿,伴活动后胸闷、憋喘、气短,夜内喘憋尤甚,乏力,时有咳嗽、吐白色黏痰,偶有头痛头晕,皮肤时有皮疹,纳眠不佳,小便频数,时有尿痛,大便不成形。舌质红,苔薄白,舌体干燥,脉细数。

辨证: 气阴两虚。

治法: 益气养阴。

处方: 太子参30g,麦冬25g,五味子15g,黄芪50g,当归15g,黄连9g,车前子15g,茯苓25g,合欢花9g,鸡内金15g,陈皮15g,蒲公英30g,金樱子15g,白术15g。7剂,水煎服。

二诊2014年10月25日: 患者双下肢水肿改善,胸闷气短好转。患者睡眠欠佳,原方去蒲公英、鸡内金,加酸枣仁30g。14剂,水煎服。

三诊2014年11月10日: 患者水肿症状基本消失,胸闷气短、睡眠好转。

[按]患者久病,本自气虚,心气虚损日久,阴液化生受损导致气阴两虚,故可见胸闷气短、乏力、头晕等症状。方中太子参、麦冬、五味子一补一清一敛,可益气养阴、气充脉复。神曲、鸡内金、白术健脾,黄芪、当归益气补血,蒲公英清热利尿,车前子利水化痰,茯苓除湿益气,陈皮燥湿化痰。诸药共用以利水消肿,而现代药理研究发现人参中的人参皂苷具有强心、改善微循环、促进代谢等功能,麦冬可以改善心肌收缩力,五味子可以增强心肌收缩力,生脉散加减可以有效改善患者心肌功能,缓解心功能不全症状。

二、治疗失眠(不寐)

[临床表现]夜不能寐,易汗出,动则尤甚,气短心悸怔忡,舌质淡红,苔薄白,脉沉细。

[辨证]气阴两虚,心神不安。

[治法]益气养阴,安神。

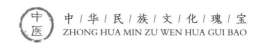

[方药]生脉散加减。

[附]病案举例

患者刘某，女，53岁，教师，2014年4月8日初诊。

主诉： 失眠5年。患者从5年前月经紊乱开始，即出现失眠不安、烘热多汗，绝经后渐加重，口服各种中西药治疗未见明显疗效。现服安定类西药，能勉强入睡2～3h，醒后无法入睡，动则多汗，气短乏力，心悸，口干，纳食一般，二便尚调，舌淡红，苔薄白，脉细缓。

辨证： 气阴两虚。

治法： 益气养阴，安神，止汗。

处方： 人参10g，麦冬15g，五味子15g，茯苓25g，当归15g，酸枣仁20g。7剂，水煎服。

二诊2014年4月15日： 服药7剂后，夜能入睡4～5h，西药药量减半，出汗减少，乏力好转。效不更方，给予14剂。

三诊2014年4月29日： 正常入睡6h左右，停睡眠西药，汗出如常。

[按]《景岳全书·不寐》："不寐证虽病有不一，然惟知邪正二字，则尽之矣。盖寐本乎阴，神其主也，神安则寐，神不安则不寐。其所以不安者，一由邪气之扰，一由营气之不足耳。……总属其阴精血之不足，阴阳不交，而神有不安其室耳。知此二者，则知所以治此矣。无邪而不寐者，必营气之不足也。营主血，血虚则无以养心，心虚则神不守舍，故或为惊惕，或为恐惧，或若有所系恋，或无因而偏多妄思，以致终夜不寐，及忽寐忽醒，而为神魂不安等证，皆宜以养营养气为主治。" 患者病起于七七，任脉虚、太冲脉衰少，处于生理变更期，是冲、任功能逐渐衰退、机体由健康均衡向衰退的老年过渡时期。任通冲盛是十二经脉气血充盛的表现，任虚冲衰是脏腑机能衰退、气血不足的表现。患者除失眠，尚有心慌乏力、口干多汗。多汗，汗出津伤，气随汗泄，津血同源，故汗愈久、津愈伤、气愈耗，心神愈失所养，故失眠日趋严重。结合舌脉，辨其属营亏卫虚，营卫失调，神不守舍。营属阴，卫属阳，"阴在内，阳之守也；阳在外，阴之使也"。生脉散滋其阴津以充养血脉，使气阴两伤，脉气虚弱者，得以复生，卫调营和，则神安其舍。

三、治疗病毒性心肌炎（怔忡）

[临床表现]心慌，胸闷，气短，声低，乏力，易汗出，夜寐不安，舌质淡暗，
　　　　苔薄白，脉结代。

[辨证]气阴两虚。

[治法]益气养阴。

[方药]生脉散加减。

[附]病案举例

　　患者张某，女，43岁，职员，2014年3月18日初诊。

　　主诉：因反复胸闷、心慌 2年，加重 1个月来诊，患者3年前出现胸闷，
心慌，诊断为病毒性心肌炎。口服中西药治疗，症状时有缓解，近1个月胸
闷，心慌，心烦，气短乏力，易汗出，夜寐不安，舌淡红、苔少，脉结代。
心电图：频发室早，时呈二联律。

　　辨证：耗气伤阴，心神失养。

　　治法：益气养阴，复脉养心。

　　处方：太子参30g，麦冬20g，五味子15g，炙甘草12g，生地黄15g，桂
枝12g，当归10g，火麻仁15g，酸枣仁25g，夜交藤15g，阿胶10g。7剂，水煎
服。

　　二诊2014年3月25日：服药 7剂后，患者心悸、胸闷、气短改善，原方续
服14剂。

　　三诊2014年4月8日：患者服药14剂后胸闷，气短明显好转，继续口服原
方半年，症状基本消失。

[按]本证因患者正气内虚，感受毒邪，耗气伤阴，闭阻血脉，日久内舍于心，
　　邪毒侵心，毒伤心体，心脉瘀阻，邪伤阴津，日久致气阴两虚，邪毒虽
　　去，然心之体用被伤，心神失却濡养 。《景岳全书》：怔忡之病，心胸
　　筑筑振动，惶惶惕惕，无时得宁者是也。此证惟阴虚劳损之人乃有之，盖
　　阴虚于下，则宗气无根，而气不归源，所以在上则浮撼于胸臆，在下则振
　　动于脐旁，虚微者动亦微，虚甚者动亦甚。凡患此者，速宜节欲节劳，切
　　戒酒色；凡治此者，速宜养气养精，滋培根本。故治以生脉散益气养阴，

炙甘草汤中炙甘草益气复脉，生地黄、阿胶、当归、火麻仁补心血，养心阴；酸枣仁、夜交藤养心安神。诸药合用，切中病机，使诸症得平。

四、治疗脑梗死（中风）

[临床表现]肢体麻木不利，语言不利，头晕，头痛，心烦，手足心热，不寐，舌红，少苔，或无苔，脉细弦或细弦数。

[辨证]阴虚风动。

[治法]滋阴息风。

[方药]生脉散加减。

[附]病案举例

患者王某，女，69岁，退休工人，2014年9月2日初诊。

主诉：1个月前突然出现右侧肢体麻木不利，就诊当地医院诊断为多发性脑梗死，右侧肢体肌力Ⅲ级，对症治疗1个月，症状未见明显好转，现患者右侧肢体麻木无力，不能行走，头晕，乏力，心烦急躁，口干，纳差，夜寐不佳，二便尚可，舌嫩红少苔，脉沉细。

辨证：阴虚。

治法：滋阴通络。

处方：人参10g，麦冬15g，五味子15g，枸杞子20g，甘草6g，当归15g，牛膝20g，丹参15g，百合15g，夜交藤10g。14剂，水煎服。

二诊2014年9月16日：服药14剂后，患者能搀扶行走，肢体麻木好转，头晕好转，心烦急躁症状缓解，原方续服1个月。

三诊2014年10月14日：患者能独立行走，麻木明显减轻，继续原方巩固半年。

[按]患者年老体衰，元气已虚，阴损气耗，阴阳两虚，阳气虚则运血无力，阴血虚则血行滞涩，瘀阻脑脉，则见半身不遂。中风病多见于中老年患者，基础病多，在血管壁病变基础上，加上睡眠、情绪激动，用力过猛等，使血管闭塞或骤然破裂出现脑组织缺血缺氧而引起的脑功能损伤，对机体是一次重创。中风病证型以肝肾阴虚为主，兼夹风、火、痰、气、瘀。究其原因均以瘀血为主，治疗中强调益气养阴为本，化瘀通络为标的总体治

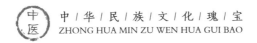
疗原则，辨证论治，取得满意的疗效。用人参为君药，补元气，生津液。现代医学研究：人参对中枢神经系统有兴奋作用，能提高机体对有害物质刺激的抵抗力，又能调节胆固醇及醛固酮分泌；臣以麦冬清热养阴除烦，佐以五味子酸温，敛阴生津，可聚耗散之气。二者配伍，具酸甘化阴之功，并有降低血糖、镇静、消炎、阻滞动脉硬化作用。夜交藤，养血安神，祛风通络，有镇静催眠作用，与戊巴比妥钠合用有明显的协同作用；首乌藤醇提取物能抑制实验性大鼠高脂血症，对实验性动脉粥样硬化有一定防治作用，并能促进免疫功能。牛膝补肝肾，强筋骨，活血通络；枸杞子以滋补肝肾阴虚，诸药合用，奏益气、清热、敛阴之效，使气复津回，阳潜阴存，诸证得愈。

五、治疗感冒

[临床表现]鼻塞、鼻流浊涕，汗出，恶风，偶有咳嗽，痰黏而黄，渴不多饮，
　　　　　胸脘痞闷，双下肢无力，面色少华，少气懒言，纳差，夜寐尚可，
　　　　　小便黄，大便可，舌质红，苔薄黄，脉细或滑。

[辨证]阴虚风动。

[治法]滋阴息风。

[方药]生脉散加减。

[附]病案举例

　　患者赵某，男，72岁，退休教师，2012年5月8日初诊。

　　主诉：患者自诉近5年来经常反复出现鼻塞、流浊涕，咽干，咳嗽，咳痰、痰黄，汗出等症状，每遇气候变化、冷热失常后复发。1周前受凉后，出现鼻塞、鼻流浊涕，汗出，恶风，偶有咳嗽，痰黏而黄，渴不多饮，胸脘痞闷，双下肢无力，面色少华，少气懒言，纳差，夜寐尚可，小便黄，大便不爽，舌质红，苔黄厚而腻，脉细滑。

　　辨证：气虚津亏，痰热内蕴。

　　治法：益气健脾，滋阴清热化痰。

　　处方：太子参30g，麦冬20g，五味子25g，法半夏15g，陈皮15g，茯苓25g，枳实9g，竹茹9g，紫苏叶9g，神曲15g，麦芽10g，黄芩5g，桂枝15g，

木香10g，砂仁10g，炙甘草9g。7剂，水煎服。嘱平素忌生冷，慎起居，适寒暖。

　　二诊2012年5月15日：服上方后，患者鼻塞、流涕、咽痛症状缓解，饮食改善，乏力、恶风、时有汗出较前稍有减轻，舌苔转薄，上方减紫苏叶、桂枝、神曲、麦芽、黄芩，加黄芪30g。14剂，水煎服。

　　三诊2012年5月29日：患者症状基本好转。

[按]《灵枢·百病始生》载："风、雨、寒、热不得虚，邪不能独伤人。"肺主气、司呼吸，窍于鼻，外合皮毛，风、寒、燥、热等六淫外邪首先犯肺。患者年龄较大，体质虚弱，卫表不固，外邪从口鼻、皮毛而侵入，则发为鼻塞、流涕、汗出、恶风、咳嗽等，故患者每遇气候变化、起居失常后反复发作。表虚卫弱，风寒侵袭，气虚无力达邪。气虚则少气懒言、双下肢无力；气虚则津不上承，津液不布则湿聚痰生，且老年人病情反复，日久郁而化热，渐酿成该病人之痰热体质。湿热壅聚于胃，胃失和降，则渴不多饮、纳差；脾气亏虚，失于运化，则见胸脘痞闷；湿性重浊、黏滞，湿热蕴结大肠，大肠传导失司则可见大便黏腻不爽。故用生脉散以益气养阴，加温胆汤以理气化痰。方中太子参益气生津，麦冬与之合用，加强滋养心阴之功效，五味子敛阴止汗，三药合用，一补一润一敛，益气养阴，敛阴止汗，汗止阴存，桂枝调和营卫，紫苏叶宣发肺气，两者共散表邪；加神曲健脾消食和胃。诸药合用以益气解表滋阴清热，诸证好转。

六、治疗便秘

[临床表现]大便干，排便难，头晕耳鸣，心烦少寐，口干口渴，潮热盗汗，腰膝酸软，乏力，舌质红，少苔薄，脉细或弱。

[辨证]气阴两虚，肠燥津枯。

[治法]益气养阴，润肠通便。

[方药]生脉散加减。

[附]病案举例

　　患者赵某，男，81岁，退休工人，2015年5月12日初诊。

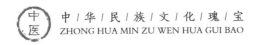

主诉：患者1年来经常大便秘结，约1周1次。患者自述大便干，排便难，便后周身无力，难以站立，头晕耳鸣，心烦少寐，纳少，口干口渴，易汗出，腰膝酸软，乏力，舌质红，少苔薄白，脉细。

辨证：气阴两虚，肠燥津枯。

治法：益气养阴，润肠通便。

处方：太子参30g，麦冬20g，五味子 25g，陈皮 15g，白术30g，柏子仁25g，火麻仁20g，当归20g，熟地黄15g，山药15g，茯苓15g，黄芪30g。7剂，水煎服。

二诊2012年5月19日：服上方后，排便2次，排便通畅，乏力好转，继续原方14剂口服。

三诊2012年6月2日：患者大便1～3天排1次，排便顺畅，口干口渴，汗出症状消失，乏力好转，继续原方巩固1个月，随访半年症状未复发。

[按]老年功能性便秘病因病机主要为肾气亏虚，肠道津液不足。其病位在大肠，但与脏腑经络、气血津液、精神情志皆有密切关系，是人体阴阳、脏腑、气血、情志失调的一种局部表现，年老阴气自半，津液日亏，血虚津少，均可导致津枯肠燥，大肠传导无力，大便秘结。《丹溪心法》中云："补气以增利行舟，补阴以增水行舟。"治疗老年功能性便秘应以虚实为纲，气血阴阳为本，充分发挥中医整体观念和辨证论治原则，以益气养阴，增液行舟为治疗法则。 本方以太子参为君药，其性甘平，归脾、肺经，为气阴双补之品，具有益脾肺之气、补脾肺之阴的功效。麦冬味甘柔润，性偏苦寒，广泛用于胃阴虚有热之口干舌燥、大便干结之症。太子参、麦冬合用，则益气养阴之功益彰。五味子酸温，敛肺生津，收耗散之气。三者一补一清一敛，养气之道毕矣。《古今名医方论》引柯韵伯："三气通而三才立，水升火降，而合既济之理矣。"黄芪甘温，善入脾胃，为补中益气之要药，长于治疗脾气虚弱、倦怠乏力之症。陈皮白术以补气理气，火麻仁、柏子仁性甘、平，同归大肠经，质润富含油脂，取润肠通便之功效，专治阴虚血亏之肠燥便秘，兼有滋养补虚作用。当归益血润肠，地黄清热养阴，壮水生津，以增玄参滋阴润燥之力，与麦冬同用，为增液汤之方，治热邪伤津之便秘。 诸药合用，共奏益气养阴、增液行

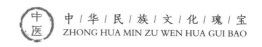
舟之效。

七、治疗糖尿病（消渴病）

[临床表现]口干口渴，消瘦，乏力，易汗出，纳差，大便溏或干，腰膝酸软，
舌质红，少苔薄白，脉细或弱。

[辨证]气阴两虚。

[治法]益气养阴，生津止渴。

[方药]生脉散加减。

[附]病案举例

患者黄某，男，61岁，退休工人，2015年5月12日初诊。

主诉：口干口渴3个月。患者近3个月无明显原因出现口干口渴，消瘦约5kg，乏力，易汗出，纳差，大便可，舌质红，苔薄白，脉细。 空腹血糖8.7mmol/L，BP140/90mmHg。

辨证：气阴两虚。

治法：益气养阴，生津止渴。

处方：太子参25g，麦冬15g，五味子25g，白术15g，木香15g，藿香15g，葛根20g，天花粉15g，地黄15g，山药15g，茯苓15g，黄芪30g。7剂，水煎服。

二诊2012年5月19日：口干口渴，乏力好转，纳可。继续原方14剂，水煎服。

三诊2012年6月2日：口干口渴明显好转，余症状已愈。

[按]消渴发病初期，多为阴液不足，燥热偏盛，迁延日久，燥热不仅损伤津液，而且消耗正气，以致发展成气阴两虚之象。气虚则卫外不能，腠理失阖，阴液外泄，因此可出现自汗、盗汗。临床上可见糖尿病患者多素体阴虚，且病程多迁延缠绵，气血津液渐衰，耗伤正气，辨证为气阴两虚。故方中以生脉散益气养阴，木香、藿香以健脾理气散津，葛根、天花粉、地黄以生津止渴，黄芪、茯苓、山药以益气健脾。诸药共用以助益气养阴、生津止渴之效。

八、治疗自汗，盗汗

[临床表现]寐中汗出，醒来自止，自汗，心烦失眠，气短懒言，乏力，口干口
渴，舌质红，苔少，脉细或数。

[辨证]气阴两虚，虚火内灼，逼津外泄。

[治法]益气生津，滋阴清热，宁心止汗。

[方药]生脉散加减。

[附]病案举例

患者钟某，男，67岁，农民，2016年6月7日初诊。

主诉：盗汗3个月。患者近3个月无明显原因出现寐中汗出，醒来自止，
偶有自汗，心烦失眠，气短懒言，乏力，口干口渴，舌质红，苔少，脉细。

辨证：气阴两虚，虚热内扰，热逼津泄。

治法：益气生津，滋阴清热，宁心止汗。

处方：太子参25g，麦冬15g，五味子15g，牡丹皮15g，浮小麦15g，麻黄
根15g，地黄15g，防风15g，茯苓15g，黄芪30g。7剂，水煎服。

二诊2016年6月14日：患者盗汗减轻，自汗无，精力恢复。继续原方14
剂，诸证好转。

[按]一般自汗多为气虚，盗汗多为阴虚，《评热病论》曰：阴虚者，阳必凑
之，故少气时热而汗出也。《景岳全书》曰：盗汗者属阴虚，阴虚者阳必
凑之，故阳蒸阴分则血热，血热则液泄而为盗汗也。治宜清火补阴。《张
氏医通》曰："阴虚者阳必凑之，故阳蒸阴分则血热，血热则液泄而为
盗汗也。"汗为心之液，由精气所化，不可过泄，若心阴不足，阴不制
阳，虚热内生，迫津外泄则汗出；心阴不足，心失荣养，则心烦失眠；虚
火内扰，舌红少津，脉细数。本例老年患者，辨证属气阴两虚，虚热内
扰，热逼津泄。以生脉饮为主方加味治疗。方中太子参、麦冬、五味子
益气养阴；牡丹皮、地黄清泻虚热；浮小麦、麻黄根敛汗。全方益气生
津，滋阴清热，宁心止汗。

镇肝息风汤《医学衷中参西录》

[组成]怀牛膝、生赭石（轧细）各30g，生龙骨（捣碎）、生牡蛎（捣碎）、生龟板（捣碎）、生杭芍、玄参、天门冬各15g，川楝子（捣碎）、生麦芽、茵陈各6g，甘草4.5g。

[用法]水煎服。

[主治]类中风。头目眩晕，目胀耳鸣，脑部热痛，面色如醉，心中烦热，或时常噫气，或肢体渐觉不利，口眼渐形㖞斜；甚或眩晕颠仆，昏不知人，移时始醒，或醒后不能复元，脉弦长有力。临床常用于治疗高血压、脑血栓形成、脑出血、血管神经性头痛等属于肝肾阴虚、肝风内动者。

[附录] 出自《医学衷中参西录》，卷7："治内中风证（亦名类中风，即西人所谓脑充血证），其脉弦长有力（即西医所谓血压过高），或上盛下虚，头目时常眩晕，或脑中时常作疼发热，或目胀耳鸣，或心中烦热，或时常噫气；或肢体渐觉不利，或口眼渐形㖞斜，或面色如醉；甚或眩晕，至于颠仆，昏不知人，移时始醒，或醒后不能复原，精神短少，或肢体痿废，或成偏枯。"

[方解]方中牛膝性味酸苦而平归肝、肾经，可引药下行，并补肝肾为君药；臣以代赭石镇肝降逆，龟板、龙骨、牡蛎、白芍益阴潜阳、镇肝息风，天门冬、玄参养阴清热；佐以川楝子、茵陈、生麦芽清肝之热，舒肝之气，以助平肝潜阳；甘草为使药，调和诸药。

【张氏临证经验】

一、治疗高血压性眩晕（眩晕）

[临床表现]头晕耳鸣，头痛且涨，每因烦劳或恼怒而发，面色潮红，急躁易

288

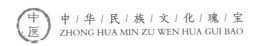
怒，少寐多梦，口苦，舌质红，苔黄，脉弦数。

[辨证]肝肾阴虚，风阳上扰。

[治则]滋补肝肾，息风潜阳。

[方药]镇肝息风汤加减。

[附]病案举例

患者李某，男，64岁，退休，2017年3月15日初诊。

主诉：头晕1个月。患者头晕耳鸣，头痛且涨，每因烦劳或恼怒而发，面色潮红，急躁易怒，少寐多梦，口苦，舌质红，苔黄，脉弦数。既往高血压病史。

辨证：肝肾阴虚，风阳上扰。

治法：滋补肝肾，息风潜阳。

处方：天麻15g，钩藤15g，菊花10g，夏枯草10g，熟地15g，枸杞子15g，山茱萸10g，白蒺藜15g，黄芩10g，牛膝10g，生龙骨30g，生牡蛎30g，远志10g，夜交藤15g，麦冬10g，沙参10g，乌梅10g。7剂，水煎服。

二诊2017年3月22日：7天后复诊，血压正常，情绪稳定，头晕耳鸣减轻，继服5剂，痊愈。

[按]《景岳全书·眩运》中指出"眩晕一证，虚者居其八九，而兼火、兼痰者不过十中一二耳。"正所谓"无虚不能作眩"，故张老师认为"虚"是导致眩晕的首要因素，本例患者平素血压高，现头晕头涨，耳鸣面红，心烦易怒口苦，舌质红，苔黄，脉弦数，为肝肾阴虚，肝阳上亢，肝风内动上扰清空。方中菊花、夏枯草、白蒺藜、黄芩清肝泻火，能直达脑窍，清利头目；熟地、枸杞子、山茱萸滋补肝肾；天麻、钩藤、生龙骨、生牡蛎镇肝息风，平息内风；麦冬、沙参、乌梅滋养肺阴，以达金水相生，制约亢盛之木的目的。全方合为滋补肝肾、平肝潜阳之剂，病、证、药相合，故而药到病除。

二、治疗中风后遗症

[临床表现]半身不遂，口舌㖞斜，舌强言謇或不语，偏身麻木，烦躁失眠，眩晕耳鸣，手足心热，舌质红绛或暗红，少苔或无苔，脉细弦或细弦

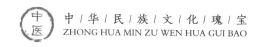

数。

[辨证]阴虚风动。

[治法]滋补肝肾，息风潜阳。

[方药]镇肝息风汤加减。

[附]病案举例

患者张某，男，57岁，工人，2017年3月15日初诊。

主诉：语言不利伴左半身不遂1个月。患者平素头晕耳鸣，腰酸，1个月前突发言语不利，左半身不遂，头CT示基底节多发脑梗死，就诊于当地医院，病情较稳定，口苦，舌质红，苔腻，脉细数。为寻求进一步康复治疗来诊。既往高血压、糖尿病病史。

辨证：阴虚风动。

治法：滋补肝肾，息风潜阳。

处方：白芍15g，天门冬12g，玄参12g，枸杞子12g，生龙骨10g，生牡蛎15g，生龟板15g，代赭石30g，怀牛膝30g，当归12g，天麻12g，钩藤15g，生麦芽6g，川楝子6g，甘草6g。14剂，水煎服。配合康复治疗。

二诊2017年3月30日：14天后复诊，血压140/80mmHg，语言不利较前好转，左侧肢体肌力Ⅳ级，心中烦热，予上方加黄芩10g，栀子10g，续服15剂。

三诊2017年4月15日：患者上述症状均有好转，无心中烦热症状，上方黄芩、栀子，加强活血化瘀之力，加桃仁15g，红花15g，30剂，水煎服。

四诊2017年5月15日：语言明显好转，可与人正常交流，可自理，但仍觉左侧肢体力弱，予本院制剂蝮龙抗栓丸口服半年，后电话随诊，诸症皆愈。

[按]镇肝息风汤出自《医学衷中参西录》，是由近代名医张锡纯根据"中风非外风论"拟定，开辟应用滋潜镇降法治疗中风的先河，现代药理研究表明镇肝息风汤可通过抑制血管平滑肌细胞增殖，改善血管重塑，还能显著降低血浆、心、肾脏组织中血管活性物质，还能起到改善脉压的作用，张老师学贯古今，常应用镇肝息风汤来治疗中风的各个时期。本患平素头晕耳鸣，腰酸，肝肾阴虚，阴虚风动，发为中风，重用怀牛膝、代赭石，两

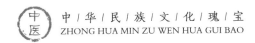
者重镇潜阳，引血下行；龙骨、牡蛎、龟板、白芍共奏益阴潜阳之效，共
为臣药；玄参、天门冬清热凉血、养阴生津；茵陈、川楝子、生麦芽清肝
热、疏肝气，均为佐药；生麦芽疏肝解郁，配合甘草和胃调中，防治金石
类药物碍胃之弊，为使药。诸药合用，共奏镇肝息风之效。

三、治疗顽固性呃逆

[临床表现]呃逆频作，呃声洪亮，头痛头晕，面红，腰膝酸软，舌红少津，少
　　　　　苔，脉弦或细数。

[辨证]肝肾阴虚，胃气上逆。

[治法]滋补肝肾，和胃降逆。

[方药]镇肝息风汤加减。

[附]病案举例

　　患者赵某，男，70岁，退休干部，2017年12月15日初诊。

　　主诉： 反复呃逆10年，加重10天。患者10年前顽固性呃逆病史，服用各
种西药及丁香柿蒂散等药物治疗，始终未痊愈，10天前呃逆加重，伴头痛，
心情烦躁，时症见：呃逆频频，言语对答之时未见歇止，伴头部胀痛，目眩
耳鸣，心烦易怒，少寐健忘，口苦面赤，大便秘结。舌暗红、苔薄黄，脉弦
硬有力。既往高血压病史。

　　辨证： 肝肾阴虚，胃气上逆。

　　治法： 滋补肝肾，和胃降逆。

　　处方： 怀牛膝30g，代赭石30g，白芍50g，天 冬15g，生龙骨15g，生牡蛎
15g，玄参10g，茵陈10g，甘草5g，麦芽12g，姜半夏20g。5剂，水煎服。

　　二诊2017年12月22日： 患者自诉服药3剂后，呃逆大减，5剂后呃逆好
转，予上方15剂继续口服，诸症皆愈。后随诊1年，未再复发。

[按]呃逆，西医学多归于膈肌痉挛，中医认为本病主要是由于肺脾肾三脏功
　　能失调，导致胃气上逆动膈发为本病。张老师认为患者年老体衰，病程10
　　年，肾气衰微，阴常不足，阳常有余，故肾阴亏损，肝阳上亢乃本病发病
　　之根本，胃气上逆动膈为本病之标，故治疗本病当以滋阴潜阳为根本，方
　　选镇肝息风汤加减。方中重用牛膝滋补肝肾、气血下行，玄参、白芍、天

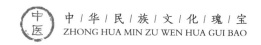

门冬滋阴，阴平以制阳，代褚石、龙骨、牡蛎皆滋阴潜阳，代赭石尤善降胃中之呃逆，茵陈泄肝热，白芍缓急止呃，姜半夏和胃降逆，甘草调和诸药，与麦芽和胃调中，诸药合用，阴阳平和，诸症皆愈。

四、治疗鼻衄

[临床表现]鼻衄是临床常见的症状之一，俗称鼻出血。可由鼻部疾病引起，也可由全身疾病所致。鼻出血多为单侧，少数情况下可出现双侧鼻出血；出血量多少不一，轻者仅为涕中带血，重者可引起失血性休克，反复鼻出血可导致贫血。常伴有头痛头晕，心烦易怒，五心烦热。舌红，少苔，脉弦细数。

[辨证]肝肾阴虚，肝阳上亢。

[治法]镇肝息风，滋阴降火。

[方药]镇肝息风汤加减。

[附]病案举例

患者李某，女，35岁，职员，2017年6月10日初诊。

主诉：间断鼻衄2年余。患者2年来每因郁怒鼻部出血，出血量约100~150mL，色淡红，不经治疗自行停止。2天前又因情志不畅，鼻出血不止，量多，曾经本院五官科行鼻腔压迫止血及西药治疗，出血仍未止，伴有头痛头晕，心烦易怒，五心烦热。平素大便略干，2日1行，月经先后无定期，舌红，少苔，脉弦细数。

辨证：肝肾阴虚，肝阳上亢。

治法：镇肝息风，滋阴降火。

处方：怀牛膝30g，生代赭石30g，白芍5g，天门冬10g，川楝子10g，玄参20g，夏枯草10g，三七粉5g，龟板10g，陈皮10g，生龙骨30g，生牡蛎30g。3剂，水煎服。

二诊2017年6月15日：患者鼻出血、头痛头晕、烦热等症状明显减轻，续服上方5剂，诸症悉除。随访1年未发。

[按]张老师认为患者平素性情急躁，情志不舒，致其阴虚阳亢化火，肝火上炎，灼伤血道，血液外溢而发鼻衄，故予镇肝息风汤加减，重用牛膝引血

下行，并有补益肝肾之效；生代赭石、生白芍药、龟板、生牡蛎、生龙骨益阴潜阳，镇肝降逆，折其阳亢，阻其化火之势；玄参、天门冬滋阴清热，壮水涵木；夏枯草、川楝子、陈皮清肝泄热，调肝理气；三七粉止血。诸药合用，镇肝以治其标，滋阴以治其本，标本兼治。

五、治疗奔豚气

[临床表现]患者自觉有气从少腹上冲胸咽的一种病证。由于气冲如豚之奔突，故名奔豚气。

[辨证]肝肾阴虚，气上冲逆。

[治法]滋阴潜阳，平冲降逆。

[方药]镇肝息风汤加减。

[附]病案举例

患者张某，男，72岁，无业，2017年8月20日初诊。

主诉：发作性气上冲咽2个月。患者平素因家事情志不畅，2个月前，时觉有股热气自小腹部上冲胸咽，耳鸣，双目灼热，头汗出，可自行缓解，情志不畅时多可发作。近 10 余日发作频繁，诸症加重，痛苦异常，西医曾以神经官能症治疗无效。刻诊：平素耳鸣如蝉，口干，大便略干，纳食可，舌质黯红有瘀斑，苔白，脉弦细。

辨证：肝肾阴虚，气上冲逆。

治法：滋阴潜阳，平冲降逆。

处方：怀牛膝50g，生代赭石30g，生龙骨、生牡蛎各30g，杭白芍15g，玄参15g，天门冬10g，黄芩10g，炒麦芽10g，茵陈6g，川楝子10g，丹参30g，甘草10g。3剂，水煎服。

二诊2017年8月27日：患者诉奔豚气发作次数明显减少，症状大减，舌脉如前，守方5剂，诸症悉除。

[按]奔豚气首见于《内经》，为各种致病因素引动冲豚之气向上冲逆的结果。

张老师结合本例患者及本病的发病特点认为本例的病机为肝肾阴虚，肝阳夹冲上逆，本患素体肝肾阴虚，肝阳上亢，加之抑郁日久，肝气不舒，气郁日久化火，肝气夹热循冲脉上逆，而见热气从小腹上冲咽喉。故予镇肝息风汤加减治疗，方中以代赭石、牛膝平冲降逆折其阳亢，配以生龙骨、生牡蛎、杭白芍等滋阴潜阳，茵陈、黄芩、川楝子清肝泻火，麦芽、甘草和胃。诸药合用，肝阳潜，冲气降，而诸症自除。

六、治疗帕金森（颤证）

[临床表现]颤证是以头部或肢体摇动、颤抖为主要临床表现的病证。

[辨证]风阳内动。

[治法]镇肝息风，舒筋止颤。

[方药]镇肝息风汤加减。

[附]病案举例

患者张某，男，67岁，退休工人，2017年10月20日初诊。

主诉：双手及头颈部不自主颤动2月余。患者2个月来无明显原因渐出现双手、头颈不自主震颤，于某院诊为帕金森病，予以金刚烷胺等西药，疗效不佳。症见：双手、头颈不自主震颤，激动时加重，头晕耳鸣，涎多，乏力，健忘，表情呆滞，动作笨拙，舌暗红，苔薄白，脉弦细。

辨证：风阳内动。

治法：镇肝息风，舒筋止颤。

处方：天门冬18g，白芍15g，玄参18g，龟板12g，茵陈12g，生龙牡30g，天麻9g，钩藤15g，僵蚕9g，生麦芽15g，怀牛膝15g，川楝子6g，甘草6g。15剂，水煎服。

二诊2017年11月10日：患者症状减轻，仍头晕耳鸣，加代赭石30g，磁石20g，继服30剂，症状明显减轻。

[按]颤证中医又称"振掉""震颤""颤振"，现代医学多见于帕金森病、肝豆状核变性、甲状腺功能亢进、特发性震颤等，但其治疗上却无较好方法。《素问·至真要大论》："诸风掉眩，皆属于肝。"张老师认为颤证属风象，责之于肝。本患乃为肝肾阴虚，风阳内动，扰动筋脉所致。故以滋养肝肾、镇肝息风为主，方中以镇肝息风汤滋阴潜阳、镇肝息风；配伍天麻、钩藤、僵蚕加强平肝息风之力，代赭石、磁石重镇以潜摄浮阳。全方共奏镇肝息风、滋阴潜阳、舒筋止颤之功。

七、治疗小儿多动症

[临床表现]小儿多动症又称注意缺陷多动障碍（ADHD），是儿童期常见的一类心理障碍。常表现为精力旺盛，活动过多，注意力不集中，情绪不稳定，烦躁易怒，记忆力不佳，学习成绩落后，通常在 3～15 岁发病，男多女少。

[辨证]肝风内动。

[治法]滋阴潜阳，平肝息风。

[方药]镇肝息风汤加减。

[附]病案举例

患者祁某，男，12岁，学生，2018年3月15日初诊。

主诉：注意力不集中3年。家长诉患儿平素注意力不集中，多动，急躁易怒，爱说谎，与同学打架、争吵，学习成绩差。时症见：多动，东张西望，提问不能迅速切题回答，烦躁不宁，伴眨眼、耸肩等行为。舌红，苔薄黄，脉弦细。

辨证：肝风内动。

治法：滋阴潜阳，平肝息风。

处方：牛膝10g，代赭石30g，生龙骨30g，生牡蛎30g，龟板30g，白芍15g，玄参10g，天门冬10g，川楝子5g，麦芽10g，茵陈5g，甘草5g，半夏5g。7剂，水煎服。

二诊2018年3月25日：患者各种症状皆减轻，效不更方，又续服7剂，获临床痊愈，嘱继服杞菊地黄丸。

[按]小儿为稚阴稚阳之体，肝常有余，肝主筋，筋用无权，致使筋肉拘挛、好动，不能自控。究其病因病机，为素体阳盛或精神紧张，肝郁化火，或其他疾病日久耗伤阴血，水不涵木，肝失濡养，血不荣筋而风动，或肝郁蕴热，热扰清明，或挟风挟痰上犯清窍，流窜经络而风动。故张老师认为本病与肝风关系。故多应用镇肝息风汤来治疗多可见奇效，随症加减，灵活运用，可减轻患儿痛苦，减轻家长负担。

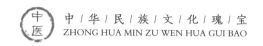

八、治疗不寐

[临床表现]是以经常不能获得正常睡眠为特征的一类病证。

[辨证]肝肾阴虚，肝阳上亢。

[治法]镇肝息风，滋阴潜阳。

[方药]镇肝息风汤加减。

[附]病案举例

患者陈某，女，35岁，家庭主妇，2016年11月24日就诊。

主诉： 失眠2年，加重1个月。患者2年前因琐事导致情志不畅，后出现失眠多梦，烦躁易怒，口服多种西药治疗，起初疗效较好，后药物剂量逐渐加大，近1个月症状加重，彻夜不寐，心烦意乱，烦躁易怒，腰酸耳鸣，大便干，舌质红，苔少，脉细弦。

辨证： 肝肾阴虚，肝阳上亢。

治法： 镇肝息风，滋阴潜阳。

处方： 怀牛膝30g，代赭石30g，白芍15g，天门冬15g，玄参15g，生龙骨15g，生牡蛎15g，龟板20g，川楝子10g，茵陈蒿10g，生麦芽6g，生甘草6g。7剂，水煎服。

二诊2016年12月3日： 患者心情舒畅，大便尚可，夜间睡眠时间3～4h，上方加熟地、枸杞子各15g，山茱萸10g，加强滋补肝肾之功。15剂，水煎服。

三诊2016年12月20日： 守方15剂，患者诸症消失，夜寐6～7h，随访半年未复发。

[按]张老师认为患者为长期情志不舒，肝郁化火，痰热内扰，阴虚火旺，长此以往，致肝肾俱虚，虚阳外越，阴不敛阳，阳不入阴，肝阳上亢，导致不寐。故应用滋阴潜阳之镇肝息风汤来治疗，方中怀牛膝为主药，入肝肾二经，引血下行，平抑肝阳；代赭石重镇降逆平冲，抑制脏腑之气上逆；龙骨、牡蛎、白芍、龟板潜阳降逆，柔肝息风；玄参、天门冬壮水滋肝，清金制木；茵陈、麦芽、川楝子清泄肝阳，条达肝气；甘草调和诸药；麦芽调胃和中。全方共达镇肝息风、滋阴潜阳之功。

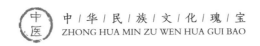

九、治疗高脂血症（痰浊）

[临床表现]血脂异常是一类较常见的疾病，是人体内脂蛋白的代谢异常，主要包括总胆固醇和低密度脂蛋白胆固醇、甘油三酯升高和/或高密度脂蛋白胆固醇降低等。

[辨证]肝肾阴虚，肝阳上亢夹脾虚痰生。

[治法]滋补肝肾，健脾利湿，化痰泄浊。

[方药]镇肝息风汤加减。

[附]病案举例

患者林某，男，38岁，公务员，2017年8月10日初诊。

主诉：血脂升高1年。患者平素情志不畅，1年前因一过性头晕伴恶心纳呆就诊，经全身体检后，血脂偏高，总胆固醇8.2mmol/L，甘油三酯5.6mmol/L，低密度脂蛋白4.6mmol/L。诊断为高脂血症，服用多种西药降脂药物后，血脂有所下降，但仍有头昏、纳呆、恶心厌油症状，故来诊。时症见：头昏，腰膝酸软，耳鸣，形体肥胖，二便调，舌质红，苔白腻，脉弦滑。

辨证：肝肾阴虚，肝阳上亢夹脾虚痰生。

治法：滋补肝肾，健脾利湿，化痰泄浊。

处方：生龙骨30g，生牡蛎30g，茵陈蒿30g，丹参30g，白芍15g，玄参15g，炒白术15g，生山楂15g，茯苓15g，怀牛膝10g，川楝子6g，生麦芽6g，甘草6g，泽泻20g。7剂，水煎服。

二诊2017年8月17日：头昏症状好转，腰膝酸软减轻，耳鸣好转，苔微腻，上方继续 服15剂。

三诊2017年9月5日：患者诸症皆愈，守方30剂，血脂：总胆固醇4.7mmol/L，甘油三酯1.7mmol/L，低密度脂蛋白3.1mmol/L。随访1年，未见复发。

[按]张老师认为高脂血症多应从脾虚痰浊方面论治。本病例中患者体型肥胖，肥人多痰，困遏脾运，加之平素情绪郁结，肝失疏泄，肝阳上亢，肝风内动，夹痰上行，阻遏清窍故见头昏，日久肝肾阴虚则腰膝酸软、耳鸣，水不涵木，木不疏土，运化失调，则进一步加重痰浊之症。本患以痰浊及

肝肾阴虚相互影响，而肝肾阴虚为其根本，故治则应为滋补肝肾，健脾利湿、化痰泄浊。故应以镇肝息风汤滋阴潜阳，补益肝肾，泽泻汤补脾利水除痰浊，可获疗效。

十、治疗面肌痉挛（颤证）

[临床表现]面肌痉挛，表现为一侧面部不自主抽搐。抽搐呈阵发性且不规则，
程度不等，可因疲倦、精神紧张及自主运动等而加重。

[辨证]阴虚风动。

[治法]镇肝息风，滋阴止痉。

[方药]镇肝息风汤加减。

[附]病案举例

患者展某，女，45岁，教师，2018年10月12日初诊。

主诉：左侧口角不自主抽动1个月。患者1个月前无明显诱因出现左侧口角不自主抽动，逐渐加重，影响说话及睡眠，伴头痛耳鸣，腰膝酸软，纳眠尚可，二便调。舌质红，苔薄白，脉弦滑。

辨证：阴虚风动。

治法：镇肝息风，滋阴止痉。

处方：怀牛膝20g，天门冬20g，白芍15g，玄参24g，龟板9g，茵陈12g，生龙骨30g，生牡蛎30g，生麦芽15g，川楝子6g，天麻9g，钩藤12g，甘草6g。15剂，水煎服。

二诊2018年10月30日：患者症状明显减轻，白芍改为30g，加代赭石30g，继服30剂，症状基本消失。

[按]本病多责之于"风"，《素问·至真要大论》"诸风掉眩，皆属于肝"。本患素体肝肾阴虚，阴液枯竭，无以濡养筋脉，筋脉失养，则变生内风，发为面肌抽动。标本同治，故用镇肝息风汤加减，本方中怀牛膝，归肝肾之经，引血下行、补益肝肾，代赭石和龙骨、牡蛎相配，滋阴潜阳，镇肝息风，龟板、玄参、天门冬、白芍滋阴以制阳，茵陈、川楝子、生麦芽三味配合以清泄肝阳之有余，使肝气条达，天麻、钩藤平肝阳，甘草调和诸药，共奏奇效。

归脾汤 《济生方》

[组成]白术一钱，当归一钱，白茯苓一钱，黄芪（炒）一钱，龙眼肉一钱，远志一钱，酸枣仁（炒）一钱，木香五分，甘草（炙）三分，人参一钱。

[用法]加生姜、大枣，水煎服。

[功用]益气补血，健脾养心。

[主治]①心脾气血两虚证。心悸怔忡，健忘失眠，盗汗虚热，体倦食少，面色萎黄，舌淡，苔薄白，脉细弱。②脾不统血证。便血，皮下紫癜，妇女崩漏，月经超前，量多色淡，或淋漓不止，舌淡，脉细弱。

[附录]本方原载宋·严用和《济生方》，但方中无当归、远志，至明·薛己补此二味，使养血宁神之效尤彰。本方的适应范围，随着后世医家的临床实践，不断有所扩充，原治思虑过度、劳伤心脾之健忘、怔忡。元·危亦林在《世医得效方》中增加治疗脾不统血之吐血、下血。明·薛己《内科摘要》增补了治疗惊悸、盗汗、嗜卧少食、月经不调、赤白带下等症。

[方解]本方证因思虑过度，劳伤心脾，气血亏虚所致。方中以人参、黄芪、白术、甘草甘温之品补脾益气以生血，使气旺而血生；当归、龙眼肉甘温补血养心；茯苓（多用茯神）、酸枣仁、远志宁心安神；木香辛香而散，理气醒脾，与大量益气健脾药配伍，复中焦运化之功，又能防大量益气补血药滋腻碍胃，使补而不滞，滋而不腻；用法中姜、枣调和脾胃，以资化源。

现代医学常将本方用于胃及十二指肠溃疡出血、功能性子宫出血、再生障碍性贫血、血小板减少性紫癜、神经衰弱、心脏病等属心脾气血两虚及脾不统血者。

【张氏临证经验】

一、治疗缺铁性贫血（虚证）

[临床表现]乏力、易倦、头晕、头痛、眼花、耳鸣、心悸、气短、纳差、苍白、心率增快。

[辨证]脾胃虚弱，气血不足。

[治法]健脾益气，补气养血。

[方药]归脾汤加减。

[附]病案举例

患者申某，男，65岁，退休职员，2018年5月24日初诊。

主诉：头昏、疲乏无力7个月。7个月前患者无明显原因出现头昏、疲乏无力、饮食不佳，就诊于当地医院，诊断为缺铁性贫血，予硫酸亚铁叶酸片、维生素纠正贫血，并曾输血治疗，但贫血始终未纠正。症见：面色苍白无华，头昏，肢软乏力，少气懒言，纳差，腹胀，舌红，苔少，脉虚弱无力。血常规：RBC：2.42×10^{12}/L，Hb：56g/L。

辨证：脾胃虚弱，气血不足。

治法：健脾益气，补气养血。

处方：黄芪40g，党参20g，白术15g，当归12g，木香6g，熟地黄20g，枸杞子15g，生姜6g，大枣3枚，炙甘草6g。7剂，水煎服。

二诊2018年6月3日：患者面色稍见润色，头昏乏力症状明显改善，但纳差改善不明显，上方加神曲10g、炒麦芽15g，续服7剂。

三诊2018年6月10日：患者诸症皆愈，复查血常规：RBC：3.96×10^{12}/L，Hb：87g/L，续服7剂。

四诊2018年6月18日：复查血常规：RBC：4.26×10^{12}/L，Hb：100g/L。效不更方，前方续服5剂，巩固疗效。

[按]《血证论》云："食气入味，脾经化汁，上奉于心，心火得之，变化而赤，是之谓血。"张老师认为饮食水谷由脾转化为水谷精微，经转换后输

注入脏腑并生血。脾为气机升降之枢纽，气血生化之源，治疗本病补脾为关键。该患者平素脾胃虚弱，饮食不节，气血生化无源而发为本病。辨证为脾胃虚弱，气血不足，治以健脾益气补血，方用归脾汤加减，方中黄芪、当归、党参、白术健脾益气以生血，熟地黄、枸杞子滋阴养血，生姜、大枣、炙甘草健脾益胃，木香行气，使其补而不滞，全方共奏健脾益胃、益气补血之效。

二、治疗失眠（不寐）

[临床表现]多见不易入睡，多梦易醒，心悸健忘，神疲食少，伴头晕目眩，四肢倦怠，腹胀便溏，面色少华，舌淡苔薄，脉细无力。

[辨证]脾胃虚弱，气血不足。

[治则]补益心脾，养血安神。

[方药]归脾汤加减。

[附]病案举例

患者贾某，男，79岁，退休干部，2016年11月20日初诊。

主诉：失眠 5年余，患者失眠5年余，曾予地西泮等西药治疗效果欠佳，入睡困难，睡后易醒，每晚仅能睡 3～4h，导致第 2 天注意力下降，困倦，缺乏生活兴趣，心悸，健忘，食少，面色少华，舌淡红，苔薄白，脉细。

辨证：脾胃虚弱，气血不足。

治法：补益心脾，养血安神。

处方：白术15g，党参15g，黄芪30g，当归9g，茯苓15g，远志9g，酸枣仁15g，木香9g，龙眼肉15g，生姜3片，大枣6枚，甘草6g，陈皮9g，夜交藤15g。7剂，水煎服。

二诊2016年11月30日：患者睡眠时间无明显改善，但觉醒次数减少，精神状态较前转佳，惟觉少许口干，遂减黄芪用量为20g，加龙骨、牡蛎各15g，继服7剂，后取成药归脾丸间服，随访半年余，每晚睡眠4～5h，觉醒次数减少，生活质量提高。

[按]失眠属于中医学"不寐"范畴，《内经》"老者之气血衰，其肌肉枯，气道涩，五脏之气相搏，其营气衰少而卫气内伐，故昼不精夜不瞑"，气血

亏虚是老年人失眠发生、发展的重要基础。张老师治疗老年人失眠多从心脾论治，多用归脾汤治疗。方中黄芪、当归、党参、白术健脾益气以生血，酸枣仁、夜交藤养心安眠，生姜、大枣、炙甘草健脾益胃，木香行气，使其补而不滞，全方共奏补益心脾、益气养血之效。

三、治疗围绝经期综合征

[临床表现]月经紊乱，潮热，汗出，心烦易怒，失眠多梦。

[辨证]心脾气血两虚。

[治则]补益心脾，益气养血。

[方药]归脾汤加减。

[附]病案举例

患者李某，女，49岁，职员，2017年11月30日初诊。

主诉：月经周期不规则半年余，量时多时少，伴心悸、胸闷，喜叹气，烦躁，潮热，盗汗，多疑善虑，纳呆，舌淡，苔薄白，脉细弱。

辨证：心脾气血两虚。

治法：补益心脾，益气养血。

处方：白术15g，党参10g，黄芪15g，当归9g，白芍15g，五味子9g，鸡血藤15g，柴胡9g，郁金12g，茯苓15g，远志9g，酸枣仁15g，木香9g，龙眼肉15g，生姜3片，大枣6枚，甘草6g。15剂，水煎服。

二诊2017年12月15日：患者心悸、盗汗减轻，夜眠好转，继服30剂，后改成药归脾丸合逍遥丸服用2个月余，诸症明显好转。

[按]绝经期前后，肾气衰，天癸竭，冲任不固，精血不足，阴阳平衡失调，脏腑功能紊乱，脾为后天之本，气血生化之源，脾胃虚弱是本病的重要病机，故临床上张老师多从心脾论治围绝经期综合征，多可取得较好疗效。本患者脾气不足，气血生化乏源，肝郁气滞，影响气机输布，发为本病。辨证为心脾两虚、气血不足，治以补益心脾，益气养血，方用归脾汤加减，汪昂《医方集解·补养之剂》："……血不归脾则妄行……气壮则能摄血，血自归经，而诸症悉除矣。"方中黄芪、当归、党参、白术、白芍健脾益气以生血，酸枣仁养心安眠，生姜、大枣、炙甘草健脾益胃，木香

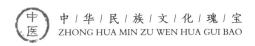

行气，柴胡、郁金疏肝解郁，全方共奏补益心脾、益气养血之效。

四、治疗便血（血证）

[临床表现]血液从肛门排出，粪便颜色呈鲜红、暗红或柏油样（黑便），均称为便血。

[辨证]脾不统血。

[治则]益气健脾，稳中止血。

[方药]归脾汤加减。

[附]病案举例

患者冯某，男，24岁，职员，2018年7月30日初诊。

主诉：便血1个月。患者1个月前因腹痛、便血就诊于外院，诊断为血小板减少性紫癜，应用西药治疗后症状稳定，但仍有便血症状，故寻求中医治疗。症见：腹痛，下血，四肢不温，乏力，少气懒言，偶有气喘，纳差，寐差，多梦，舌淡，苔薄白，脉细数无力。

辨证：脾不统血。

治法：益气健脾，稳中止血。

处方：黄芪30g，党参15g，当归15g，艾叶炭10g，白芍20g，阿胶15g，木香5g，炮姜5g，陈皮15g，甘草5g。5剂，水煎服。

二诊2018年8月7日：腹痛、下血症状明显减轻，皮肤瘀斑减轻，四肢复温，效不更方，续服15剂，诸症皆愈。续服人参归脾丸以巩固疗效，后随访1年，未复发。

[按]出血证是由于血液不按经脉运行而溢于脉外，亦称血不循经。脾主统血，故本病多责之于脾气不足，汪昂《医方集解·补养之剂》："此手少阴、足太阴药也。血不归脾则妄行，参、术、黄芪、甘草之甘温，所以补脾；茯苓、远志、酸枣仁、龙眼肉之甘温酸苦，所以补心，心者，脾之母也。当归滋阴而养血，木香行气而舒脾，既行血中之滞，又助参、芪而补气。气壮则能摄血，血自归经，而诸症悉除矣。"张老师应用归脾汤益气健脾，温中止血，使中焦得温，脾气得复，统摄有权，血循于常道而诸证皆愈。

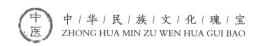
五、治疗甲亢合并白细胞减少症（心悸）

[临床表现]甲亢由于甲状腺合成释放过多的甲状腺激素，造成机体代谢亢进和
交感神经兴奋，引起心悸、出汗、进食和便次增多和体重减少的病
症。甲亢患者常合并白细胞减少，而服用抗甲状腺药物也可引起白
细胞减少，给甲亢的治疗带来极大不便。

[辨证]心脾两虚。

[治则]补益心脾。

[方药]归脾汤加减。

[附]病案举例

患者白某，女，25岁，大学生，2018年6月30日初诊。

主诉：甲亢病史3个月，应用赛治10mg每日1次口服，甲亢症状控制较
好，但出现白细胞减少，口服鲨肝醇、升白胺等药物治疗后效果不理想，故
来诊。症见：乏力，头晕，偶有心悸，低热，舌淡，苔薄白，脉细。

辨证：心脾两虚。

治法：补益心脾。

处方：党参20g，白术10g，茯苓10g，当归10g，生黄芪30g，酸枣仁20g，
远志10g，木香10g，桑葚20g，鸡血藤10g，何首乌10g。15剂，水煎服。

二诊2018年7月15日：患者头晕乏力症状好转，无发热，无心悸，偶有
心烦症状，血常规：白细胞计数：4.0×10^9／L。上方加栀子10g，15剂，水煎
服。

三诊2018年8月2日：患者症状明显好转，血常规正常，守方15剂，复诊
病情平稳。

[按]本证甲状腺功能亢进合并白细胞减少症，张老师认为中医属"血虚"，为
心脾亏虚，气血生化之源受损所致。脾气亏虚，脾主肌肉四肢，则见乏
力，气血生化乏源，心脉失养，则见心悸，阴血不足，虚火上炎，则有
低热症状；舌淡苔薄白、脉细亦为心脾两虚、气血不足之象。治宜补益心
脾、益气养血。张老师认为"异病同治"是中医治疗的重要原则，归脾汤
出自《济生方》，为治疗心脾两虚之首选方剂，方中党参、白术、生黄芪

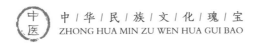

益气健脾；当归、鸡血藤补血生血，补血不留滞；酸枣仁、远志、茯苓补血养心安神；木香理气醒脾，使补而不滞；桑葚、何首乌滋血补血。诸药合用，共筑良效。

六、治疗心悸

[临床表现]自觉心慌，伴有善惊易恐，坐卧不安，甚则不能自主。兼见气短神疲，惊悸不安，头晕目眩，纳差乏力，失眠多梦，舌淡，脉细弱。

[辨证]心脾两虚。

[治则]补血养心，益气安神。

[方药]归脾汤加减。

[附]病案举例

患者章某，女，32岁，职员，2018年4月5日初诊。

主诉：心悸1年余，患者1年前偶尔出现心慌、胸闷气短症状，就诊于外院，诊断为频发室早，应用倍他乐克等药物治疗后，症状略好转，最近1个月症状加重，发作时患者自觉心慌、胸部有压迫感，气短喘促，烦躁不安。为寻求中医治疗，来诊。心电图示：窦性心律，频发室早（二联律）。崩漏病史2年。

辨证：心脾两虚。

治法：补血养心，益气安神。

处方：白术30g，茯神20g，龙眼肉15g，酸枣仁35g，人参10g，木香10g，炙甘草6g，当归15g，远志15g，夜交藤30g，黄芪50g，合欢花15g，生姜10g，大枣3枚。7剂，水煎服。

二诊2018年4月15日：患者症状较前明显好转，面色较前红润，偶有心悸，偶有腹泻症状，予上方加白扁豆10g，山药10g，砂仁6g，14剂，水煎服。

三诊2018年5月6日：患者症状明显好转，查心电图示：窦性心律不齐，偶发室性早搏，予上方14剂巩固疗效。后电话随访，未再发作，心电图正常。

[按]心悸的病机有虚实之分，主要为感受外邪，内伤七情，体虚劳倦，药食不

当导致气血阴阳亏损，心失所养，瘀阻心脉、气血运行不畅或痰火扰心、水饮上凌扰乱心神所致心神不宁。张老师认为本案患者崩漏病史2年，脾不统血，长期失血，血不养心，发为本病，总的病机为心脾两虚，气血不足，《严氏济生方》中认为归脾汤"治思虑过度，劳伤心脾，健忘怔忡"。故临床上应用归脾汤治疗，方中以人参、黄芪、白术、甘草甘温之品补脾益气以生血，使气旺而血生；当归、龙眼肉甘温补血养心；茯苓（多用茯神）、酸枣仁、远志宁心安神；木香辛香而散，理气醒脾，兼加黄芪以增补气之力，夜交藤、合欢花解郁安眠，共达补血养心、益气安神之效，脾健气畅，心有所养，心悸之症皆除。

三仁汤《温病条辨》

[组成]杏仁15g，滑石18g，白通草6g，白豆蔻6g，竹叶6g，厚朴6g，生薏苡仁18g，半夏10g。

[用法]甘澜水八碗，煮取三碗，每服一碗，每日三次。（现代用法：水煎服）

[功用]宣畅气机，清利湿热。

[主治]湿温初起或暑温夹湿之湿重于热证。头痛恶寒，身重疼痛，面色淡黄，胸闷不饥，午后身热，苔白不渴，脉弦细而濡。

[附录]《温病条辨·上焦》篇第四十三条："头痛恶寒，身重疼痛，舌白不渴，脉弦细而濡，面色淡黄，胸闷不饥，午后身热，状若阴虚，病难速已，名曰湿温……长夏、深秋、冬日同法，三仁汤主之。"清代医家吴鞠通创立此方，作为治疗湿温病的首剂，后世历代医家也推崇其为治疗湿温初起，邪在气分，湿重于热之代表方。原方记载其组成"杏仁五钱，飞滑石二钱，白通草二钱，白豆蔻二钱，竹叶二钱，厚朴二钱，生薏苡仁六钱，半夏五钱"。

[方解] 本方为湿温初起，湿重热轻之证而设。杏仁苦温以宣通上焦肺气，气机调畅，使气化则湿化；白豆蔻仁芳香以开发中焦湿滞，燥湿和胃，行

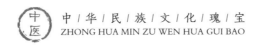

气宽中，脾气得以散津，水湿得化；薏苡仁色白入肺，味甘入脾，淡以渗湿，疏利下焦，使湿热有出路。三药为主，故名"三仁"。辅以滑石甘淡性寒，利湿清热而解暑；通草、竹叶甘寒淡渗，以助清利湿热之力；半夏、厚朴辛苦性温，行气化湿，散结除痞，既助行气化湿之功，又使诸药寒凉而不碍湿。诸药合用，以达宣上、畅中、渗下之效，共奏清热利湿、宣畅气机之功。原方用法为"甘澜水八碗，煮取三碗，每服一碗，日三服"。甘澜水又名劳水，最早见于《黄帝内经》半夏秫米汤的用法，从三仁汤主治来看，当是利用其下走之势，促使湿邪外泄，加强利湿药物的作用。

【张氏临证经验】

一、治疗咳嗽

[临床表现]脘腹胀满，纳呆，头昏沉重，咳嗽，咳痰，咽部不爽，肢体酸楚疼痛，倦怠乏力，舌质淡，苔厚微黄，脉濡细。

[辨证]痰湿蕴肺。

[治法]宣肺利湿，健脾和胃。

[方药]三仁汤加减。

[附]病案举例

患者叶某，女，29岁，职员，2017年7月7日初诊。

主诉：咳嗽半个月。半个月前因外感出现咳嗽、咳痰、咽部不爽、肢体酸痛乏力，在家自行服用感康、阿莫西林胶囊，疗效不佳，遂来就诊。来时除有上述症状外又见脘腹胀满、纳呆、头昏重、舌质淡、苔厚微黄、脉濡细。胸片示未见异常。

辨证：风热犯表，肺失宣降，湿邪困脾。

治法：疏散风热，宣肺利湿，健脾和胃。

处方：杏仁15g，白豆蔻10g，薏苡仁20g，厚朴10g，法半夏15g，通草6g，滑石15g，竹叶15g，砂仁10g，莱菔子30g，连翘10g，薄荷10g，枳壳

15g。5剂，水煎服。

二诊2017年7月13日：5剂后病去大半，继以上方加减，再服5剂，咳嗽痊愈，饮食正常。随访2周，患者诸症未再复发。

[按]本例患者外感风热，肺失宣降，继而湿停于内克犯脾土，脾胃为湿所困，表里同病，故见咳嗽、咳痰、咽痛、肢体酸痛、纳呆、脘腹胀满。治以三仁汤为主加连翘、薄荷以助解表，加砂仁、莱菔子、枳壳和中除胀，健脾利湿，内外兼治，故诸证自除。

二、治疗汗证

[临床表现]活动或静息状态下汗出，睡眠时亦有汗出，伴有心烦、心中懊恼、口臭，小便短赤，大便正常，舌质淡，苔黄腻，脉弦滑。

[辨证]湿热内蕴，蒸津外泄。

[治法]清热祛湿。

[方药]三仁汤加减。

[附]病案举例

患者张某，男，35岁，自由职业，2017年7月29日初诊。

主诉：汗出1周。患者形体强盛，平素嗜酒，近1周来稍动或紧张则大汗淋漓，睡眠时亦有汗出，伴有心烦、心中懊恼、口臭，小便短赤，大便正常，舌质淡，苔黄腻，脉弦滑。心电图示窦性心律，正常心电图。

辨证：湿热内蕴，蒸津外泄。

治法：清热利湿，宣畅气机。

处方：杏仁10g，白豆蔻10g，薏苡仁20g，厚朴10g，法半夏15g，通草6g，滑石15g，竹叶15g，酸枣仁30g，白术30g，黄芩20g，桑叶20g，焦三仙各10g。5剂，水煎服。

二诊2017年8月5日：5剂后日常一般活动无明显汗出，继以上方加减，连服10剂后，汗止病愈。随访2个月，患者未再复发。

[按]自汗、盗汗多属气虚、阴虚或气阴两虚。本例患者形体壮实，嗜酒，此汗证为湿热内蕴，郁滞三焦，迫津外泄所致，故见汗出、心烦、口臭、小便短赤。治以三仁汤宣上、宽中、渗下为主，辅以桑叶宣清肺热，黄芩、白

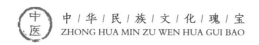

术清中焦湿热，枣仁养心之阴血，防大汗伤及心阴。诸药合用，清宣三焦湿热，故能汗止病愈。

三、治疗痹证

[临床表现]腰骶部疼痛，活动受限，晨起加重，双膝关节疼痛不固定，畏寒肢
　　　　　冷，舌质淡，苔白，脉弦紧。

[辨证]风寒湿邪闭阻经络，阳气郁闭。

[治法]祛风散寒，利湿除痹，通络止痛。

[方药]三仁汤加减。

[附]病案举例

患者张某，男，23岁，学生，2017年7月12日初诊。

主诉：腰部及双膝疼痛1个月。1个月前确诊为强直性脊柱炎，一直服用止痛药及免疫抑制剂，来诊时仍表现腰部疼痛剧烈，活动受限，晨起加重，双膝疼痛不定，全身畏凉，舌质淡，苔白，脉弦紧。

辨证：风寒湿邪闭阻经络，阳气闭阻于内。

治法：祛风利湿，散寒通痹，通络止痛。

处方：杏仁10g，白豆蔻10g，薏苡仁30g，厚朴10g，法半夏15g，通草6g，防己15g，姜黄15g，海桐皮15g，延胡索30g，鸡血藤30g，夜交藤30g，赤芍30g，白芍30g，生甘草6g。5剂，水煎服。

二诊2017年7月19日：5剂后腰膝疼痛有所减轻，舌质淡，苔薄白，脉弦滑。继以上方加杜仲30g，狗脊30g，牛膝15g，续断15g，桑寄生30g。10剂，水煎服。

三诊2017年7月29日：患者腰膝疼痛基本缓解，继以上方加减15剂，腰膝疼痛消失，腰腿活动自如。

[按]痹证多属风寒湿三邪闭阻肢体经络所致，三邪之中唯有湿邪最为缠绵难
　　去。本例三邪闭阻肢体经络，阳气不能外达温阳经脉，故见腰膝疼痛，晨
　　起重，畏凉。治以三仁汤去竹叶、滑石之寒凉，加防己、姜黄、海桐皮祛
　　风通络；加鸡血藤、夜交藤、赤芍、白芍、生甘草活血祛风，柔阴止痛。
　　二诊时舌苔薄白，邪气已去，故加补肝肾、强筋骨之品，以扶正祛邪。此

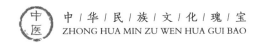
例用三仁汤加减祛风除湿，通利全身阳气，筋脉得以温养，痹痛自除。

四、治疗耳鸣

[临床表现]耳鸣，头昏胀痛，咽干，口渴少饮，舌质淡，苔厚腻略黄，脉滑。

[辨证]风热阻肺，湿热内盛，气机郁闭。

[治法]祛风通络，涤痰开窍。

[方药]三仁汤加减。

[附]病案举例

患者金某，男，31岁，工人，2017年7月22日初诊。

主诉：耳鸣1个月。患者于1个月前伤风感冒之后出现耳鸣，头昏胀痛，咽干，口渴少饮，舌质淡，苔厚腻略黄，脉滑。

辨证：风热阻肺，湿热内盛，气机郁闭，脉络不通。

治法：祛风通络，清热利湿，宣畅气机。

处方：杏仁15g，白豆蔻10g，薏苡仁20g，厚朴10g，法半夏15g，通草6g，滑石15g，竹叶5g，茯苓15g，甘草6g，枳壳15g，竹茹15g，陈皮12g，连翘15g，薄荷12g，全蝎6g，大枣15g，石菖蒲15g，炙远志12g，凌霄花15g，焦三仙各10g。5剂，水煎服。

二诊2017年7月27日：患者耳鸣头昏明显好转，继以上方加减再服5剂，病痊愈。

[按]本证属于内外同病，风邪外闭，湿热内阻，清阳闭塞，清窍不通，故见头昏耳鸣，治疗当表里同治，宣通清阳，清窍自开。药用三仁汤合温胆汤宣表通里，内外同治；合连翘、薄荷宣表开窍；合全蝎、大枣、石菖蒲、炙远志通络开窍。本方宣通三焦之气，疏表通里，清阳得通，耳鸣自愈。

五、治疗不寐

[临床表现]夜间睡眠约3h，寐中多梦，易醒，平素情志不遂，头晕昏沉，身热心烦，周身困倦，渴不欲饮，纳谷不香，大便软而黏，小便正常，舌胖质淡、苔薄黄腻，脉缓。

[辨证]湿热上扰心神。

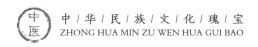

[治法]清热利湿，养心安神。

[方药]三仁汤加减。

[附]病案举例

患者徐某，女，41岁，职员，2018年7月3日初诊。

主诉：失眠半年，加重1周。半年前出现夜寐差，情志不畅，夜间睡眠约3h，寐中多梦，易醒，头晕昏沉，身热心烦，周身困倦，渴不欲饮，纳谷不香，大便软而黏，小便正常，舌胖质淡、苔薄黄腻，脉缓。

辨证：湿热上扰心神。

治法：清化湿热，养心安神。

处方：苦杏仁10g，小通草6g，薏苡仁15g，滑石粉15g，夜交藤20g，郁金15g，法半夏10g，厚朴10g，酸枣仁20g，白豆蔻10g，合欢皮20g，淡竹叶15g，栀子10g。7剂，水煎服。

二诊2018年7月11日：患者夜寐时间延长，头晕心烦减轻，继以此方出入20余剂，则不寐得愈。

[按]患者情志不舒，肝气郁结于内，气滞则水湿不化，水湿郁久化热，热邪内扰心神，故见失眠，身热心烦；脾为湿热所困，无从运化水谷，水湿不布，湿热上蒸于口，故见纳呆，渴不欲饮；湿邪遏阻气机，腑气不得通畅，大肠传导失司，故见便黏。方以三仁汤加夜交藤、酸枣仁、郁金、合欢皮养心安神，栀子清化三焦之湿热，则不寐可愈。

六、治疗眩晕

[临床表现]头晕昏沉、头重如裹，常伴有胃脘部痞闷，恶心欲吐，不思饮食，周身困重，大便黏滞，小便正常，舌质淡，苔白厚腻，脉濡。

[辨证]痰湿内阻，上蒙清窍。

[治法]祛湿化浊，宣畅气机。

[方药]三仁汤加减。

[附]病案举例

患者黄某，男，66岁，退休教师，2018年7月13日初诊。

主诉：反复头晕10余年。近十年反复出现头晕症状，时有头晕昏沉、头重如裹，双目视物模糊，午后尤甚，伴胃脘部痞闷，恶心欲吐，不思饮食，周身困重，大便黏，小便正常，舌质淡，苔白厚腻，脉濡。

辅助检查：头CT示未见异常。

辨证：痰湿内阻，上蒙清窍。

治法：祛湿化浊，宣畅气机。

处方：苦杏仁10g，小通草6g，法半夏10g，厚朴10g，白豆蔻10g，白术15g，薏苡仁15g，天麻10g，茯苓15g。6剂，水煎服。

二诊2018年7月19日：患者头晕减轻，脘痞肢困较前改善，二便正常，嘱其将原方再进6剂而愈。随访2个月，患者未再复发。

[按]患者湿邪内阻，清气被遏，痰浊上蒙于清窍，故见头晕，视物模糊；午后属阴，湿亦属阴，湿邪常旺于午后阴分，故午后头晕如裹尤甚；痰浊困脾，脾失健运，阻碍气机，痰湿不化，泛于肌肤，故见脘痞，恶心欲吐，纳呆，肢困。故三仁汤中加用天麻与方中半夏合而用之，取其祛风痰止头眩之效；白术、茯苓健脾渗湿，宣通气机，则湿浊得除，清阳得升，眩晕可愈。

七、治疗慢性结肠炎

[临床表现]中下腹隐痛，时有胀痛，大便稀薄，时有黏液，每日行2～4次，嗳气，食欲不佳，倦怠乏力，口苦口臭，舌质淡红、苔薄黄，脉沉细。

[辨证]脾虚兼挟湿热。

[治法]健脾益气，清热祛湿。

[方药]三仁汤加减。

[附]病案举例

患者刘某，男，75岁，农民，2017年10月9日初诊。

主诉：下腹隐痛6年，加重1个月。患者6年前出现下腹疼痛，时为隐痛，大便稀烂，时有黏液，每日行2～4次，伴腹胀、嗳气，食欲不佳。曾在多家医院治疗，服用多种药物（具体不详），但疗效不佳，症状反复出现，多于饮食不规律时发作。近1个月来，上症复发加重，下腹疼痛，时胀痛，大便稀薄，时有黏液，每日行2~4次，嗳气，食欲不佳，倦怠乏力，口苦口臭，睡眠尚正常，舌淡红、苔薄黄，脉沉细。既往史：有脂肪肝病史，检查肝功能正常。2017年7月15日肠镜示：乙状结肠黏膜炎性改变。

辨证：脾虚挟湿热。

治法：健脾益气，清热祛湿。

处方：苦杏仁10g，薏苡仁10g，连翘10g，白豆蔻6g，滑石8g，厚朴5g，竹叶5g，通草5g，法半夏3g，白芍15g，神曲9g。10剂，水煎服。

二诊2017年10月19日：患者服10剂后症状明显减轻。守上方加党参、白术各15g，继续巩固服用20剂后痊愈。随访3个月，未再复发。

[按]慢性结肠炎是一种慢性、反复性、多发性疾病，以结肠、乙状结肠和直肠为发病部位。症状为下腹痛、腹泻、时便下黏液、便秘或泄泻交替性发生，时好时坏，反复发作。本案诊断符合以上特征。《临证指南医案》曰："腹处乎中，痛因非一，须知其无形及有形之为患，而主治之机宜，已先得其要矣。"患者年已古稀，脏腑虚衰，内失温养，故见下腹疼痛，时胀痛；脾胃虚弱，运化无权，受纳水谷和运化精微之功能失常，清气下陷，清浊不分，水谷糟粕混杂而下，故见大便稀烂，次数增多；胃肠蕴热故见大便有黏液；脾胃受纳运化功能失常，则食欲不佳；胃失和降，逆而上冲，故见嗳气；湿热上乘，故见口臭；脾胃运化失常，气血化生不足，肢体失养，故见倦怠乏力。舌质红、舌苔薄黄干、脉沉细为脾虚挟湿热之象。故用三仁汤为主方治疗，以奏清热祛湿、健脾益气之效，攻补兼施，诸症自除。

八、治疗奔豚病

[临床表现]上腹部胀痛，口黏，纳差，时觉有气从上腹部上冲胸咽，如豚奔突，胸咽如窒，憋闷欲死，缓解如常，伴午后潮热，周身酸困，便溏，舌胖质淡、舌苔黄厚腻，脉滑数。

[辨证]湿热中阻，冲气上逆。

[治法]清热化湿，平冲降逆。

[方药]三仁汤加减。

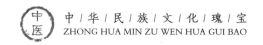

[附]病案举例

患者刘某，男，75岁，农民，2017年10月9日初诊。

主诉：气从上腹部上冲胸咽，胸咽如窒，缓解如常2年余。近2年余时有上腹部胀痛，口黏，纳差，时觉有气从上腹部上冲胸咽，如豚奔突，胸咽如窒，憋闷欲死，缓解如常，伴午后潮热，周身酸困，便溏。在当地医院经中西药治疗（具体药物不详）效果不佳，遂来求治，刻诊症见如前。 腹部彩超检查：未见异常。发作时心电图检查：正常。

辨证：湿热中阻，冲气上逆。

治法：清热化湿，平冲降逆。

处方：杏仁9g，生薏苡仁30g，白豆蔻9g，竹叶15g，厚朴9g，白通草6g，飞滑石15g，半夏6g，桂枝10g。7剂，水煎服。

二诊2017年10月16日：患者服用7剂后上述症状明显缓解，效不更方，又10剂而愈，随访半年未见复发。

[按]患者平素嗜食生冷、肥甘，酿湿化热，阻滞中焦，脾失健运，清阳不升而致上腹部疼痛，口黏，纳差，午后潮热，周身酸困，首重如裹，便溏，舌苔黄厚腻，脉滑数。因中焦是气机升降的枢纽，故中焦阻滞则气机升降逆乱，从而引起冲脉上逆发为奔豚。由此可知，湿热滞中是病之本，冲脉上逆是病之标，故本病的治疗当清热化湿以治其本，平冲降逆以治其标。三仁汤清热化湿可治其本，桂枝平冲降逆可治其标，又加之三仁汤可轻开上焦之气，肺主一身之气，气机顺畅，冲气自平。本方紧扣病机，标本兼治，故效如桴鼓。

九、治疗湿疹

[临床表现]四肢躯干瘙痒，倦怠乏力，大便溏薄、小便短赤，纳呆肢困，舌质红，苔黄腻，脉濡数。

[辨证]湿热困脾。

[治法]健脾清热利湿。

[方药]三仁汤加减。

314   [附]病案举例

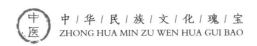
患者刘某，男，56岁，工人，2017年3月16日初诊。

主诉：双小腿皮肤瘙痒剧烈3年余。曾先后在多家医院诊治，口服氯雷他定片、左西替利嗪片、泼尼松片、雷公藤多甙片，外用各类激素药膏，用药时有效，停药不出半个月即复发，如此反复发作，迁延3年之久。诊见：皮肤瘙痒，大便溏薄、小便短赤，纳呆困倦，舌质红、苔黄腻，脉濡数。

辨证：湿热蕴肤。

治法：健脾清热利湿。

处方：生薏苡仁30g，土茯苓30g，白鲜皮30g，地肤子30g，萆薢15g，苍术15g，白术15g，滑石15g，竹叶12g，黄柏12g，厚朴12g，白豆蔻12g，苦杏仁10g，泽泻9g，通草6g。7剂，水煎服。

二诊2017年3月23日：患者皮损基本完全消退，不痒，大便接近正常，自觉身体轻便有力，舌质红、苔薄黄，脉濡稍数。守方续进15剂。3个月后随访未再复发。

[按]本例证属脾虚运化失职，内生湿浊，蕴久化热，湿热胶结，外发于肌肤而为瘙痒；湿邪内阻中焦，气机不畅，水谷精微无以化生敷布，故纳呆困倦；湿滞肠中，肠道气化失司，无以泌别清浊，故大便溏薄、小便短赤。"治湿不利小便，非其治也"，因此，以三仁汤为基础，伍用土茯苓、萆薢、泽泻增强利水渗湿之力，导邪外出；并用苍术、白术健脾利湿；黄柏、白鲜皮、地肤子清热燥湿、祛风止痒。诸药并进，正与病机合拍，故效如桴鼓。

温胆汤《外台秘要》

[组成]半夏9g，竹茹9g，枳实9g，陈皮12g，甘草5g，茯苓5g。

[用法]剉散，每服四钱半，水一盏半，加姜五片，枣一枚，煎七分，去滓，食前服（现代用法：水煎服）。

[功用]理气化痰，清胆和胃。

[主治]胆胃不和,痰热内扰证。

[附录]温胆汤最早记载于《外台秘要》卷17引《集验方》,原方由"生姜四两,半夏二两(洗),橘皮三两,竹茹二两,枳实二枚(炙),甘草一两(炙)"组成,治疗"大病后,虚烦不得眠,此胆寒故也",至《三因极一病证方论》在原方基础上加茯苓、大枣,生姜减量,治"心胆虚怯,触事易惊,或梦寐不祥,或异象感,遂致心惊胆慑,气郁生涎,涎与气搏,变生诸证,或短气悸乏,或复自汗,四肢水肿,饮食无味,心虚烦闷,坐卧不安"。

[方解] 本方为胆胃不和,痰热内扰证而设。方中以半夏为君,燥湿化痰,和胃降逆,使气降则痰降。以竹茹为臣,清热化痰,除烦止呕;与半夏相伍,化痰清热兼顾,使痰热清则无扰心之患。枳实苦辛微寒,降气化痰,开结除痞,助竹茹清热化痰;陈皮苦辛微温,理气和胃,燥湿化痰,助半夏化痰理气,使气顺则痰消;"脾为生痰之源",茯苓健脾利湿,使湿去痰消,兼能宁心安神。此三味共为佐药。生姜和胃化痰,兼制半夏毒性;大枣调和脾胃;甘草益气和中,合茯苓健脾助运以绝生痰之源,兼调和诸药。此三味共为佐使。

【张氏临证经验】

一、治疗胆汁反流性胃炎(胃痛)

[临床表现] 脘腹胀满,痞闷不舒,嗳腐吞酸,口中黏腻,情志不遂,舌质淡,苔薄,脉弦。

[辨证]木乘土位,肝气横逆。

[治法]清热化痰,和胃降逆。

[方药]温胆汤加减。

[附]病案举例

患者刘某,女,56岁,职员,2017年6月18日初诊。

主诉:胃痛伴有嗳气吞酸10余年。近10年间曾诊断为"胆汁反流性胃

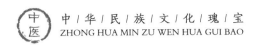
炎"，经西医及中医治疗后病情仍时而有反复。诊见：形体虚满，神情焦虑，自述平素上腹部疼痛，时有胀满，痞闷不舒，嗳腐吞酸，口中黏腻，大便不爽，舌质淡，苔薄，脉弦。

辨证：木乘土位，肝气横逆。

治法：清热化痰，和胃降逆。

处方：姜半夏20g，黄连5g，枳壳25g，竹茹20g，陈皮15g，苍术25g，薏苡仁15g，茯苓15g，煅瓦楞子20g，生姜10g，大枣3枚。10剂，水煎服。

二诊2017年6月28日：服药10剂后，胃痛及吐酸症状渐消，随诊1年未曾复发。

[按]脾胃病中以因痰致病最为常见，肝气不疏，横犯脾胃，易化生痰湿。胆汁反流性胃炎主要表现是胃脘灼痛，嘈杂泛酸。从症状体征看属中医的"胃痛""嘈杂""泛酸"范畴。其病位在胃，涉及肝脾，其致病主要因素为痰热结胃，主要病机为胃失和降，胃气上逆，治宜清热化痰，和胃降逆。方中姜制半夏和胃化阴，降逆止呕，燥湿化痰之功尤著；枳壳消积导滞，祛痞化湿；黄连、竹茹清热化痰，降逆和胃；陈皮利气和胃，气行则湿化；苍术燥湿健脾，《珍珠囊》谓苍术"能健胃安脾，诸湿肿非此不能除"；薏苡仁、茯苓健脾渗湿；煅瓦楞子制酸止痛；生姜、大枣健脾和胃，使土渐沃以胜湿。药证相符，故而获效。

二、治疗更年期综合征

[临床表现]头晕乏力，胸闷气短，失眠多梦，月经不调，胃胀痞满，伴有心烦急躁，易与人发生争吵，舌质淡红，苔薄黄，脉弦细。

[辨证]肝肾不足，痰火内扰。

[治法]健脾化痰，清心宁神。

[方药]温胆汤加减。

[附]病案举例

患者张某，女，49岁，职员，2017年9月10日初诊。

主诉：急躁易怒1年。近1年来常心烦急躁，易与人发生争吵，伴头晕乏力，胸闷气短，失眠多梦，月经不调，胃胀痞满，经多家西医院及中医院诊

张玉琴临证用方选粹
ZHANGYUQINLINZHENGYONGFANGXUANCUI

疗，诊断为更年期综合征，但治疗效果不佳。诊见：面色黯黄，善太息，焦虑不安，食少纳呆，大便不爽，小便黄，舌质淡红，苔薄黄，脉弦细。

辨证：肝肾不足、痰火内扰。

治法：健脾化痰，清心宁神。

处方：半夏25g，茯苓25g，陈皮15g，柴胡15g，黄连10g，竹茹25g，枳壳15g，女贞子15g，旱莲草15g，甘草10g。7剂，水煎服。

二诊2017年9月18日：药用7剂后不适之症均有所减轻，头晕症状消失，食欲渐增，但仍时心烦，舌质淡，苔薄白，舌根部微黄。前方去柴胡，续服10剂，诸症渐消，精神舒畅。随访半年未复发。

[按]更年期多由肾阴亏虚、阴阳不调所致。女性临近绝经之年，天癸将竭，冲任失调，而致肝肾阴虚，肝失疏泄，气机郁结，化火灼津，凝而为痰。痰气互结，痰火扰心，故可见心烦不宁等症。方中半夏、陈皮燥湿化痰；茯苓健脾利湿；柴胡、黄连疏泄肝胆郁热，宁心神之扶摇；竹茹清热化痰，除烦止呕；枳壳疏肝行气；甘草益脾和胃，调和诸药。另加女贞子、旱莲草相须为用，以补益肝肾。诸药合用共奏健脾清热化痰、宁心安神之功。

三、治疗梦游症

[临床表现]精神疲惫，善惊易恐，面色少华，平素晨起常感恶心，咳吐痰涎，食后易腹胀，少寐多梦，舌质淡红，苔薄黄微腻，脉弦滑。

[辨证]胆虚气郁，心神失守。

[治法]镇惊安神，养心安神。

[方药]温胆汤加减。

[附]病案举例

患者王某，男，57岁，退休工人，2016年9月10日初诊。

主诉：神疲乏力数10年。自述年轻时曾受到惊吓，其后出现夜间熟睡后自行起床，在房间内走动，甚则将家人误认为坏人而加以打骂，醒后对所作所为全然不知。西医曾诊断为梦游症。诊见：精神疲惫，善惊易恐，咳吐痰涎，食后易腹胀，舌质淡红，苔薄黄微腻，脉弦滑。

辨证：心虚胆怯，心神失守。

治法：健脾化痰，清心宁神。

处方：半夏25g，陈皮25g，茯苓20g，竹茹20g，黄连5g，石菖蒲20g，枳壳20g，生龙骨40g，龙齿40g，甘草20g。5剂，水煎服。

二诊2016年9月18日：服用5剂后夜间少有打骂家人，仅有起身，但未离床。随后自行入睡。减重镇之品，续服10余剂。药后痊愈，随访1年未复发。

[按]本案乃因惊恐伤胆、胆虚气乱而引发。气之升降出入失常则津液的输布受阻，聚而成痰。痰郁化热，上扰心神，故发生梦游诸症。方以黄连温胆汤化裁，化痰清热以净胆府，加龙骨、龙齿镇静安神，使胆安神宁，梦游自愈。

四、治疗心悸

[临床表现]心悸不安，倦怠乏力，咽中如有异物感，咯吐不出，吞咽不下，胸膈满闷，自汗，少寐多梦，舌质暗红、苔薄黄，脉细无力。

[辨证]心气不足，痰热扰心。

[治法]益气安神，清心化痰。

[方药]温胆汤加减。

[附]病案举例

患者薛某，女，48岁，职员，2016年3月30日初诊。

主诉：心慌3天。3天前无明显诱因出现心慌阵发性发作，感喉间有痰，咯之不出，咽之不下，自汗，神疲乏力，夜眠梦多，舌质暗红、苔薄黄，脉细无力。心电图示正常。

辨证：气虚痰热扰心。

治法：益气化痰，清心安神。

处方：太子参30g，麦冬15g，五味子10g，法半夏15g，茯苓15g，陈皮10g，炒枳实15g，竹茹10g，黄连10g，灯心草5g，生龙骨30g，生牡蛎30g，浮小麦30g，仙鹤草30g，琥珀3g，炒酸枣仁15g，砂仁10g，甘草10g。7剂，水煎服。

二诊2016年4月8日：自诉心慌发作次数明显减少，汗出减半，精神好转，夜眠转安，仍感喉间有痰，舌质暗红、苔薄黄，脉细。病情好转，效不

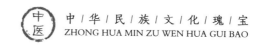

更方，守方续服10剂后电话随访，心悸已愈。

[按]患者心悸因气虚，机体气化功能障碍，水湿不化，痰热内生，心神受扰而致。张老师在应用温胆汤化痰基础上，从益气养心安神着手，加太子参、麦冬、五味子益气；加黄连、灯芯草走心经清心火，并防益气过而助火；加龙骨、牡蛎重镇安神，仙鹤草、浮小麦加强上二药收敛之功以敛汗，琥珀定惊安神，酸枣仁养心安神，砂仁顾护后天之本，此方消补共施，温清并用，气机通畅，诸症消除。

五、治疗不寐

[临床表现]夜寐欠安，头重如裹，痰多胸闷，恶食嗳气，吞酸恶心，心烦口苦，目眩，苔腻而黄，脉滑数。

[辨证]痰热内扰。

[治法]清热化痰，和中安神。

[方药]温胆汤加减。

[附]病案举例

患者张某，男，53岁，职员，2017年6月13日初诊。

主诉：夜寐欠安，剧则彻夜难眠1个月余。患者近1个月因工作压力较大，夜寐欠安，入睡困难，易醒，醒后难以入睡，剧则彻夜难眠1个月余，伴心烦急躁，坐卧不安，纳可，大便不爽，小便调，舌质红，苔薄黄腻，脉弦滑。

辨证：痰热内扰证。

治法：清热利胆，化痰安神。

处方：半夏10g，竹茹10g，枳实10g，陈皮10g，茯苓15g，炙甘草6g，黄连6g，丹参30g，郁金10g，合欢皮30g，石菖蒲6g，远志10g，茯神30g，炒枣仁40g，夜交藤60g，生龙骨30g，生牡蛎30g，龙齿40g。7剂，水煎服。

二诊2017年6月20日：服用7剂后夜寐稍有好转，余症脉同前。初诊方加浮小麦30g，合欢花30g。7剂，水煎服。

三诊2017年6月27日：再次服用7剂后，上述症脉明显好转，入睡基本正常，又诉多梦，五心烦热。二诊方加青蒿10g，炙龟板10g。续服10剂，调理而痊愈。随访半年未复发。

[按]《景岳全书·不寐》引徐东皋曰："痰火扰乱，心神不宁，思虑过伤，火炽痰郁而致不眠者多矣。"张老师通过多年临证观察发现，由于生活水平提高，患者多饮食不节，过食肥甘厚味，使痰湿浊邪内蕴；生活节奏加快，生存压力与日俱增，患者多情志不遂，气机郁滞，痰气郁结化热，因此不寐以痰热内扰的实证多见，临证多用温胆汤加减施治。认为本病的关键仍在于心神不安，在清热化痰的基础上，必须强调安神，要把两者有机结合，才能达到预期的治疗效果，故重用炒枣仁、夜交藤以养肝血，安心神，丹参、郁金、合欢皮清心解郁安神，石菖蒲、远志、茯神祛痰开窍安神，生龙骨、生牡蛎、龙齿平肝重镇安神。二诊加用浮小麦、合欢花，补心养肝，除烦安神，三诊加用青蒿、炙龟板养阴清热。

六、治疗抑郁症

[临床表现]倦怠乏力，心情低落，胆怯心悸，遇事善惊，急躁易怒，心烦口苦，夜寐欠安，大便干，舌边尖红，苔黄腻，脉弦滑。

[辨证]痰热扰心证。

[治法]清热化痰，和中安神。

[方药]温胆汤加减。

[附]病案举例

患者范某，女，35岁，职员，2017年7月21日初诊。

主诉：口干，眼干，鼻干，胸中烦热10余日。患者人工流产术后4个月，10余日前开始自觉口干，眼干，鼻干，胸中烦热，无汗，口渴喜冷饮，平素易疲劳，心情郁闷，兴趣低落，胆怯易惊，急躁易怒，夜寐欠安，纳差，大便干，小便调，舌边尖红，苔黄腻，脉弦滑。

辨证：痰热扰心证。

治法：清热化痰，安神定志。

处方：半夏10g，竹茹10g，枳实10g，陈皮10g，茯苓15g，炙甘草6g，黄连6g，栀子15g，淡豆豉15g，菊花30g，桑叶30g，丹参30g，郁金10g，合欢皮30g，石菖蒲10g，远志10g，茯神30g，炒酸枣仁30g，首乌藤40g，生龙骨

30g，生牡蛎30g，龙齿30g。7剂，水煎服。

二诊2017年7月28日：服用7剂后郁闷情绪稍好转，余症脉同前。初诊方加茵陈30g、青蒿15g。7剂，水煎服。

三诊2017年8月5日：诸症明显好转，惟诉夜间口渴为著，舌苔薄黄腻。二诊方，减栀子、淡豆豉，加天花粉15g，改黄连10g。14剂，水煎服。

四诊2017年8月20日：诸症明显好转，舌质淡红，苔薄白。三诊方加炙龟板10g。14剂。调畅情志，随访1年未复发。

[按]本例患者因人工流产术后情志不畅，肝气郁结，肝失疏泄，横逆乘土，脾失健运则蕴湿生痰，痰郁日久，化热扰心，加之平素肝旺，肝郁化火，亦致心火偏亢，火郁、痰热更易伤阴津，故见诸症。选用温胆汤使中焦气机停滞得转，痰热得去则心无邪扰。栀子豉汤是治疗热瘀胸膈、邪热扰心而到烦躁失眠的经典方，正符合本例痰热扰心的病机。方中栀子苦寒，以清泻心、肝、三焦火热之邪为长，可泻火除烦，清热利湿；淡豆豉苦寒，可解表除烦宣郁，两药相合，清中有散，散中有清，共奏清宣郁热除烦之功。二诊加茵陈增强清热化浊渗湿之力，是引湿热之邪从小便而出，青蒿苦辛而寒，其气芳香，清中有透散之力，可助栀子、淡豆豉引火热之邪外出。三诊患者胸中烦热明显好转，故减苦寒的栀子豉汤，以防久用败胃，耗伤正气。针对夜间口渴，加天花粉、黄连清热泻火，生津止渴。四诊考虑到本病日久必劫耗肝肾之阴，加炙龟板滋补肝肾之阴，兼能平肝潜阳，安神定志。

七、治疗血管神经性头痛（头痛）

[临床表现]头痛昏蒙，胸脘满闷，倦怠乏力，周身困重，夜寐差，舌质红，苔白腻，脉弦滑。

[辨证]痰湿中阻证。

[治法]化痰降浊。

[方药]温胆汤加减。

[附]病案举例

322　　　患者姜某，男，59岁，退休工人，2017年11月15日初诊。

主诉：头痛反复发作10天。近10天每次发作口服布洛芬可止痛，发作无诱因，曾在当地医院住院治疗，头CT检查及血管造影无异常，诊断为血管神经性头痛。症见：头痛，时轻时重，伴全身困倦乏力，余无不适，纳可，睡眠佳，二便正常，舌体胖大，舌质淡红，苔黄厚腻，脉弦细。

辨证：痰湿中阻，蒙蔽脑络。

治法：燥湿化痰，活血通络。

处方：陈皮10g，半夏10g，茯苓20g，枳实10g，竹茹10g，黄连10g，瓜蒌仁20g，薤白10g，丹参20g，当归20g，川芎20g，蔓荆子15g，细辛5g，全蝎10g，甘草5g。7剂，水煎服。

二诊2017年11月22日：服上方7剂后症状无改善，考虑病程较长，守上方7剂。

三诊2017年12月1日：患者未再口服布洛芬，头痛消失，余无不适，纳可，睡眠佳，二便正常，舌体胖大，舌质淡红，苔薄黄，脉弦细。上方减薤白、丹参、当归，加柴胡10g，黄芩10g，桃仁10g，红花10g，15剂，巩固治疗。后随访病情稳定，未再发作头痛。

[按]患者头痛病史10天，疼痛无特点，给临床辨证带来困难，张老师认为对此类患者，首先结合现代医学，排除器质性病变。患者曾在某医院住院，头部CT及核磁共振检查无发现异常。中医辨证有三：患者形体肥胖，属痰湿体质；舌体胖大，舌质淡红，苔黄厚腻，更支持痰湿中阻；患者平素饮食正常，但常感全身困倦乏力，则因湿浊中阻，清阳不能输布四肢。但患者头痛10天，尽管临床无瘀血阻络的征象，但久病入络，故给予活血通络之药，同时因病程较长，慢病缓治，患者初服7剂后无改善，但只要辨证准确，要守方治疗，患者服完14剂药后，症状明显改善。后为巩固治疗，续服15剂，未再复发。

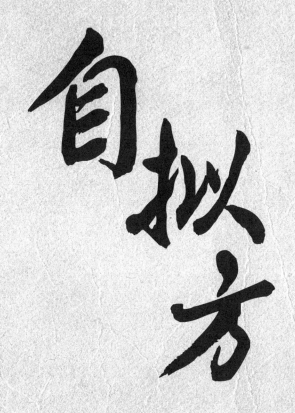

自拟方

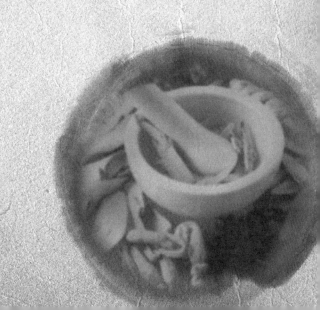

散结汤

[组成]枳壳10g，郁金10g，青皮10g，陈皮10g，浙贝母15g，半夏8g。

[用法]水煎服。

[功用]理气化痰散结。

[主治]气滞痰郁证。

[方解]本方证缘于肝气郁结，气机阻滞，思虑伤脾，脾失健运，痰浊内生，痰气互结，气滞痰郁证。治当理气化痰散结。枳壳、郁金、青皮、陈皮疏肝理气，半夏、浙贝母化痰散结。

【张氏临证经验】

一、治疗甲状腺结节（瘿病）

[临床表现]颈前喉结两旁结块肿大，质软不痛，颈部觉胀，胸闷，喜太息，或兼胸胁窜痛，病情常随情志波动。舌质淡，苔薄白，脉弦。

[辨证]气郁痰阻证。

[治法]理气舒郁，化痰消瘿。

[方药]散结汤加减。

[附]病案举例

患者杜某，女，45岁，职员，2018年1月14日初诊。

主诉：颈前肿胀半年。半年前生气后出现颈前肿胀，无疼痛，无多食易饥，无怕热多汗症状，未重视，今来诊。现症见：颈前肿胀，易怒，善太息，咳吐痰涎，纳可，夜寐安，二便调，舌质淡，苔白腻，脉弦。触之甲状腺结节质软，随吞咽动作上下移，无压痛。甲功五项：未见异常，甲状腺彩超：右侧甲状腺结节，大小约2.0cm×1.9cm。

辨证：气郁痰阻证。

治法：理气舒郁，化痰消瘿。

处方：枳壳10g，郁金10g，青皮10g，陈皮10g，浙贝母15g，半夏8g，瓜蒌10g。14剂，水煎服。

二诊2018年1月28日：患者颈前肿胀无改善，性情较前平和，偶有咳吐痰涎，纳可，夜寐安，二便调，舌质淡，苔白腻，脉弦。原方20剂，水煎服。

三诊2018年2月19日：患者颈前肿胀显著改善，无善太息及咳吐痰涎，纳可，夜寐安，二便调，舌质淡，苔白，脉细。甲状腺彩超：右侧甲状腺结节，大小约0.9cm×0.7cm。

随访3个月，患者颈前无肿胀。

[按]瘿病是以颈前喉结两旁结块肿大为基本临床特征。《外科正宗·瘿瘤论》认为"夫人生瘿瘤之症，非阴阳正气结肿，乃五脏瘀血、浊气、痰滞而成"，指出瘿瘤主要由气、痰、瘀壅结而成。患者平素性情急躁易怒，肝气失于条达，气机郁滞，则津液不得正常输布，易于凝聚成痰，气滞痰凝，壅结颈前，则形成瘿病。枳壳、郁金、青皮、陈皮疏肝理气，半夏、浙贝母、瓜蒌化痰散结。诸药合用，理气舒郁，化痰消瘿。

二、治疗乳腺结节（乳癖）

[临床表现]乳房胀痛或刺痛，乳房肿块随喜怒消长，伴胸闷胁胀，善郁易怒，失眠多梦，舌质淡红，苔薄白，脉弦细涩。

[辨证]气滞痰凝证。

[治法]疏肝解郁，化痰散结。

[方药]散结汤加减。

[附]病案举例

患者李某，女，56岁，职员，2018年5月10日初诊。

主诉：左乳房胀痛3周。3周前患者无明显诱因出现左乳房胀痛，情绪激动时加重，就诊当地妇婴医院，查彩超：左乳腺结节，予乳癖消片口服，症状无改善，今来求治。现症见：左乳房胀痛，伴胸闷胁胀，易怒，纳可，夜寐安，二便调，舌质淡红，苔薄白，脉弦细。

辨证：气滞痰凝证。

治法：疏肝解郁，化痰散结。

处方：枳壳10g，郁金10g，青皮10g，陈皮10g，浙贝母15g，半夏8g，生牡蛎20g。14剂，水煎服。

二诊2018年5月28日：患者左乳房胀痛改善，无胸闷胁胀，纳可，夜寐安、二便调，舌质淡红，苔薄白，脉弦细。原方14剂，水煎服。

三诊2018年6月14日：患者左乳房无胀痛，舌质淡红，苔薄白，脉细。复查彩超：左乳腺未见结节。

3个月后患者复诊，未见复发。

[按]《疡科心得集·辨乳癖乳痰乳岩论》云："有乳中结核，形如丸卵，不疼痛，不发寒热，皮色不变，其核随喜怒消长，此名乳癖。"乳癖是以乳房有形状大小不一的肿块，疼痛，与月经周期相关为主要表现的乳腺组织的良性增生性疾病。患者平素情志不畅，肝郁气滞，脾失健运，痰浊内生，气机瘀滞，气滞痰结阻于乳络而发本病。枳壳、郁金、青皮、陈皮疏肝理气，半夏、浙贝母、生牡蛎化痰散结软坚。诸药合用，共成疏肝解郁，化痰散结之剂。

清热解毒汤

[组成]黄芩20g，黄连10g，栀子9g，牛蒡子15g，连翘15g，金银花20g，甘草3g。

[用法]水煎服。

[功用]清热解毒。

[主治]上焦实热证。

[方解]本方证是热毒壅盛上焦所致。黄芩、黄连清上焦火，栀子通泻三焦，导热下行，牛蒡子、连翘、金银花清热解毒，甘草调和诸药。

【张氏临证经验】

治疗亚急性甲状腺炎（瘿病）

[临床表现]发热，颈前疼痛，口渴咽干，乏力，舌红，苔黄，脉数。

[辨证]热毒炽盛。

[治法]清热解毒。

[方药]清热解毒汤加减。

[附]病案举例

1.患者李某，女，46岁，职员，2018年6月9日初诊。

主诉：发热，颈前疼痛1天。昨日无明显诱因出现发热，颈前疼痛，自测体温38.5°，口服扑热息痛片及阿莫西林胶囊，症状无改善，今来求治。现症见：发热，颈前疼痛，乏力，纳差，夜寐安，二便调。舌红，苔黄，脉数。触之颈部甲状腺压痛阳性。彩超：双侧甲状腺弥漫低回声；甲功五项：未见异常；血沉：80mm/h；血常规：未见异常。

辨证：热毒炽盛。

治法：清热解毒。

处方：黄芩20g，黄连10g，栀子9g，牛蒡子15g，连翘15g，金银花20g，板蓝根15g，甘草3g。14剂，水煎服。

二诊2018年6月26日：患者无发热，颈前略疼痛，口渴咽干症状缓解，纳可，夜寐安，二便调。舌淡红，苔薄黄，脉细。原方基础上去黄连、栀子。7剂，水煎服。

三诊2018年7月6日：患者诸症痊愈，舌淡红，苔薄白，脉细。触之颈部甲状腺压痛阴性。血沉：18mm/h；血常规：未见异常。

1个月后患者复诊，患者无不适症状。

[按]亚急性甲状腺炎又称亚急性肉芽肿性甲状腺炎、（假）巨细胞甲状腺炎、非感染性甲状腺炎、移行性甲状腺炎、病毒性甲状腺炎、肉芽肿性甲状腺炎等。中医属于"瘿病"。本患者感受风热邪毒，热蕴瘿络，气血瘀滞，

不通则痛，故见本病。方中黄芩、黄连清上焦火，栀子通泻三焦，导热下行，牛蒡子、连翘、金银花、板蓝根清热解毒，甘草调和诸药。诸药合用共成清热解毒之剂。

2.患者陈某，女，34岁，职员，2018年7月7日初诊。

主诉：颈前疼痛15天。15天前因感冒出现颈前疼痛，无发热，口服药物治疗，症状无改善，今来求治。现症见：颈前疼痛，口渴咽干，自汗乏力，纳可，夜寐安，二便调。舌红，少苔，苔薄黄，脉细数。触之颈部甲状腺压痛弱阳性。彩超：双侧甲状腺片状低回声；甲功五项：未见异常；血沉：45mm/h；血常规：未见异常。

辨证：热毒炽盛，伤阴耗气。

治法：益气滋阴，清热解毒。

处方：黄芩20g，黄连10g，栀子9g，牛蒡子15g，连翘15g，金银花20g，太子参15g，生地黄15g，甘草3g。14剂，水煎服。

二诊2018年7月23日：患者诸症痊愈，舌淡红，苔薄白，脉细。查体：颈部甲状腺压痛阴性。血沉：10mm/h。

1个月后患者复诊，病情无反复。

[按]亚急性甲状腺炎多见于中年妇女。发病有季节性，如夏季是其发病的高峰。起病时患者常有上呼吸道感染。病毒感染后1～3周发病。亚急性甲状腺炎中医属于"瘿病"。本患者感受风热毒邪，气血壅滞发为瘿病，热盛则伤津耗气，故出现气阴不足表现。方中黄芩、黄连清上焦火，栀子通泻三焦，导热下行，牛蒡子、连翘、金银花清热解毒，太子参、生地黄益气滋阴清热，甘草调和诸药。诸药合用共成益气滋阴清热解毒之剂。

通络消瘀汤

[组成]肉桂10g，黄芪30g，白芍10g，太子参20g，红藤15g，鸡血藤15g，络石藤15g，钩藤15g，忍冬藤15g，延胡索15g，丹参20g，丹皮20g，川芎

10g，地龙10g，瓜蒌20g，红花20g，赤芍20g，炙甘草10g。

[用法]水煎服。

[功用]益气活血，祛瘀通络。

[主治]肢体麻木、无力、疼痛等。

[方解]本方以黄芪、肉桂、太子参为君，以益气温阳，以红藤、鸡血藤、络
　　　石藤、钩藤、忍冬藤等藤类活血通络，以丹参、丹皮、川芎、地龙、红
　　　花、赤芍活血祛瘀为臣药。白芍滋阴以防热盛伤阴，延胡索活血止痛，瓜
　　　蒌理气活血共为佐药，甘草调和诸药。共奏益气活血、祛瘀通络之功。

　　络病是指各种因素导致络脉中卫、气、营血、津液等运行、输布失常，
最终出现络脉瘀阻不通的一类病证。其病程长，久治不愈，或失治误治，病
势入里，累及血络而成瘀。叶天士认为"络脉主血""久病气血推行不利，
血络中必有瘀凝"。现代研究认为络病的物质基础包括微动脉、毛细血管微
静脉、毛细淋巴管等微小血管及其功能结构。因此，"久病入络为瘀"可视
为患病日久，病邪绵延，侵入血分而导致气血运行不利、成瘀的病理过程。

　　络病的临床特征：病程长，病位深，不易速愈，病情易于反复，缠绵难
愈。络脉细窄易于阻塞，故络脉为病，均有不同程度的气郁、血阻或痰结等
"络瘀"表现；临床主要有疼痛、麻木等症状。

　　消渴病并发中风是临床上的常见病、多发病，具有发病率、死亡率、致
残率、复发率高的特点。其临床症状按目前脏腑辨证方法，将其分为中脏腑
与中经络及其相应的证候，不能完全满足临床之需。消渴病之中风多为气阴
两虚，络脉瘀阻为多见，临床以眩晕、肢麻、语言謇涩，为主要症状。中风
病位在脑，脑者，五脏六腑精华之所在，脑的络脉瘀阻，清阳不升，浊阴不
降，出现诸证，因此，张老师认为消渴病并发中风的特点，治疗上通经的同
时，更主要是活络，按照络脉进行辨证施治，有助于提高临床疗效。

　　张老师治疗络病擅长使用藤类及虫类之物以通络，《本草便读》中说：
"凡藤类之属，皆可通经入络。"清代叶天士曰："考仲景于劳伤血痹诸
法，其通络方法，每取虫蚁迅速飞走诸灵，俾飞者升，走着降，血无凝者，
气可宣通，与攻积除坚，徒入脏腑着有间。" 虫类药物搜风通络，常用地
龙、蜈蚣、僵蚕等，多取效甚捷。

【张氏临证经验】

一、治疗糖尿病周围神经病变（消渴痹证）

[临床表现]四肢麻木，有手套、袜套样改变，四肢疼痛，甚至夜不能寐。

[辨证]气虚血瘀，络脉不通。

[治法]益气活血，通络止痛。

[方药]通络消瘀汤加减。

[附]病案举例

患者董某，女，66岁，退休教师，2014年1月5日初诊。

主诉：口干口渴16年，四肢麻木、疼痛伴烧灼感2～3年。16年前无诱因出现口干、口渴多饮，无力，到当地医院诊治，诊断为"2型糖尿病"，经应用口服降糖药后，口干口渴多饮好转，但经常反复。于3年前出现四肢远端麻木、疼痛，有时夜间加重，曾用中西药治疗无明显好转，并逐渐加重伴烧灼感以致夜不能寐来诊。症见：四肢凉麻疼痛，伴有烧灼感，周身无力，夜不能寐，小便调，大便干。舌质淡，苔薄白，脉沉细。空腹血糖：6.5mmol/L，餐后2h血糖：11.3mmol/L。

辨证：气虚血瘀，络脉不通。

治法：益气活血，通络止痛。

处方：肉桂15g，黄芪30g，白芍15g，太子参15g，红藤25g，鸡血藤15g，络石藤25g，钩藤20g，忍冬藤15g，延胡索25g，丹参25g，丹皮15g，川芎15g，地龙15g，红花20g，赤芍15g，炙甘草10g。 7剂，水煎服。

二诊2014年1月12日：自诉服上方后四肢凉麻、疼痛明显好转，夜间能入睡3～5h，察其舌质淡苔薄白，脉沉。续以上方继服15剂，水煎服。

三诊2014年1月28日：患者疼痛明显好转，夜寐安，仍觉乏力，加入党参20g，茯苓15g，炒麦芽15g，以加强益气之功，保护胃气，续服30剂，水煎服。后患者症状基本消失。

[按]糖尿病周围神经病变，从其临床表现来看归属于中医的"痹证""痿

证""麻木""不仁"等范畴，现代医家有不同认识，有的将其命名为
"消渴脉痹""消渴病痹病""消渴痹证"等。

张老师认为，糖尿病周围神经病变是糖尿病的常见慢性并发症之一，是糖尿病微血管病变的一种，常见有肢体的麻木、疼痛、无力和萎缩等，符合络病的病因病机及临床表现。其早期以气虚血瘀、痹阻脉络为主要病机，后期则以痰瘀、湿痰、阳虚寒凝痹阻络脉为主要病机，而瘀血阻络贯穿糖尿病周围神经病变（消渴痹证）的疾病始终。

临床上分期论治，初起的消渴痹证以气虚血瘀、瘀血阻络为主，治疗以益气活血通络之法。晚期的消渴痹证气血阴阳俱伤，气血逆乱，痰湿阻滞，寒凝血脉等。治疗可予化痰通络、温阳通脉等，除了常规的辛味药物如细辛、桂枝药物以温阳散寒、活血通络外，还善用虫类药及藤类药以通络。另外除了内治法，中药熏洗疗法调整气血、活血止痛，也可配合应用。

二、治疗脑梗死（中风）

[临床表现]头晕，手足、肢体麻木、无力，耳鸣，语言不利，唇暗，舌质暗，薄白苔，脉沉涩。

[辨证]瘀血阻络。

[治法]活血化瘀通络。

[方药]通络消瘀汤加减。

[附]病案举例

患者冯某，女，68岁，退休工人，2018年4月9日初诊。

主诉：头晕、左半身麻木无力3个月。患者3个月前患脑梗死住院，经治后仍遗留头晕、语言不利，有时口角流涎，左半身麻木、力弱，左半身肿胀。耳鸣、纳可，饮水呛咳，夜寐差，小便调，大便干，舌质淡暗，苔薄白，舌下脉络迂曲扩展，脉沉细涩。患者既往2次脑梗死，未遗留明显后遗症。高血压病史10余年。头CT：双侧多发腔隙灶、缺血灶、脑萎缩。

辨证：气虚血瘀，络脉不通。

治法：益气活血，祛瘀通络。

处方：黄芪30g，白芍15g，太子参15g，红藤25g，鸡血藤15g，络石藤

25g，钩藤20g，忍冬藤15g，丹参25g，丹皮15g，川芎15g，地龙15g，红花20g，赤芍15g，炙甘草10g。 7剂，水煎服。

二诊2018年4月16日：仍头晕耳鸣，语言不利，左半身麻木较前好转，左半身肿胀及口角流涎减轻，舌脉如前。增大黄芪用量至50g以益气活血通络，加入僵蚕10g以通络，加入天麻10g以清头目。7剂，水煎服。

三诊2018年4月23日：患者头晕耳鸣减轻，麻木进一步好转，很少流涎，左半身较前轻快，舌质淡红，舌下脉络迂曲好转，脉细而涩。7剂，水煎服。

[按]中风病的发作涉及风、火、痰、瘀、虚等多个方面，病机为多种诱因扰动脑络之神、壅滞经络而致神志异常、肢体不遂等临床表现。一般认为或为风阳内动，挟痰走窜经络，脉络不畅或闭阻；或为气虚无力运血，血行不畅而瘀滞脉络。故而治疗中风后血瘀证的基本原则是疏通经络、活血化瘀。除中风后血瘀证外，兼有其他致病原因或病理变化者，则需配合其他治法。如以虚为主之中风后血瘀，宜配伍益气、养血、滋阴或温阳等治法。

痛风汤

[组成]黄柏10g，苍术10g，牛膝20g，薏苡仁25g，海风藤20g，独活15g，透骨草15g，威灵仙15g，川芎10g，当归15g，生甘草10g。

[用法]水煎服。

[功用]清热利湿，化瘀通络止痛。

[主治]痛风性关节炎，风湿性关节炎。

[方解]以黄柏、苍术清热燥湿为君药，以海风藤、独活、透骨草祛风除湿、通络止痛，以薏苡仁健脾利湿为臣药；当归、川芎活血通络，生甘草以清热为佐药；以牛膝引热下行为使药。诸药合用共奏清热利湿、化瘀通络止痛之功。

【张氏临证经验】

一、治疗痛风性关节炎（痹证）

[临床表现]关节红肿疼痛，口渴心烦，小便黄，大便干。

[辨证]湿热蕴结证。

[治法]清热利湿，化瘀通络止痛。

[方药]痛风汤加减治疗。

[附]病案举例

患者赵某，男，53岁，工人，2018年3月13日初诊。

主诉：左下肢关节反复肿痛6年，加重2天。患者平素因职业关系常年饮酒，嗜食肥甘厚味。近六年来反复出现左下肢踝关节及多关节红肿热痛，痛时不能入睡，不能行走。曾服用秋水仙碱、芬必得等药物，病情缓解后又复发，近2天因饮酒后再次出现以上关节红肿疼痛，持续加重，难以行走来诊，觉口渴心烦，小便黄，大便干，入睡困难（因疼痛致）。面赤，焦虑，双足第一跖趾关节红肿疼痛，左踝外侧关节红肿疼痛。舌质红，苔黄腻而厚，脉弦滑。DR片提示：左踝外侧、双足第一跖趾关节虫蚀样改变。尿酸：648μmol/L。

辨证：湿热蕴结证。

治法：清热利湿，化瘀通络止痛。

处方：薏苡仁30g，黄柏10g，苍术15g，土茯苓25g，牛膝30g，川芎10g，海风藤15g，独活、透骨草各15g，生甘草10g，大黄10g。5剂，水煎服。注意：大便通下后停大黄。中药外洗：大黄15g，海桐皮15g，半枝莲15g，银花藤30g，土茯苓15g，红花10g，赤芍10g，水煎后熏洗。

二诊2018年3月18日：患者关节红肿消失，疼痛较前好转，夜晚可以正常入睡，口干心烦减轻，大便调。舌红，黄白苔，脉弦。复查血尿酸：582μmol/L。湿热减轻，脾虚湿浊之象仍在，予以上方减黄柏，去大黄，加入泽泻10g，白术15g，金钱草15g。5剂，水煎服。

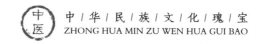
三诊2018年3月23日：患者关节红肿热痛消失，病情稳定。内服中药健脾渗湿，调理体质，扶正祛邪兼顾。予以党参15g，茯苓15g，白术15g，炙甘草10g，陈皮10g，薏苡仁20g，萆薢15g，法半夏10g。15剂，水煎服。同时嘱患者注意饮食，控制高嘌呤食物摄入，严格戒酒，多饮白开水。

15天后复查血尿酸：453μmol/L，续服上方共2月余，关节未再肿痛，复查尿酸恢复正常。

[按]张老师认为痛风性关节炎应属"痹证"范畴，命名为"浊瘀痹"更为适合。主要见于中老年形体丰腴之人，多因恣酒及嗜食肥甘厚味，滋生湿热，湿热下注，流注关节，湿浊痹阻，瘀阻经络，气血不畅而发病，在治疗上强调分阶段论治，内外同治，注意调理体质预防复发等。依据痛风的临床特点，其发生、发展的过程可以分为急性期（急性关节炎期）、间歇期和慢性期（痛风石及慢性关节炎期）。临床上分期辨证，急性期以关节的红肿热痛、功能障碍为主，多有发热、口渴、心烦不安、小便黄、舌红、苔黄、脉滑数等特点，多辨为湿热蕴结、浊瘀阻络。多因平素嗜酒、过食肥甘厚味，以致脏腑功能失调，湿浊内生，蕴而化热，与血相结，浊瘀热邪流注关节，痹阻经络，气血不畅，不通则痛。间歇期痛风：指急性关节炎发作缓解后，无症状的时期。慢性期指关节疼痛症状反复发作多年，甚至10余年，常可见持续压痛和痛风石形成。临床治疗多以降低尿酸和促进尿酸代谢为主要治疗方法。"饮食自倍，肠胃乃伤"，过食肥甘损伤脾胃，脾主运化水湿，水湿不化，痰湿浊邪内生，壅塞于关节，不通则痛，认为此期以"脾虚湿盛、痰浊瘀滞"为主。

在急性期关节红肿疼痛症状重，局部加上外治法，有利于迅速缓解症状。急性期的治疗，多以湿热辨证，兼以祛瘀通络，注意兼顾脾胃。予自拟痛风汤加减以清热利湿，化瘀通络止痛。方以清热利湿为主加入化瘀通络止痛之品。若热盛者，加入石膏、知母、忍冬藤等；湿盛者，加入苍术、防己、萆薢等；痛甚者，加入延胡索、乳香、没药、全蝎、蜈蚣、地龙等；瘀血明显者，加入桃仁、红花、赤芍等；腹胀便秘的加入大黄、桃仁等。外用药包括外洗法及中药外敷，适用于急性期，有利于缓解关节肿痛之症状。中药外洗：大黄、海桐皮、半枝莲、银花藤、土茯苓、红花、赤芍等每日水煎外洗。中药外敷：大黄、黄芩等研粉调成糊状，敷于局部。

间歇期及慢性期可见脾虚湿浊痹阻之象，本虚标实之证，以四君子汤加减治疗，并要注意调理体质，饮食控制，防止复发。

二、治疗湿疹（湿疮）

[临床表现]双下肢多发皮疹，散在斑丘疹，瘙痒、渗液流津，口渴，饮水不多，或大便稀溏，舌质红，苔白或黄腻，脉弦滑。

[辨证]湿热下注。

[治法]清热利湿，祛风止痒。

[方药]痛风汤加减。

[附]病案举例

患者黄某，女，39岁，职员，2018年5月11日初诊。

主诉：双下肢瘙痒3个月。患者3个月前渐发现双下肢皮肤多发红色丘疹，瘙痒，搔抓后渗液流津，口微渴，大便稀溏，舌质红，苔黄腻，脉弦滑。曾自用炉甘石外涂，效果一般来诊。近1年来因工作关系接触湿热环境。

辨证：湿热下注。

治法：清热利湿，祛风止痒。

处方：薏苡仁30g，黄柏10g，苍术15g，土茯苓25g，牛膝30g，川芎10g，苦参10g，白鲜皮10g，生甘草10g，制大黄10g。7剂，水煎服。外用炉甘石外涂。

二诊2018年5月18日：患者服药后觉瘙痒减轻，皮疹减少，余症如前，舌质红，苔黄腻，脉弦滑。守方继服7剂，水煎服。

三诊2018年5月25日：患者皮疹明显减少，色淡，偶有瘙痒，口不渴，大便调。舌质淡红，白腻苔，脉弦滑。调整治疗，去大黄，去黄柏，加入陈皮10g、白术15g，以健脾渗湿。15剂，水煎服。

后随访患者皮疹消失，瘙痒消失，嘱避免湿热环境，注意饮食清淡。

[按]湿疹是一种常见的过敏性炎症性皮肤病，病变主要位于皮肤浅层，皮损呈多形性，有渗出倾向或难忍的瘙痒，易于复发，本病任何年龄都可发病。属中医学"浸淫疮""湿疮"范畴。张老师认为湿疹之湿一为环境湿邪浸

淫，一为脾失健运，湿邪内生。其热大多与心火炽盛有关。脾恶湿，湿邪侵袭，最易伤脾，脾运化失常而致湿热内蕴，酿毒伤皮；先天禀赋不足或后天失调以致脾胃素亏，脾虚失运，复感风湿热邪，郁于腠理而发病；心火生疡疮：或因饮食不节，嗜食辛辣，肥甘厚味，伤及脾胃。脾失健运，致湿热内蕴而发：病情反复迁延日久，则耗血伤阴，致脾虚血燥，肌肤失养。治则：急性期、亚急性期应清热利湿、祛风止痒，慢性期以健脾渗湿、养血润燥为主。

该患者辨为湿热下注，以薏苡仁、黄柏、苍术清利湿热，土茯苓利湿，牛膝引热下行，川芎活血祛风，苦参清热利湿止痒，白鲜皮祛风止痒，生甘草清热，制大黄清热，共奏清热利湿、祛风止痒之功，后期，热象已减，给予健脾渗湿祛风止痒以巩固治疗，治病求本。

安神方

[组成]黄芪50g，黄精30g，生地30g，丹参20g，合欢皮20g，夜交藤20g，肉桂3g，黄连15g，酸枣仁50g，珍珠母30g，白术20g，甘草3g。

[用法]水煎服。

[功用]滋阴清热，益气活血。

[主治]失眠多梦，心悸。

[方解]方中黄芪乃补气之佳品，又有养血之功效，对于气血两虚效果显著。现代医学研究表明，黄芪含有黄芪多糖，具有双向调节血糖的作用。方中酸枣仁性平味酸、甘，入心、肝二经，能养心血益肝阴，为治由心肝阴血亏虚、心神失养而导致失眠多梦之要药，且其味酸而收敛，具有敛阴生津止渴之功。现代药理表明其主要成分酸枣仁皂苷、黄酮苷具有镇静催眠、抗惊厥、镇痛、抗心律失常等作用。黄精性平味甘，归脾、肺、肾经。既可滋补肺、脾、肾三脏之阴，治内热消渴，又可补益脾气，以免滋腻过度，有碍脾胃运化之功。现代药理研究表明黄精多糖具有控制

血糖，抗疲劳，增加冠脉流量，减轻冠状动脉粥样硬化，降低血压，降低血脂，从而改善心脏供血作用，间接改善睡眠。有经验报道黄精量用40~50g对失眠有效。生地味甘，性寒能生津，有养阴、润燥、生津、清热作用。现代医学研究，生地亦有镇静作用，对中枢神经系统有明显的抑制作用，能够明显改善患者的失眠症状。丹参味苦性微寒，入心经，既可清热凉血，又可除烦安神，在活血同时又能养血，治虚烦不寐。现代药理表明其对中枢神经有镇痛及镇静作用。夜交藤性味甘平，归属心、肝二经，可养血安神，为治疗阴虚血少之失眠要药。柏子仁味甘质润，药性平和，主入心经，具有养心安神的功效，可用于心之阴血不足、心神失养引起的心悸怔忡、虚烦不眠等症。麦冬性微寒，味甘，具有养阴生津之功效，润肺清心，对心烦失眠有效。现代医学研究麦冬具有降糖作用，含有麦冬皂苷、氨基酸、黄酮类等成分，能够促进胰岛素细胞功能恢复，调节其分泌作用。知母味苦性寒，但寒而不燥，入肺、胃、肾经，具有清热泻火、生津润燥的功效，上则清肺金泻火，下则润肾燥而滋阴。龙骨、牡蛎、珍珠母三味药均有重镇安神之功效，龙骨性平，味甘、涩，入心、肝、肾经，具有镇惊安神等功效，十分适合痫癫狂、怔忡健忘、失眠多梦等。牡蛎味咸涩，性微寒，归肝、肾经。因与龙骨功能相似，常相须为用。珍珠母入心经，其质地厚重，属镇降之品，为镇惊安神之要药。合欢皮味甘平，入心、肝二经，具有解郁安神、活血消肿的功效，用于忧郁、烦躁、失眠。现代药理研究表明，合欢皮具有催眠作用。夜交藤性味甘，微苦，性平和，归属心、肝二经，可养血安神，为治疗血虚、阴虚血少之失眠要药。

【张氏临证经验】

治疗失眠（不寐）

[临床表现]夜寐差，精神萎靡，周身乏力，时有心悸，腰膝酸软，头晕耳鸣，纳差。

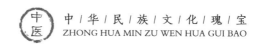

[辨证]气阴两虚兼血瘀，热扰心神，心肾不交。

[治法]滋阴清热，益气活血。

[方药]安神方加减。

[附]病案举例

患者张某，女，57岁，在职，2016年4月9日初诊。

主诉：失眠多梦1年。患者消渴病病史15年，时有口干口渴症状，周身乏力，时有心悸，腰膝酸软，头晕耳鸣，纳可，夜寐差，二便调。患者自诉近1年经常失眠多梦，常口服安眠药助睡眠，近半个月，安眠药亦无济于事，遂来就诊。诊见：舌暗边有瘀点，脉象细无力，来去少神。

辨证：气阴两虚兼血瘀，热扰心神，心肾不交。

治法：滋阴清热，益气活血。

处方：黄芪50g，黄精30g，生地30g，丹参20g，合欢皮20g，夜交藤20g，肉桂3g，黄连15g，酸枣仁50g，珍珠母30g，白术20g，甘草3g。7剂，水煎服。

二诊2016年4月17日：患者口干口渴症状略缓解，周身乏力，偶有心悸，腰膝酸软，头晕耳鸣，纳可，夜寐差，较前稍好转，二便调。诊见舌淡暗边有瘀点，脉象沉细。根据效不更方原则，继续原方7剂，水煎服。

三诊2016年4月25日：患者口干口渴症状缓解，仍周身乏力，偶有心悸，腰膝酸软减轻，头晕耳鸣明显好转，纳可，夜寐较前明显好转，二便调。舌暗，脉象沉。调整方剂，于上方中加入党参30g以增加补气之力。10剂，水煎服。

[按]患者因路途遥远，未再来诊，电话随访，患者自诉现睡眠较好，夜内睡眠达到6~7h，首诊时症状基本消失，取得满意疗效。

该患气阴两虚兼瘀证贯穿整个病程的始终，故在应用方剂中当以滋阴清热，益气活血为主，针对不同兼证，辨证论治，方能奏效。有许多对药辨证安神疗效甚佳，如肾阴亏虚，心火偏亢可予方剂中加入黄连、肉桂，二药相合，寒热并用，泻南补北，交通心肾，明代李时珍有云"一冷一热，一阴一阳，阴阳相济，最得制方之妙，所以有成功而无偏胜之害也"；若痰瘀为患，中焦受阻，则可予方剂中加入半夏、茯神，二者相需为用，化痰除湿，

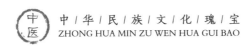
宁心安神，疗效甚佳；若阴虚较甚，则重用酸枣仁、柏子仁、百合等药，共奏养心阴、益肝血、宁心安神之功。综上可见，消渴病合并不寐的治疗，更加强调个体化，有的放矢地选择用药，才能取得较好的疗效。该患年过五旬，消渴病病史15年之久，气血阴阳亏虚，久病血瘀内生，阴阳失调，心肾不交，故见不寐。治当交通心肾，清心安神，兼益气养阴化瘀。

冠心舒合方

[组成]党参20g，五味子15g，麦冬15g，延胡索15g，桂枝15g，丹参15g，炙甘草15g，檀香10g，砂仁6g，瓜蒌30g，薤白15g，半夏15g，枳实10g，制龟甲10g。

[用法]水煎服。

[功用]温阳益气，活血化瘀，通络止痛。

[主治]胸痹。

[方解]方中党参、麦冬、五味子滋阴，桂枝配甘草意为桂枝甘草汤以通心阳，瓜蒌、薤白、半夏、枳实意为瓜蒌薤白半夏汤以化痰，丹参、檀香、延胡索活血化瘀止痛。诸药合用共奏温阳益气、活血化瘀、通络止痛之效。

【张氏临证经验】

一、治疗胸痹心痛

[临床表现]胸闷，心痛，劳累后加重，纳可，夜寐差，小便可，大便秘结，舌黯红而润，边有瘀点，脉细弦略数。

[辨证]气阴两虚，心血瘀阻，胸阳不振。

[治法]益气温阳，养阴活血。

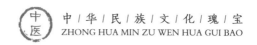

[方药]冠心舒合方加减。

[附]病案举例

　　患者姜某，男，58岁，公务员，2016年6月12日初诊。

　　主诉：间断心前区疼痛半年；患者半年前确诊为冠心病心绞痛，间断口服丹参滴丸、速效救心丸等药物控制，劳累后疼痛加重，心电图提示前、下壁缺血，因胸憋闷短气，心前区疼痛经常发作来诊。现症见：时有胸闷，心痛，劳累后加重，纳可，夜寐差，二便可，舌黯红而润，边有瘀点，脉细弦略数。

　　辨证：气阴两虚，心血瘀阻，胸阳不振。

　　治法：益气温阳，养阴活血。

　　处方：党参20g，麦冬15g，五味子10g，丹参30g，川芎10g，赤芍12g，酸枣仁20g，炙甘草10g，薤白15g，枳实10g，瓜蒌20g，桂枝15g，附子10g。7剂，水煎服。

　　二诊2016年6月20日：服上方7剂，自觉胸憋闷、心痛气短等症减轻，睡眠较前改善。续服上方14剂。

　　三诊2016年7月5日：患者胸闷、心痛等症状基本消失，活动后无不适感，上方加减调治2个月，自觉症状消失，心电图较前改善。

[按]张景岳谓"善补阳者，必于阴中求阳，以阳得阴助则生化无穷；善补阴者，必于阳中求阴，以阴得阳升则泉源不竭"这一段名言，乃指补益肾阴肾阳而言，窃谓心之阴阳亏虚者，亦可取法。对胸痹心痛病的治疗，临证运用本方治疗心脏血管疾病，应注意两点：一是适当考虑益气、养阴、活血、温阳之间的比例关系。根据患者的体质和病情演变之不同，或大剂量养阴益气佐以活血通络，或侧重益气活血佐以养阴，或温阳逐痰兼活血化瘀，做到因人因证而异。二是分清标本先后的治疗关系，有些患者，开始表现"标实"，即痰浊瘀热等明显，随着病情演变，继则表现本虚，有的虚实夹杂或虚多实少，因此，在治疗上要分清标本缓急。总之，益气养阴活血是治法之常，温阳化痰祛瘀药物的随症加用是治法之变，知常达变，在临证中应细心辨认，方为善法。

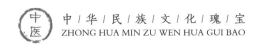
二、治疗心律失常（心悸）

[临床表现]心慌，可伴胸闷心痛，劳累或情绪不畅后加重，纳可，夜寐差，小便可，大便秘结，舌黯红而润，边有瘀点，脉细弦略数。

[辨证]心阴亏损，心阳不足，痰瘀阻滞心络。

[治法]滋养心阴，温通心阳，化痰祛瘀通络。

[方药]冠心舒合方加减。

[附]病案举例

患者董某，女，42岁，个体，2017年12月15日初诊。

主诉：心悸3年。患者近3年来经常感觉心中悸动不安，胸部窒闷、隐痛，短气，冬季及阴雨天诸症明显加重，且每因情志不畅、受凉、劳累而诱发，每将欲入睡之际，往往突发心悸而难以入睡。症见：症状如上述，身形瘦削，面憔悴，眼眶、颧部色稍黯，经期少腹痛，经色偏黑夹血块，舌质红，边尖有瘀点，舌下静脉呈紫暗色，苔黄薄腻，脉细，偶有促象。经24h动态心电图提示"房性早搏""阵发性心动过速"。服用多种中、西药物，疗效不显，来诊。

辨证：心阴亏损，心阳不足，痰瘀阻滞心络。

治法：滋养心阴，温通心阳，化痰祛瘀通络。

处方：党参30g，麦冬20g，五味子10g，桂枝15g，炙甘草5g，法半夏10g，陈皮12g，枳实10g，竹茹10g，苦参10g，五灵脂15g。7剂，水煎服。

二诊2017年12月22日：心中似乎较前平稳一些，余症如前，脉仍偶有促象。上方去陈皮、竹茹，加桑寄生20g，北细辛5g，三七粉6g，苦参增至20g。14剂，水煎服。

三诊2018年1月4日：服药期间适逢月经来潮，小腹痛减轻，血块减少，心悸明显缓解。舌质淡红，边尖瘀点，舌下脉络色基本复常，脉细已无促象。上方14剂，水煎服。

3个月后随访，近3个月偶发心悸，稍事休息即安。眠食正常，气色较好。

[按]心脏突发早搏而惊悸不寐之原因，多由痰饮与瘀血交互为患。这就提示临证时在治疗心悸之时，不仅要重视瘀血，存一"痰"字。纵无显性之痰可辨，

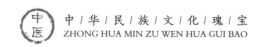

亦当细推是否存在隐性之痰，何而致惊悸不寐！若此者，则当予补益心气合化痰祛瘀通络药物。故临证治宜予生脉散合桂枝甘草汤、温胆汤化裁。

止眩汤

[组成]柴胡12g，制半夏10g，党参20g，黄芩6g，生姜10g，大枣10g，茯苓15g，白术15g，泽泻12g，陈皮15g，钩藤15g，天麻15g，菊花10g。

[用法]上药13味，水煎服。眩晕止后，可作蜜丸，缓缓调治。

[功用]疏郁清火，健脾和胃，化痰降逆，平肝息风。

[主治]各种原因所致眩晕。如高血压、梅尼埃病、椎–基底动脉供血不足、颈椎病、头部外伤等。

[方解]本方中用柴胡疏达肝木，佐黄芩以清泻相火。党参、白术、甘草、大枣，补气健脾，以图治本，其义有三：一则实脾（见肝之病，当先实脾），以御木旺乘土；二则脾健自能运化水谷精微，输精及肾，滋养先天；三则崇土以制水饮上逆。半夏、生姜、茯苓、泽泻、陈皮，和胃降逆，涤饮止呕；钩藤、天麻、菊花，平肝息风。加减运用：剧烈呕吐者，增加生姜剂量；腹痛、便溏或情绪不畅者，去黄芩加白芍；脾肾阳虚，头重眩苦极者，加制附片；高血压者，加天麻、代赭石、石决明、夏枯草；气血两虚者，加黄芪、当归；颈椎病头部外伤者，加葛根、丝瓜络、丹参、三七、川芎。

【张氏临证经验】

治疗眩晕

[临床表现]头晕目眩，感觉自身或视物旋转，不敢转动头部，可伴恶心呕吐、耳鸣、听力减退，甚则汗出、面色苍白等。

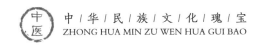

[辨证]风火上炎夹饮上蒙清窍，脾失转输，迫水饮下趋大肠所致。

[治法]清热息风止眩。

[方药]止眩汤加减。

[附]病案举例

1.患者王某，女，61岁，退休教师，2017年4月12日初诊。

主诉：头晕10余年，加重4天，患者近10年间断出现头晕，1个月之内必发1~2次，发时中西药并投。中药曾用过补中益气汤、当归补血汤、六味地黄汤等，疗效均不显著。且停药数日又复发如前，致令经年累月，迁延不愈，白日亦常卧床不起。近4天头晕加重，起床即感天旋地转，频频恶心呕吐，耳鸣有闭塞感，泄水样便（日3次），口干不欲饮，舌边尖红，苔白厚欠润，脉弦弱，遂来诊。

辨证：风火上炎夹饮上蒙清窍，脾失转输，迫水饮下趋大肠所致。

治法：清热息风止眩。

处方：柴胡12g，黄芩6g，法半夏10g，党参20g，甘草5g，大枣10g，生姜5g，陈皮20g，茯苓15g，白术15g，泽泻15g，天麻10g，钩藤12g，菊花10g，山药30g，白芍15g。7剂，水煎服。

二诊2017年4月19日：服药3剂，眩晕息止，腹泻如泡沫状（1日2次），4剂尽，泄泻止，纳食增，耳鸣止，仍觉闭塞感，口仍干苦不欲饮，舌尖红，苔薄白。上方去山药、白芍，加蔓荆子10g，竹茹12g，石菖蒲6g，北沙参15g，桔梗10g。续服7剂，诸症渐退。后服香砂六君子丸以治其本，连服一个月告愈。追访1年余，眩晕未复发。

[按]眩晕的病因病机，概言之，不外风、火、痰、虚四字。如《黄帝内经》云"诸风掉眩，皆属于肝""髓海不足，则脑转耳鸣、胫酸眩冒""上气不足，脑为之不满，耳为之苦鸣，头为之苦倾，目为之眩"，皆言风、言虚。仲景论眩则主心、脾、肾阳虚，少阳火升，痰饮上逆。后世医家，则主火、主痰、主虚，各有偏重，经过长期临床实践，张老师认为风、火、痰、虚，既应有所区别和侧重，更应注意其相互之间的内在联系。盖以风为厥阴肝木之气，与少阳相火同居，二经互为表里。肝气逆，则风生而火发，且必夹木势而克脾土。脾病则运化无权，水液聚积而成痰饮。本虚标

实，综合为患，不可偏责。治疗原则，当急则治标，缓则治本，或标本同治。实践证明，眩晕发作时，痰饮上逆之象昭著，单纯议补，则缓不济急，难求速效；而直接补肾之药多有滋腻之弊，反而掣肘。若一味清火涤痰，又每易邪去而正亦伤，临证需随证化裁，则可扩大本方之运用范围。

2.患者姜某，女，32岁，职员，2016年3月22日初诊。

主诉：眩晕4年，加重7天。患者28岁时出现眩晕，发作时头昏目眩，耳鸣，呕恶，每年发作五六次。迁延不愈，时眩晕加重。近7天自感头昏目眩加重，甚至感觉天旋地转，不敢睁眼，眼球胀痛，视物有飘动感，耳鸣，手足震颤，干呕心烦。舌红苔薄白，脉沉细。

辨证：脾肾亏虚，风火痰上扰。

治法：补脾益肾，化痰息风。

处方：柴胡12g，法半夏10g，党参15g，黄芩6g，茯苓12g，陈皮10g，白术10g，甘草5g，泽泻30g，钩藤12g，菊花10g，天麻12g，生姜10g，白芍12g，生龙牡各30g。14剂，水煎服。

二诊2016年4月5日：服14剂后，头昏目眩、眼球胀痛、干呕、心烦明显减轻。效不更方，守服30剂，诸症基本消失，随访1年，未再发作。

[按]"少阳相火上炎，痰饮上逆"一语，可以推衍出眩晕的综合病因病机：风、火、痰、虚。对本病的治疗，遵治病求本，首重于脾，而所谓补脾，实为运脾和胃，因为运脾可化痰饮，绝生痰之源，和胃能止呕逆；脾健能御肝之乘，风、火、痰上扰的标象就可很快消除，治本与治标兼得。

糖痹康

[组成]黄芪30g，桂枝12g，白芍12g，苍术9g，当归15g，赤芍15g，川芎12g，牛膝12g，鸡血藤30g，桑枝30g，水蛭6g，丹参18g，炙甘草6g。

[用法]水煎服。

[功用]补气活血，化瘀通络。

[主治]消渴痹证。

[方解]方中黄芪为君药，性甘温，大补元气，使气旺血行，瘀血易散治其本，从而达到化瘀不伤正、补气不留瘀之功。当归、赤芍、鸡血藤等活血化瘀治其标，其中鸡血藤长于活血通络、直达病所，当归长于活血，有化瘀不伤血之功。《素问·痹论篇》曰："病久入络，荣卫之行涩，经络时疏，故不通，皮肤不营，故为不仁。"营卫和则脏腑气血和，营卫不和则五脏虚劳、络脉瘀滞，调气血则需调营卫。方中桂枝性辛甘而温，益气之中兼通脉，气旺血行，肌肤麻木得除，白芍性酸甘，养血合营，与桂枝相伍以调营卫和气血。炙甘草：调和诸药，引诸药达于四肢脉络止疼痛。诸药合用共奏补气活血、化瘀通络之效。

【张氏临证经验】

治疗糖尿病周围神经病变（消渴痹证）

[临床表现]肢体麻木，如有蚁行感，肢末时痛，多呈刺痛，下肢为主，入夜痛甚，气短乏力，神疲倦怠，自汗畏风，易于感冒，舌质淡暗，或有瘀点，苔薄白，脉细涩。

[辨证]气虚血瘀，脉络涩滞不畅。

[治法]补气活血，化瘀通痹。

[方药]糖痹康加减。

[附]病案举例

1. 患者赵某，女，53岁，职员，2016年11月1日初诊。

主诉：间断口渴乏力7年，加重伴双下肢疼痛3个月。患者7年前无明显诱因出现口渴、乏力，就诊于当地医院，诊断为2型糖尿病，口服格列齐特缓释片治疗，症状缓解，2年前因血糖控制不佳改用皮下注射诺和锐30R及口服盐酸二甲双胍片治疗，近3个月口渴乏力症状加重伴双下肢疼痛，未重视，症状未见好转，今日就诊我院门诊。现症见：口渴，乏力，双下肢疼痛，多呈刺痛，入夜尤甚，纳可，夜寐安，二便调。现观其下肢无畸形，无破溃，肤色正常，皮温正常，指压痕无，痛觉减退，温度觉减退，手/袜套感觉无，蚁走感无，足背动脉搏动可扪及，胫后动脉搏动可扪及。舌质暗，苔白，脉细涩。肌电图：1. 右胫神经、右腓总神经运动神经传导速度减慢；2. 右尺神经、右腓浅神经感觉神经传导速度减慢，诱发电位波幅降低。

辨证：气虚血瘀。

治法：补气活血，化瘀通痹。

处方：黄芪30g，桂枝10g，白芍15g，当归20g，赤芍15g，川芎15g，水蛭6g，鸡血藤30g，丹参20g，炙甘草10g，延胡索10g，三七5g。14剂，水煎服。

二诊2016年11月15日：患者口渴乏力症状减轻，双下肢疼痛症状减轻，夜间疼痛减轻，舌质暗，苔白，脉细涩。继续中药汤剂上方14剂，水煎服。

三诊2016年11月29日：患者诸症明显好转，舌质淡红，苔薄白，脉细。继续中药汤剂上方口服14剂，水煎服。

[按]消渴患者以气阴两虚者证型见多，气为血之载体，血液运行需要气的推动，如《读医随笔·承制生化论》曰："气虚不足以推血，则血必有瘀。"说明气虚血瘀则脉络涩滞不畅，引发消渴痹证。该患者消渴病史7载，病程日久，耗气伤阴，则见口渴、乏力；气虚推动无力，脉络瘀阻，不通则痛，故见肢体疼痛；舌质暗，脉细涩均为气虚血瘀之证。张老师认为气虚血瘀是消渴痹证发病的基本病机。中医以补气活血，化瘀通痹为治则。口服中药方中首选黄芪性甘温，大补元气，使气旺血行，瘀血易散治其本；当归、赤芍、鸡血藤、丹参、三七、水蛭等活血化瘀治其标；桂枝性辛温，益气当中兼通脉，气旺血行，肌肤麻木得除；白芍性酸甘，养血合营，与桂枝相伍以调和营卫；炙甘草调和诸药，引诸药达于四肢脉络止疼痛；诸药合用共奏药效。

[附]病案举例

2. 患者冯某，男，56岁，农民，2016年2月23日初诊。

主诉：间断口渴乏力5年，加重伴四肢麻木2个月。患者5年前无明显诱因出现口渴、乏力，就诊于当地医院，诊断为2型糖尿病，口服盐酸二甲双胍片，症状缓解，1年前因血糖控制不佳改用皮下注射诺和灵30R及口服盐酸二甲双胍片治疗，近2个月口渴乏力症状加重伴四肢麻木，未重视，症状未见好转，今日就诊我院门诊。现症见：口渴，乏力，四肢麻木，双足时痛，多呈刺痛，入夜尤甚，纳可，夜寐欠安，二便调。现观其下肢无畸形，无破溃，肤色正常，皮温正常，指压痕无，痛觉减退，温度觉减退，手/袜套感觉无，蚁走感无，足背动脉搏动可扪及，胫后动脉搏动可扪及。舌质淡暗，苔薄白，脉细涩。肌电图：①左胫神经、左腓总神经运动神经传导速度减慢；②左尺神经、左正中神经、左腓浅神经感觉神经传导速度减慢，诱发电位波幅降低。

辨证：气虚血瘀。

治法：补气活血，化瘀通痹。

处方：黄芪30g，桂枝10g，白芍15g，当归15g，赤芍15g，川芎15g，葛根15g，鸡血藤30g，牛膝15g，丹参20g，炙甘草10g，酸枣仁30g，夜交藤25g。14剂，水煎服。

二诊2016年3月8日：患者口渴乏力症状减轻，四肢麻木症状减轻，双足时痛，夜间疼痛减轻，夜寐欠安较前好转，舌质淡暗，苔薄白，脉细涩。中药汤剂上方基础上加桑枝30g，杜仲15g。14剂，水煎服。

三诊2016年3月22日：患者口渴乏力症状明显，四肢麻木症状明显好转，双足无疼痛，夜寐尚可，舌质淡红，苔薄白，脉细。口服中药汤剂上方基础上去酸枣仁、夜交藤、葛根，间断应用2个月余，以上不适症状均缓解，生活质量较前提高。

[按]该患者消渴病史5载，病程日久，耗气伤阴，则见口渴、乏力；病久入络，血脉瘀滞，肢体失养，故见肢体麻木、疼痛；舌质淡暗，脉细涩均为气虚血瘀之证。中医以补气活血、化瘀通痹为治则。口服中药方中首选黄芪性甘温，大补元气，使气旺血行，瘀血易散治其本而为君药；当归、赤芍、川芎、牛膝、鸡血藤、丹参活血化瘀治其标而为臣药；桂枝性辛温，益气当中兼通脉，气旺血行，肌肤麻木得除；白芍性酸甘，养血合营，与桂枝相伍以调和营卫；葛根甘辛性平，生津止渴、滋润筋脉；酸枣仁甘平，夜交藤甘平，二药伍用，养心安神；炙甘草调和诸药，引诸药达于四肢脉络止疼痛；诸药合用共奏药效。二诊时因患者四肢麻木症状未见

明显好转，遂加入桑枝、杜仲，诚如《药品化义》中提出桂枝"专行上部肩臂，能领药至痛处，以除肢节间痰凝血滞"，桑枝苦甘性寒，横行四肢，通络止痛，能疗四肢拘挛，二者同时使用，以达引药上行、温经通络之效，专治上肢麻木、疼痛者；《神农本草经》中亦提到杜仲"主治腰膝痛"，杜仲味甘性温，补肝肾、强筋骨，牛膝入肝肾经，可逐瘀通络，引血下行，二者共用，既可补益肝肾，又可引药下行，以达下肢病位，专治下肢麻木、疼痛者。两对对药，引药归经，直达病所，以期达到最大治疗效果。

双调方

[组成]附子15g，干姜15g，肉桂10g，巴戟天15g，生地15g，女贞子15g，墨旱莲20g，黄精50g，枸杞子15g，丹参15g，黄芪30g，山茱萸20g，砂仁6g。

[用法]水煎服。

[功用]阴阳双补。

[主治]消渴病。

[方解]方中生地、黄精滋阴补肾，生精填髓；附子、肉桂温补肾阳而祛寒，寓意阴中求阳、阴阳互补共为君药；山茱萸、枸杞子、女贞子、墨旱莲、干姜、巴戟天助君药养肝滋肾及温阳祛寒为臣药；丹参活血通络；黄芪甘温补气，力专性走全身，以推诸药，气旺血行以通络为佐药；砂仁补而不滞为使药。诸药合用共奏药效。

【张氏临证经验】

治疗糖尿病（消渴病）

350　[临床表现]小便频数，夜尿增多混浊如脂如膏，甚至饮一溲一，五心烦热，口

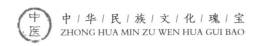
干咽燥，耳轮干枯，面色黧黑，畏寒肢冷，面色苍白，神疲乏力，腰膝酸软，脘腹胀满，食纳不香，阳痿，面目水肿，五更泄泻，舌淡体胖，苔白而干，脉沉细无力。

[辨证]阴损及阳，阴阳两虚。

[治法]阴阳双补。

[方药]双调方加减。

[附]病案举例

1.患者刘某，女，61岁，退休职员，2016年2月23日初诊。

主诉：间断口渴乏力15年，加重伴双下肢水肿3个月。患者15年前无明显诱因出现口渴，乏力，就诊于当地医院，诊断为2型糖尿病，口服盐酸二甲双胍片治疗，症状缓解，5年前因血糖控制不佳改用皮下注射诺和灵30R及口服盐酸二甲双胍片治疗，近3个月口渴乏力症状加重伴双下肢水肿，未重视，症状未见好转，今日就诊我院门诊。现症见：口渴，乏力，双下肢水肿，双足发凉，呃逆，纳差，夜寐欠安，尿频，大便溏。舌淡体胖，苔白而干，脉沉细无力。尿系列：尿葡萄糖（＋）。空腹血糖：7.8mmol/L。

辨证：阴阳两虚。

治法：阴阳双补。

处方：附子10g，干姜15g，肉桂10g，巴戟天15g，生地15g，女贞子15g，墨旱莲20g，黄精30g，枸杞子15g，丹参20g，黄芪30g，山茱萸15g，砂仁6g，旋覆花10g，代赭石10g。14剂，水煎服。

二诊2016年3月8日：患者口渴乏力症状好转，双下肢水肿、双足发凉、尿频、大便溏症状减轻，无呃逆，纳尚可，夜寐安，舌淡，苔白，脉沉细。中药汤剂上方去旋覆花、代赭石，余方14剂，水煎服。

三诊2016年3月22日：患者口渴乏力症状明显好转，双下肢无水肿，双足温，纳可，夜寐安，二便调。舌质淡红，苔薄白，脉沉细。继续中药汤剂上方口服14剂，水煎服。

[按]该患者年过六旬，平素肝肾亏虚，虚火上扰，消灼阴津，加之嗜食肥甘厚腻之品，损伤脾胃，耗伤气阴，故见口渴，乏力。日久阴损及阳，脾肾阳虚，温化无权，水湿不化，见双下肢水肿、双足发凉。肾阳虚衰，命门之

火不能上温脾土,脾失健运,故纳差。肾虚阳气衰微,不能化气摄水,水尽下趋,见小便频数。脾肾阳虚,阳虚内寒,大肠失固,见大便溏。方中生地、黄精滋阴补肾;附子、肉桂温补肾阳而祛寒,意为阴中求阳;山茱萸、枸杞子、女贞子、墨旱莲、干姜、巴戟天养肝滋肾及温阳祛寒;丹参活血通络;黄芪甘温补气,力专性走全身,以推诸药,气旺血行以通络;砂仁补而不滞;旋覆花、代赭石和胃降逆。诸药合用共奏药效。

[附]病案举例

2. 患者张某,男,55岁,职员,2016年11月1日初诊。

主诉: 间断口渴乏力13年,加重伴双下肢水肿1个月。患者13年前无明显诱因出现口渴、乏力,就诊于当地医院,诊断为2型糖尿病,口服盐酸二甲双胍片治疗,症状缓解,3年前因血糖控制不佳改用皮下注射甘精胰岛素及口服阿卡波糖片治疗,近1个月口渴乏力症状加重伴双下肢水肿,未重视,症状未见好转,今日就诊我院门诊。现症见:口渴,乏力,双下肢水肿,双足发凉,纳可,夜寐欠安,尿频,大便溏。舌淡体胖,苔白而干,脉沉细无力。尿系列:尿葡萄糖2+。

辨证: 阴阳两虚。

治法: 阴阳双补。

处方: 附子15g,干姜15g,肉桂10g,巴戟天15g,生地15g,女贞子15g,旱莲草20g,黄精50g,枸杞子15g,丹参15g,黄芪30g,山茱萸20g,砂仁6g,木香6g。 14剂,水煎服。

二诊2016年11月15日: 患者口渴乏力症状好转,双下肢水肿、尿频及大便溏症状减轻,舌淡,苔白,脉沉细。继续中药汤剂上方14剂,水煎服。

三诊2016年11月29日: 患者口渴乏力症状明显好转,双下肢略水肿,纳可,夜寐安,二便调。舌质淡红,苔薄白,脉沉细。继续中药汤剂上方14剂,水煎服。

[按]该患者素体肝肾亏虚,虚火上扰,消灼阴津液,加之嗜食肥甘厚腻之品,积热内蕴,损伤脾胃,耗伤气阴,故见口渴,乏力。日久阴损及阳,脾肾阳虚,温化无权,水湿不化,故见双下肢水肿、双足发凉。肾虚阳气衰微,不能化气摄水,水尽下趋,故见小便频数。脾肾阳虚,阳虚内寒,大

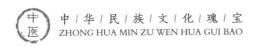

肠失于固摄，故见大便溏。方中生地、黄精滋阴补肾，生精填髓；附子、肉桂温补肾阳，寓意阴中求阳、阴阳互补；山茱萸、枸杞子、女贞子、旱莲草、干姜、巴戟天养肝滋肾及温阳祛寒；丹参活血通络；黄芪甘温补气，以推诸药，气旺血行以通络；木香、砂仁补而不滞。诸药合用共奏药效。

健脾方

[组成]太子参25g，葛根15g，白术15g，木香8g。

[用法]水煎服。

[功效]健脾化湿，益气养阴。

[主治]脾虚湿胜，气虚诸症，便溏，消渴，呕吐等。

[方解]太子参补中益气，健脾益胃；白术健脾助运以祛水湿；木香、辛香而燥，可以开胃醒脾，化湿浊行气止痛；葛根鼓舞胃气，发表升阳，清热解毒。纵观全方，共奏益气健脾、祛湿解热、升清益中之效。该方药性平和，温而不燥，太子参、白术平补，葛根、木香平泄，补中有泻，寓泻于补；补时不致气机壅塞，脾胃壅滞，泻时不致脏腑不耐，伐伤正气，为治泄之基本方剂。

【张氏临证经验】

一、治疗小儿腹泻（泄泻）

[临床表现]小儿腹泻、腹胀、肠鸣，面色萎黄，舌淡苔白，指纹淡红。

[辨证]脾肾阳虚，运化失司。

[治疗]健脾益肾，涩肠止泻。

[方药]健脾方加减。

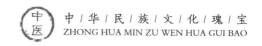

[附]病案举例

患者杨某，女，7岁，学生，2016年9月16日初诊。

主诉：腹泻伴腹胀3个月。患者3个月前因腹泻，于外院诊为急性肠炎，服痢特灵等药热退，腹泻次数减少，每日7～8次，量不多，为不消化大便，腹胀，肠鸣，纳呆，消瘦，睡眠不安，神疲气弱，面色萎黄，舌淡苔白，指纹淡红。

辨证：脾肾阳虚，运化失司。

治法：健脾益肾，涩肠止泻。

处方：太子参10 g，葛根10 g，白术10 g，木香5 g，藿香10 g，茯苓10 g，炙甘草3 g，补骨脂10 g，石榴皮6 g。7剂，水煎服。

二诊2016年9月23日：药后，大便成形，每日2次，睡眠有所改善，精神好转，指纹淡红。续服7剂。

三诊2016年9月30日：大便正常，每日1次，精神好，纳增。

[按]太子参、白术、茯苓、甘草健脾益气；葛根升阳止泻；藿香芳香化浊，消食助运；木香理气消胀，全方共奏升清健脾、化湿和中之效。自古以来中医就有"少不服参"之说，意思是对于生机勃勃的小儿来讲，不宜服用人参，故其他参类代替，取健脾益气之效。

二、治疗糖尿病（消渴病）

[临床表现]口干口渴，形体肥胖，胸腹痞满，舌体胖大等。

[辨证]脾虚湿胜。

[治疗]健脾化湿。

[方药]健脾方加减。

[附]病案举例

患者谭某，女，48岁，职员，2017年4月5日初诊。

主诉：糖尿病病史10余年，加重伴乏力2周，患者10余年糖尿病，应用过盐酸二甲双胍片、阿卡波糖片等药物，近2年，应用甘精胰岛素注射液降糖，血糖控制不理想，现症见：口干渴，渴不欲饮，形体肥胖，胸腹痞满，乏力，夜尿频多，寐可，夜尿频，大便调，舌体胖大，舌质暗，苔白腻，脉滑。尿系列：葡萄糖4+，空腹血糖9.8mmol/L。

辨证：脾虚湿胜。

治法：健脾化湿。

处方：党参25g，葛根15g，白术15g，木香6g，黄芪30g，山药15g，杏仁10g，白豆蔻20g，薏苡仁15g，苍术15g，茯苓15g。7剂，水煎服。并调整口服药剂量及胰岛素剂量。

二诊2017年4月12日：患者诸症较前好转，原方续服7剂。

三诊2017年4月19日：患者诸症较前明显改善，仍夜尿频多，原方加益智仁15g，桑螵蛸15g，14剂。空腹血糖：5.9mmol/L，尿系列：葡萄糖-。

[按]本例因病久脾虚生湿，临证以形体肥胖、口渴不多饮为特点，《景岳全书》：能食而渴者"白虎加人参汤"，不能食而渴者"钱氏白术散倍加干葛治之"，上中既平，不复传下消矣，张老师在方中加太子参、黄芪、山药有健脾化湿、升清降浊、益气养阴而不恋邪之弊，白术主补脾当为方剂之君。杏仁、白豆蔻、薏苡仁、苍术、茯苓淡渗利湿。

三、治疗胸闷（胸痹）

[临床表现]胸闷，气短，纳差，腹胀，大便干燥，舌质暗红，苔剥脱，脉沉细数。

[辨证]肺脾阴虚。

[治疗]养阴健脾，补肺益气。

[方药]健脾方加减。

[附]病案举例

患者黄某，男，65岁，退休工人，2014年5月12日初诊。

主诉：间断胸闷、气短2个月。患者既往有间质性肺疾病、慢性阻塞性肺疾病、肝硬化病史。就诊外院诊断为多菌感染，经多种抗生素、抗菌药物治疗后，病情好转出院。来诊时诉胸闷，气短，纳差，腹胀，大便干燥，舌质暗红，苔剥脱，脉沉细数。

辨证：肺胃阴虚气滞。

治法：养阴健脾，补肺益气。

处方：太子参25g，葛根15g，白术15g，木香9g，天花粉15g，芦根20g，焦三仙各25g，麦冬15g，茯苓20g，黄连6g，甘草6g，竹茹12g。7剂，水煎服。

二诊2014年5月19日：患者胸闷、气短减轻，大便干燥、饮食改善，腹胀消失，舌质暗红，较前诊稍润，苔剥脱，脉细数，予原方加薏苡仁30g。14剂，水煎服。

三诊2014年6月1日：患者胸闷、气短明显改善，饮食二便调，无腹胀等不适，舌质暗红，苔薄白，已无光剥苔，脉细。

[按]患者年老多病，由于多种广谱抗生素的使用，使口腔、胃肠道微生态失调，出现腹胀、纳差、大便干燥、舌质干，苔剥脱等症。中医辨证为肺与脾胃阴虚，脾失健运而气机阻滞。病初以脾虚气机阻滞为主，健脾理气，木香用至9g，同时也可防养阴之品呆滞之性。加竹茹、麦冬、天花粉以润养肺胃，黄连少量，因苦味可健胃，促进食欲。全方复诊时患者气机通畅，予肺胃同治，以润养肺胃为使脾胃得养，腹胀得减，食欲增加，大便通畅。主加薏苡仁以健脾除湿理气，使全方补而不滞，达到治疗目的。正所谓"观其脉证，知犯何逆，随证治之"。

四、治疗厌食

[临床表现]食欲不振，面色少华，大便时有偏稀，夹不消化食残渣，舌质淡，苔白稍厚，脉弦滑。

[辨证]脾运失健。

[治疗]运脾助纳。

[方药]健脾方加减。

[附]病案举例

患者李某，女，10岁，学生，2012年8月16日初诊。

主诉：食欲不振4周，患者4周前无明显诱因出现食欲减退，偶尔纳后腹部胀满不舒，或腹部隐痛，面色少华，未予治疗。现症见：饮食欠佳，纳后腹胀，时有腹痛，眠安，大便时有偏稀，夹不消化食物残渣，面色少华，鼻周泛青，咽不红，脐周轻度压痛。舌质淡，苔白稍厚，脉弦滑。

辨证：脾运失健。

治法：运脾助纳，开胃进食。

处方：太子参15g，葛根15g，炒白术15g，木香3g，山药15g，炒麦芽10g，炒谷芽10g，炒稻芽10g，砂仁3g，豆蔻3g，炙甘草10g，陈皮10g，白芍15g，茯苓15g。14剂，水煎服。

二诊2012年9月1日：患者服药后症状减轻，食欲渐佳，食量增加，未再出现腹胀，腹痛症状，面色转润，大便恢复正常。此乃脾气渐复，胃气渐开，肝亢渐平，肝脾之间渐趋平和。效不更方，继守前法，上方去陈皮、白芍，加白芷10 g以增疗效。继服14剂，诸症悉除。

[按]《育婴家秘·五脏证治总论》云："胃主纳谷，脾主消谷，饥则伤胃，饱则伤脾。"脾为阴土，得阳则运，胃为阳土，得阴则和。本病病位在脾胃，由于饮食不当、他病伤脾、先天不足、情志失调，日久损伤脾胃运化腐熟功能，脾运胃纳功能失健，气机不利，临床可见脾运不健诸证。《灵枢·脉度》中说："脾气通于口，脾和则口能知五谷矣。"方中除健脾方外，加山药、炒谷芽、炒稻芽、炒麦芽益气健脾开胃；砂仁、豆蔻行气化湿运脾，为开胃之要药，治疗儿童厌食应防止使用滋腻之品，注重使用砂仁、豆蔻等清爽醒脾开胃之药，同时强调抑木的重要性。

五、治疗糖尿病肾病（水肿）

[临床表现]出现水肿，倦怠乏力，头晕，畏寒，舌淡，苔白稍腻，脉沉细无力。

[辨证]脾运失健。

[治疗]运脾助纳。

[方药]健脾方加减。

[附]病案举例

患者李某，女，62岁，农民，2013年5月2日初诊。

主诉：反复出现水肿，乏力，尿中多泡沫半年。该患者2型糖尿病病史8年，近半年反复出现水肿，乏力，尿中多泡沫。现症见：倦怠乏力，头晕，畏寒，视物不清，失眠，肢体麻痛，纳食欠佳，舌淡，苔白稍腻，脉沉细无力，双下肢凹陷性水肿明显。空腹血糖12mmol／L，尿蛋白（＋＋）。眼科检查：糖尿病眼底病变。血压为140／80mmHg。

辨证：脾气亏虚，湿浊内阻。

治法：健脾益气，渗湿降浊。

处方：太子参20g，葛根12g，白术6g，木香6g，茯苓12g，山药15g，黄芪30g，桂枝10g，干姜6g，水蛭8g，车前子10g，大腹皮10g，茯苓皮10g。14剂，水煎服。

二诊2013年5月16日：患者双下肢水肿明显好转，乏力较前缓解，予原方黄芪50g，14剂续服。

三诊2013年5月31日：诸症减轻，空腹血糖为8.8mmol／L，尿蛋白（＋－）。继续治疗4周，空腹血糖为6.3mmol／L，尿蛋白正常。双下肢水肿消退、神疲乏力和畏寒等症状均已明显改善。

[按]脾胃为水谷之海，气血生化之源，五脏六腑四肢百骸全赖其所养。精气、血、津液因之而生，脾胃虚弱生化无能，津液匮乏燥热内生，则烦渴引饮，渐皮毛干枯羸弱困怠，久而不治。健脾方加减以补以升为主，太子参、黄芪补气，白术、茯苓健脾化湿补中有运；葛根升发清阳，生津止渴亦可解肌退热，一物而三美。大腹皮、茯苓皮利水消肿。木香气味浓郁，畅上下行表里之气，有补有运有升有降，脾阳得升，中气得复，周身得养，生机渐复。

六、治疗食欲不振（纳呆）

[临床表现]不思饮食，恶心欲呕，嗳气，精神不振，舌质淡，苔白厚腻，脉濡。

[辨证]脾运失健。

[治疗]脾胃虚弱。

[方药]健脾方加减。

[附]病案举例

患者张某，女，53岁，工人，2010年12月12日初诊。

主诉：不思饮食、恶心欲呕、嗳气、精神不振1个月。患者因心功能不全

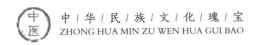
入外院就诊，患者自觉心悸、心慌、胸闷、气促，活动后为甚，给予营养心肌、扩张血管等治疗后略好转，近1个月，患者不思饮食，每天只能进食少量半流质饮食，仍需静脉补充营养，伴恶心欲呕、嗳气，精神不振，尿频，大便溏，舌质淡，苔白厚腻，脉濡。

辨证：脾胃虚弱，湿阻中焦。

治法：益气健脾，化湿和胃。

处方：太子参25g，葛根15g，白术15g，木香8g，焦三仙各25g，茯苓15g，藿香12g，法半夏12g，甘草3g。7剂，水煎服。

二诊2010年12月19日：患者食欲明显增加，无恶心呕吐、嗳气，大便成形，仍诉精神差，舌质淡，苔白稍腻不厚，脉濡，处以原方去法半夏，加砂仁6g、炙黄芪30g，共服14剂后，患者食欲正常，每餐可进食150～200g，舌质淡红，苔薄白，脉和缓有力。

[按]患者常常出现食欲不振、神疲乏力、腹胀、恶心欲呕，甚至呕吐等脾胃功能失调与气血不足的症状，为中医的"脾胃虚弱、湿阻中焦"之证。中医认为，脾主运化，为气血生化之源，脾不健运，水谷不能生化为精微而成湿浊，湿阻中焦，清阳之气不能上升，又反过来影响脾的运化功能。因此，在治疗上既要益气健脾，又要化湿和胃，升举阳气。方中太子参、白术，益气健脾，鼓舞中焦健运之权，藿香化湿和胃，葛根升举脾胃之清阳，使清阳得升，浊阴得降，同时尚有生津止渴之功，木香行脾胃之气，加焦三仙以加强健脾消食之力，合而用之，使患者脾胃健运，湿浊以化解，中焦气机得以升降，从而达到健脾消食、和胃化湿的目的。

七、治疗慢性肾炎（淋证）

[临床表现]尿频，尿急，腰痛等，舌淡，边有齿痕，苔薄白，脉滑数。

[辨证]脾虚失摄。

[治疗]健脾固摄。

[方药]健脾方加减。

[附]病案举例

患者张某，女性，39岁，个体，2018年3月21日初诊。

主诉：尿频，尿急，腰痛2周。患者尿频，尿急，腰痛，小便带泡沫，口干渴，腰酸乏力，双下肢无明显水肿，纳眠可，小便频，大便调。舌淡，边有齿痕，苔薄白，脉滑数。尿常规：蛋白（++），肾功能：正常，泌尿系彩超：未见异常。

辨证：脾虚失摄。

治法：健脾固摄。

处方：太子参25g，白术15g，葛根15g，木香6g，砂仁10g，白扁豆20g，茯苓10g，炙甘草6g，山药15g，芡实20g，大腹皮15g，茯苓皮15g。7剂，水煎服。

二诊2018年3月28日：诉服药一周后复查尿检尿蛋白逐渐转阴，复查尿常规正常，肾功能正常，无明显不适，舌边齿痕变浅，苔薄黄腻，脉细滑数。效不更方，原方14剂，水煎服。

[按]该患蛋白尿多因脾虚统摄无力，加之脾失健运，精微物质外泄所致，虽然多数患者临床并无症状，但治疗仍应以健脾固摄为主，同时兼顾固肾化湿。

理气祛湿方

[组成]陈皮20g，厚朴15g，茯苓20g，半夏8g，苍术15g，黄芪30g，甘草6g，生姜6g，大枣3枚。

[用法]水煎服。

[功效]理气健脾，化湿。

[主治]脾胃气虚，湿郁生热之证。

[方解]方中茯苓、半夏、陈皮益胃化湿，使湿去而阳气升发，黄芪补益上、中、下三焦之气，甘草健脾益气；加姜、枣调和，全方补中有泄，升中有收，补气与升阳并举，化湿而逐邪有路，全方共奏升阳益胃、健脾利浊之功。

【张氏临证经验】

一、治疗痞证

[临床表现]胃脘时有欠舒，饮食不慎容易呕吐，胸脘憋闷，痛经，舌红苔白，脉弦。

[辨证]脾虚肝郁。

[治疗]健脾疏肝理气。

[方药]理气祛湿方加减。

[附]病案举例

患者江某，女，31岁，职员，2010年5月31日初诊。

主诉：反复胃脘时有欠舒，饮食不慎容易呕吐2周。患者近2周反复出现胃脘部不适，食后易吐，胸脘憋闷，痛经，舌红苔白，脉弦。

辨证：脾虚肝郁。

治法：健脾，疏肝，理气。

处方：陈皮12g，厚朴12g，茯苓20g，半夏12g，苍术15g，黄芪30g，甘草6g，生姜8g，大枣3枚，香附12g，白术15g，砂仁6g，丹参25g。7剂，水煎服。

二诊2010年6月7日：药后胃脘已舒，寐安，经行腹痛未作，予效不更方，原方14剂。

[按]患者胃脘时欠舒，饮食欠慎则呕吐，舌苔白属于脾胃虚弱，湿阻中焦，方中陈皮、厚朴、黄芪、香附化湿理气，健脾养胃。白术健脾燥湿，加强益气助运之力；茯苓、半夏健脾渗湿，苓、术相配，则健脾祛湿之功益著。丹参活血通络，甘草益气和中，姜枣调和诸药。

二、治疗水肿（水肿）

[临床表现]全身多处水肿，纳呆，时泛呕恶，肢乏，舌质淡，苔白腻，脉沉细。

[辨证]脾肾亏虚，湿浊邪毒内蕴证。

[治疗]健脾祛湿，益肾祛浊。

[方药]理气祛湿方加减。

[附]病案举例

　　患者林某，女，48岁，工人，2014年3月8日初诊。

　　主诉：患者反复周身水肿半年。曾于外院治疗，诊断为慢性肾功能衰竭，口服激素治疗。既往无特殊病史。现症见：面色㿠白，纳呆，恶心未吐，肢体困乏，全身多处水肿，口苦口干，偶有耳鸣，夜间尤甚，腰膝酸软，寐欠安，小便日约800mL，泡沫尿明显，夜尿2次，大便自调。舌质淡，苔白腻，脉沉细。尿常规：尿蛋白（++），隐血（+++），肾功能：BUN19.18mmol／L，Scr815.7mmol／L，泌尿系彩超示：双肾结石。

　　辨证：脾肾亏虚，湿浊邪毒内蕴证。

　　治法：健脾祛湿，益肾祛浊。

　　处方：陈皮20g，厚朴15g，茯苓15g，半夏6g，苍术15g，白术12g，生黄芪15g，川黄连6g，泽泻15g，车前子15g，赤芍15g，焦三仙各15g，白芍15g，甘草3g。14剂，水煎服。

　　二诊2014年3月22日：患者自诉精神明显好转，诸症较前改善，复查示：尿蛋白+，尿隐血微量，守方续服1个月。诸症消。

[按]患者纳呆、呕恶、肢乏、水肿，张老师认为因慢性肾病患者多久服激素类药物，脾胃虚损，阳气屡弱，即使行补肾固摄也恐难以运化；择其升发脾胃阳气之先，通调代谢湿浊邪毒为后，更行补肾等法为其要义。患者舌质淡，苔白腻，脉沉细。综合分析即辨为脾肾亏虚、湿浊邪毒内蕴之证，治疗予健脾祛湿、益肾祛浊，兼以升发阳气，取效甚捷。

三、治疗咳嗽

[临床表现]咳嗽咯痰，色白，偶有黄痰，质稀，易咳，舌体胖质暗，苔薄黄腻，脉细滑。

[辨证]脾胃虚弱，湿热内阻。

[治法]健脾除湿，补气。

[方药]理气祛湿方加减。

[附]病案举例

患者张某，男，23岁，学生，2012年5月2日初诊。

主诉：咳嗽2个月余。2个月前感冒后出现咳嗽咯痰，痰色白，偶有黄痰，质稀，背痛，口苦，口干不欲饮，大小便正常，舌体胖质暗，苔薄黄腻，脉细滑。

辨证：脾胃虚弱，湿热内阻。

治法：健脾除湿，补气。

处方：陈皮20g，厚朴15g，清半夏10g，茯苓12g，生黄芪12g，党参10g，白芍10g，炒白术10g，苍术15g，羌活10g，独活10g，黄连6g，泽泻10g，防风10g，炙甘草6g。7剂，水煎服。

二诊2012年5月9日：患者咳嗽，痰白稀，二便调，舌脉如前。再予前方7剂，煎服法同上。

三诊2012年5月16日：咳嗽咳痰明显减轻，盗汗，牙痛，大便正常，口干，食欲减，舌胖暗苔薄黄，脉细滑。前方去黄连，加生石膏30g，浮小麦20g。7剂，水煎服。

四诊2012年5月23日：舌干愈九成，牙痛已消，已基本不咳，仍有痰，色白质稀，量少，二便可，纳可，舌胖暗苔薄黄，脉细滑。上方加生姜6g，7剂善后。

[按]年轻患者，脾胃虚弱，运化失司，痰湿内停，上渍于肺，肺失清肃，上逆而咳；脾胃气虚，复感外邪，则恶风寒，胸背痛；湿蕴化热，故口苦牙痛。以黄芪、陈皮、甘草益气健脾，四君子汤健脾化痰，羌活、独活、防风发表祛湿，黄连清热，故两月余之咳嗽很快向愈。

四、治疗眩晕

[临床表现]头晕目眩如坐舟船，头重如裹，耳鸣，劳累后尤甚，少气懒言，腰膝酸软，便溏，舌淡，苔腻，脉沉无力，右关尤甚。

[辨证]脾胃气虚，清阳不升，痰浊阻窍，脑窍失养。

[治疗]益气健脾，除湿化痰。

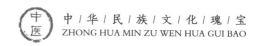

[方药]理气祛湿方加减。

[附]病案举例

　　患者吴某，女，68岁，退休职工，2017年3月12日初诊。

　　主诉：眩晕伴乏力5年余，加重7天。既往高血压病史，口服替米沙坦80mg，每日1次，口服；血压控制可。现症见：头晕目眩如坐舟船，头重如裹，耳鸣，劳累后尤甚，少气懒言，腰膝酸软，便溏，1～2次/d，时完谷不化，胃脘部痞胀，纳差，口中黏腻不爽，夜寐欠安，舌淡，苔腻，脉沉无力，右关尤甚。

　　辨证：脾胃气虚，清阳不升，痰浊阻窍，脑窍失养。

　　治法：益气健脾，除湿化痰。

　　处方：生黄芪30g，陈皮20g，茯苓12g，半夏12g，苍术12g，生晒参15g，炒白术10g，泽泻10g，厚朴12g，甘草8g，羌活10g，独活10g，焦三仙各15g，酸枣仁30g，合欢花20g。7剂，水煎服。

　　二诊2017年3月19日：服上方7剂后，诸症似有减轻，上方去羌活、独活，加远志、石菖蒲各15g，怀牛膝12g。7剂，水煎服。

　　三诊2017年3月26日：患者诸症明显改善，但腰膝酸软依旧，予脾肾双补之品7剂。后电话随访患者告知：以三诊方续服14剂，除劳累后尚有少许眩晕外，基本已愈。

[按]《素问·阴阳应象大论》云："清阳出上窍，浊阴出下窍。"脾虚不能升清，则浊阴不降，清窍失养，痰浊阻窍则头晕目眩，头重如裹。脾胃为后天之本，伤之则气血生化乏源，出现少气懒言、劳累乏力等症。脾主运化，运化无力则纳差、胃脘部痞胀，甚至完谷不化，水谷精微变生痰浊。明代医家张景岳曾指出："久病不已，穷必及肾。"加之患者年老，则腰膝酸软，又因患者久服药石损伤脾胃，故服法采用代茶饮，减轻脾胃负担。

五、治疗萎缩性胃炎（纳呆）

[临床表现]食少纳呆，胃酸，胃胀，四肢困重，舌质淡暗，苔黏腻，脉滑稍弦。

[辨证]脾胃湿胜。

[治法]健运脾胃，除湿。

[方药]理气祛湿方加减。

[附]病案举例

患者刘某，男，67岁，农民，2011年5月12日初诊。

主诉：反复食少纳呆，胃酸，胃胀2年。患者近2年活动后心悸、气短，反复食少纳呆、胃酸、胃胀，四肢困重，既往萎缩性胃炎病史。寐差、二便调，舌质淡暗，苔黏腻，脉滑稍弦。

辨证：脾虚湿胜。

治法：健运脾胃，除湿。

处方：黄芪30g，陈皮15g，清半夏10g，炙甘草10g，厚朴15g，茯苓20g，党参15g，炒白术20g，黄连15g，泽泻15g，防风10g，羌活15g，独活10g，酸枣仁30g。7剂，水煎服。

二诊2011年5月20日：主诉症状好转，效不更方，原方予14剂。

[按]胃炎为现代人常见病、多发病，慢性胃炎主要是由幽门螺杆菌感染所导致的胃黏膜慢性炎症，慢性萎缩性胃炎还与自身免疫机制异常密切相关。属于中医胃痞，该患者脾胃虚弱，运化失司，清阳不升，浊阴不降，方中茯苓、半夏、陈皮益胃化湿。

六、治疗喘证

[临床表现]气喘，咳嗽，周身乏力，纳可，寐安，二便尚可，舌胖暗，苔薄，脉细滑，尺沉弱。

[辨证]脾肾两虚，痰湿内阻。

[治法]补益脾肾，祛湿化痰。

[方药]理气祛湿方加减。

[附]病案举例

患者李某，男，60岁，退休工人，2014年7月30日初诊。

主诉：气喘、咳嗽2年。患者2年来气喘、咳嗽，于当地某医院诊为慢性阻塞性肺疾病、肺心病，心功能不全，应用泼尼松、乙酰半胱氨酸口服，症

365

状有所改善，目前服用甲强龙4mg，每日1次，无口渴，二便正常，气喘，咳嗽，咯白痰，量不多，质稀，纳食佳，眠安。舌质胖，暗苔薄，脉细滑，尺沉弱。既往吸烟史20余年。肺功能：重度阻塞型改变，支气管舒张试验阴性。

辨证：脾肾两虚，痰湿内阻。

治法：补益脾肾，祛湿化痰。

处方：陈皮10g，半夏10g，茯苓12g，炙甘草6g，苍术15g，黄芪30g，熟地黄30g，当归10g，山茱萸15g，泽泻10g，牡丹皮10g，大腹皮10g，山药15g，五味子6g。7剂，水煎服。

二诊2014年8月6日：患者仍活动后气喘，咯白痰，晨起痰量多，质稠，已停甲强龙，大小便调，夜尿2～3次。舌胖暗苔薄，脉滑尺弱。前方加党参20g，炒白术10g，健脾益气，14剂，服法同前。

三诊2014年8月20日：患者咳嗽，痰白黏，量少，精神改善，疾行时气喘，大便黏，不成形，小便调，口苦舌干，舌暗苔薄黄，脉细滑。予升阳益胃汤，生黄芪12g，党参10g，清半夏10g，陈皮6g，茯苓12g，炒白术10g，炙甘草6g，白芍10g，黄连6g，泽泻10g，羌活6g，柴胡6g，防风6g，当归10g，30剂，颗粒剂，冲服。

四诊2014年9月6日：患者咳嗽咯痰症解，活动后气喘明显减轻，活动量明显增大，大便成形，舌暗苔薄腻，脉弦滑。前方30剂颗粒剂续服。

[按]老年男性，咳痰作喘，舌胖脉细尺弱，考虑脾肾两虚，痰湿内阻，气失摄纳，故先以补肾纳气，化痰平喘。待激素撤减后，患者仍疾行作喘，大便溏黏，口苦舌干，考虑脾胃气虚，湿热下注，土不生金，肺金失养，转以升阳益胃汤治疗，方中以黄芪、党参、炙甘草组成保元汤健脾益气，六君子汤健脾化湿，羌活、柴胡、防风升清化湿，当归活血止咳。血旺气足，痰湿得化，而获痰消喘平之效。

糖见宁

[组成]黄芪50g，生晒参10g，山药15g，白术15g，炒苍术10g，枳壳10g，木香
　　　10g，五味子10g，地黄15g，淡竹叶15g，麦冬15g，黄精15g，天花粉
　　　15g，狗脊15g，知母15g，山茱萸20g，玄参20g，鳖甲20g，龟甲25g，石
　　　斛15g。

[用法]水煎服。

[功用]益气养阴，清热除烦。

[主治]气阴两虚。

[方解]张老师认为，黄芪为君药，健脾益气，升阳举陷。《汤液本草·草部》
　　　云："补五脏诸虚不足，而泻阴火，去虚热。"药理研究黄芪能促进
　　　机体代谢、抗疲劳、促进血清和肝脏蛋白质的更新；有明显的利尿作
　　　用，能消除蛋白尿；能升高低血糖，降低高血糖；能增强心肌收缩力，
　　　扩张冠状动脉和外周血管，降低血压，降低血小板黏附力，减少血栓
　　　形成；还有降血脂，抗衰老、抗缺氧，抗辐射、保肝的作用。臣药：
　　　麦冬可以养阴生津，润肺清心；石斛可滋阴清热，益胃生津；白术健
　　　脾益气，燥湿利尿，止汗。药理研究：能促进细胞免疫功能，有一定
　　　提升白细胞作用；还能保肝、利胆、利尿、降血糖、抗凝血、抗菌、
　　　抗肿瘤、镇静作用；山药补脾养胃，生津益肺，补肾涩精，《本草再
　　　新》谓山药能"健脾润肺，化痰止咳，开胃气益肾水，治虚劳损伤，
　　　止吐血遗精"。药理研究：对细胞免疫功能和体液免疫有较强的促进作
　　　用，并有降血糖、抗氧化等作用。人参大补元气，《名医别录》谓人
　　　参能"止消渴，通血脉，破坚积，令人不忘"。药理研究：强心，抗
　　　疲劳、增强机体免疫功能，增强性腺功能、有促进性腺激素的作用；能
　　　降低血糖。人参对血糖水平有调整作用，可使紊乱的代谢过程得以正常
　　　化。黄精《宁夏中药手册》谓其能"治消渴"，《本草汇言》云：枸

杞子能 "润肺生津，补肾填精"。上几药为臣，合用助君药补先天之气，补益肾精，使先天之元气充足，又有助于后天脾气之功，使气血生化之源不断。佐药：淡竹叶，功效清热泻火，除烦，利尿。《本草纲目》："去烦热，利小便，清心。"《生草药性备要》："消痰止渴，除上焦火，明眼目，利小便，治白浊，退热，散痔疮毒。"地黄，《本草经疏》云：生地为"肾家之要药，益阴血之上品"。天花粉，《神农本草经》云：天花粉"主消渴，身热、烦满大热、补虚安中，续绝伤"。玄参，《本草纲目》谓玄参能 "滋阴降火，解斑毒、利咽喉，通小便血滞"；知母能 "泻肺火，滋肾水，治命门相火有余"。鳖甲和龟甲能滋阴潜阳，养益肝肾，上几药用为佐以清热除烦。使药：炒苍术，枳壳，木香，山茱萸，狗脊，五味子，《医林纂要·药性》谓五味子能 "宁神，除烦满，止吐衄，安梦寐"。诸药合用共奏益气养阴治其本，滋阴清热，化浊解毒治其标，相辅相成，达到降血糖、降低尿蛋白，提高肾功能之功效，延缓并发症的进展。

【张氏临证经验】

一、治疗糖尿病肾病

[临床表现]尿浊，神疲乏力，气短懒言，咽干口燥，头晕多梦，或尿频尿多，手足心热，心悸不宁，双下肢水肿或不肿，舌体瘦薄，质红或淡红，苔少而干，脉沉细无力。

[辨证]气阴两虚，肾失开阖。

[治法]益气养阴，益肾固精。

[方药]糖见宁加减。

[附]病案举例

患者张某，男，65岁，退休职员，2017年5月2日初诊。

主诉：双下肢水肿2个月。患者有2型糖尿病病史20年，近2个月出现双下肢水肿，尿浊，神疲乏力，气短懒言，头晕多梦，手足心热，心悸不宁。

面色暗淡，舌质红，苔少而干，脉沉细无力，双下肢轻度水肿。即时血糖：12.3mmol/L。尿常规：尿糖（+++），尿蛋白（++）。

辨证：气阴两虚，肾失开阖。

治法：益气养阴，益肾固精。

处方：黄芪50g，生晒参10g，山药15g，白术15g，炒苍术10g，枳壳10g，木香10g，五味子10g，地黄15g，淡竹叶15g，麦冬15g，黄精15g，天花粉15g，狗脊15g，知母15g，山茱萸20g，玄参20g，鳖甲20g，龟甲25g，石斛15g。14剂，水煎服。

二诊2017年5月16日：患者水肿较前减轻，乏力明显好转，心悸症状消失，尿系列：尿蛋白1+。继续原方口服14剂。

三诊2017年5月30日：患者水肿消失，精神状态可。

[按]消渴病机以阴精亏损为本，燥热偏胜为标，消渴日久，阴损及阳，热盛耗气，则阴阳俱虚。肾阴阳亏虚，肾失固摄，致使水谷精微下注，而使尿浊；脾肾阳虚，脾失运化，水湿内停，肾阳不足，肾失蒸化，开阖不利，导致水液泛溢肌肤，则多为水肿。故临床张老师以糖见宁汤剂益气养阴为主，兼以清热除烦，补益脾肾，祛瘀化浊，疗效显著。

二、治疗消渴病

[临床表现]口渴多饮多尿，乏力，消瘦，头晕耳鸣，胸闷心悸，便秘，舌质红，苔少，脉沉细。

[辨证]气阴两虚。

[治法]益气养阴。

[方药]糖见宁加减。

[附]病案举例

患者李某，女，77岁，退休工人，2017年7月11日初诊。

主诉：口渴多饮多尿，乏力5个月。患者近5个月无明显诱因出现口渴多饮多尿，乏力，消瘦，便秘，舌质红，苔少，脉沉细，空腹血糖：8.5mmol/L。尿常规：尿糖（+++）。血压：130/80mmHg。

辨证：气阴两虚。

治法： 益气养阴，生津止渴。

处方： 黄芪30g，山药20g，天花粉30g，知母20g，葛根20g，五味子10g，党参25g，麦冬25g，枸杞子20g，黄精25g，熟地黄25g，木香10g。14剂，水煎服。

二诊2017年7月25日： 患者服上方口渴多饮乏力减轻。测空腹血糖7.1mmol/L，餐后2h血糖10.6mmol/L。继服上方14剂，临床症状基本缓解，偶有乏力，纳可，二便可。

三诊2017年8月8日： 患者诸症消失。

[按]张老师认为老年性糖尿病以阴虚为发病关键，初始多见阴虚热盛，阴虚在肺肾，热盛在肺胃，随着疾病的进展及正气的消耗，呈现气阴两虚证。此时气虚以脾气虚为主，阴虚以肾阴虚为主，治疗上以益气健脾、滋肾养阴为治疗原则。患者年龄较大，年老体弱，加之嗜食肥甘厚味，饮食不节，损伤脾胃，运化失司，气津生化乏源，由此导致消渴气阴两虚。方中黄芪、山药、党参益气健脾，天花粉、知母、麦冬、葛根养阴生津，熟地黄、枸杞子、黄精滋补肾阴，诸药合用，共奏益气养阴之功，疗效显著。

三、治疗自汗

[临床表现]自汗，动则加剧，心悸头晕，胸闷气短，神倦乏力，面色萎黄，纳差，舌质淡红，苔少，脉细或弱。

[辨证]气阴两虚，心血不足，心不敛汗。

[治法]益气养阴，健脾补血，宁心敛汗。

[方药]糖见宁加减。

[附]病案举例

患者张某，女，67岁，退休工人，2017年8月2日初诊。

主诉： 自汗1年。患者近1年操劳过度，出现多汗，动则加剧，心悸头晕，胸闷气短，早醒梦多，神倦乏力，面色萎黄，纳差，二便尚调。

辨证： 心脾两虚，气血不足，心不敛汗。

治法： 健脾养心，益气补血，宁心敛汗。

处方： 炙黄芪50g，党参15g，白术15g，当归10g，桂圆肉10g，茯神10g，

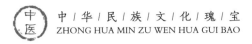

远志10g，酸枣仁10g，地黄15g，广木香10g，浮小麦30g，麻黄根30g，炙甘草5g，五味子10g，麦冬15g，黄精15g，石斛15g。7剂，水煎服。

二诊2017年8月9日：服药7剂后，汗出减少，余症减轻。舌淡苔薄，脉细。心系症状较多，加丹参15g。服药14剂，诸症消除。

[按]《灵枢·营卫生会》曰："夺血者无汗，夺汗者无血。"指出血汗同源。《医宗金鉴》："心之所藏，在内者为血，发于外者为汗，汗者心之液也。"张老师指出，血为心所主，汗由心所生。本例患者长期忧思劳累，损伤心脾，气血亏虚，心不敛汗，汗出异常。心藏神而主血，脾主思而统血，劳思过度，心脾气血暗耗。心血不足则见汗多、心悸、胸闷、气短、头晕、早醒、梦多。脾气亏虚则神疲乏力，纳谷不香。面色萎黄，舌淡苔薄白，脉细弱均属气血不足之象。脾为气血生化之源，《灵枢·决气》曰："中焦受气取汁，变化而赤是谓血。"方中黄芪、党参、白术、甘草补脾益气以生血，使气旺而血生；当归、桂圆肉补血养心；茯神、酸枣仁、远志、浮小麦、麻黄根宁心敛汗；木香理气醒脾，以防补益气血药滋腻碍胃。复诊加丹参，《妇人明理论》记载："一味丹参，功同四物"，加强宁心敛汗之力。诸药合用共奏健脾养心、益气补血、宁心敛汗之功，效果较好。

滋阴通络汤

[组成]玄参25g，麦冬15g，五味子20g，枸杞子25g，地黄15g，当归20g，川芎15g，桃仁20g，红花15g，牛膝25g，全蝎5g，白芍20g，党参30g，黄芪20g。

[用法]水煎服。

[功用]滋阴潜阳，镇肝息风，化瘀通络。

[主治]阴虚风动。

[方解]张老师认为，方中用玄参、枸杞子、地黄、五味子、麦冬滋阴，党参、

黄芪益气；桃仁、红花、川芎、当归、全蝎等活血化瘀；牛膝补肝肾，
引经通络；白芍养血，柔肝敛阴，平抑肝阳诸药共用以达疗效。气虚明
显者，黄芪加量，或加党参、人参；口角流涎，言语不利者，加石菖
蒲、远志以化痰宣窍；兼痰热者，加天竺黄、瓜蒌、胆南星以清热化
痰；心悸、失眠者，为心气不足，加炙甘草、桂枝、酸枣仁、柏子仁，
以温经通阳，养心安神；心烦失眠者，可加珍珠母、夜交藤以镇心安
神。小便频数或失禁者，为气虚不摄，加桑螵蛸、金樱子、益智仁以温
肾固摄；便秘生白术量稍大，麦冬、葛根以滋阴润肠。肢体无力，麻木
者，可加桑寄生、杜仲、牛膝以补肝肾，强筋骨。

【张氏临证经验】

治疗中风病

[临床表现]半身不遂，口舌㖞斜，言语不利，手足心热，肢体麻木，五心烦
　　　　热，失眠，眩晕耳鸣，舌红或暗红，苔少或光剥无苔，弦细或弦细
　　　　数。

[辨证]阴虚风动，上扰脑络。

[治法]滋阴潜阳，镇肝息风。

[方药]滋阴通络汤加减。

[附]病案举例

　　患者李某，女，50岁，工人，2016年11月15日初诊。

　　主诉： 右侧肢体活动不利伴语言不利1天。患者于1天前无明显诱因突然
出现右侧肢体活动不利，语言不利，无头晕头痛，无恶心呕吐，无耳鸣，无
神昏抽搐及二便失禁，就诊我院，查头CT：颅内多发脑梗死、脑软化灶、脑
缺血灶、脑萎缩。现症见：右侧肢体活动不利，不能行走，语言不利，无头
晕，无耳鸣，纳可，口渴多饮，乏力，腰膝酸软，饮水偶有呛咳，视物可，
夜寐可，二便可。舌质暗红，苔白腻，脉细涩。血压：150/80mmHg，语言謇
涩，左侧肢体肌力Ⅴ级，右侧肢体肌力Ⅱ级，右巴宾斯基（+），既往2型糖

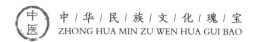

尿病病史6年，未系统用药治疗，即时血糖9.8mmol/L。

辨证：阴虚风动，上扰脑络。

治法：滋阴息风，化瘀通络。

处方：党参30g，白芍20g，麦冬15g，枸杞子25g，玄参25g，地黄15g，当归20g，川芎15g，桃仁20g，红花15g，牛膝25g，全蝎5g，黄芪20g，茯苓15g，白术15g。14剂，水煎服。

针刺（内关、三阴交、极泉、委中、尺泽等）每日1次，康复：良肢位摆放，手法康复，肢体功能锻炼治疗，并嘱注意饮食及控制血糖。

二诊2016年11月29日：患者右下肢不利较前好转，可站立搀扶缓行，继服原方30剂，再诊可靠拐杖行走。

[按]中风病临床上以猝然昏仆、不省人事，半身不遂、口眼㖞斜，语言不利为主症的病证，病因病机总属，肝肾阴虚为本，风、火、痰、气、瘀为发病之标。明·戴思恭《证治要诀·消瘅》中曰："三消久之，精血既亏，或目无所见，或手足偏废，如风疾。"明确指明消渴日久可以导致中风偏瘫。张老师认为，本证中风病证型以肝肾阴虚、气血亏少为本，兼夹风、火、痰、气、瘀。究其原因均以瘀血为主，加之肝肾阴虚亦是中风重要病机，治疗中以滋阴息风、化瘀通络为总体治疗原则，辨证论治，取得满意的疗效。该患者年老体衰，元气已虚，加之消渴病久，阴损气耗，阴阳两虚，阳气虚则运血无力，阴血虚则血行滞涩，致气虚不能鼓动血脉运行，血行乏力，脉络不畅而成阴虚风动，上扰脑络之证。瘀阻脑脉，则见半身不遂，语言不利，肢体瘫软；气虚血不上荣故面色白，气虚不摄则短气乏力。肝为刚脏，体阴而用阳，内寄相火，赖肾水以濡养。若房劳过度，精血暗耗，或久病失养，耗伤真阴，皆令阴不足而阳有余，阴不制阳，相火妄动，虚风内生。虚风上扰横窜经络，故见半身不遂，言语不利；阴虚则生内热，虚热内扰，则心烦不寐，五心烦热；肾精不足，脑髓不充，则头晕耳鸣。治法：滋阴息风，化瘀通络。方中重用枸杞子、地黄，麦冬以滋阴，党参、黄芪益气；桃仁、红花、川芎、当归、赤芍、全蝎等活血化瘀。诸药共用以达疗效。

解郁安神汤

[组成]酸枣仁30g，茯神15g，合欢皮15g，柏子仁15g，陈皮15g，柴胡20g，川
　　　芎15g，香附10g，枳壳15g、芍药15g，炙甘草10g。

[用法]水煎服。

[功用]疏肝解郁，养心安神。

[主治]胸闷心慌，胁肋胀痛，失眠多梦。

[方解]方中以柴胡功善疏肝解郁，用以为君。香附理气疏肝而止痛，川芎活血
　　　行气以止痛，二药相合，助柴胡以解肝经之郁滞，并增行气活血止痛
　　　之效，共为臣药。陈皮、枳壳理气行滞，芍药、甘草养血柔肝，缓急
　　　止痛，均为佐药。甘草调和诸药，为使药。诸药相合，共奏疏肝行气之
　　　功。方中酸枣仁养心补肝，宁心安神，生津，为安眠之圣品，柏子仁养
　　　心安神，茯神宁心，安神，利水，合欢皮解郁，和血，宁心。专治心神
　　　不安，忧郁失眠。张老师认为，肝郁气滞和失眠互为因果，肝郁气滞导
　　　致失眠，失眠会加重肝郁气滞，所以，先疏肝解郁再养心安神效果更
　　　佳。

【张氏临证经验】

一、治疗郁证

[临床表现]情绪低落，胸闷心慌，胁肋胀痛，善太息，时时悲伤欲哭，失眠多
　　　　　梦，舌红少苔，脉弦。

[辨证]肝郁气滞。

[治法]疏肝解郁。

[方药]解郁安神汤。

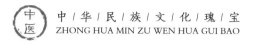
[附]病案举例

患者张某，女，59岁，退休工人，2017年6月2日初诊。

主诉：间断口渴乏力10年，加重伴情绪低落1个月。患者于10年前无明显诱因出现口干口渴多饮多尿症状，于当地医院诊断为2型糖尿病，曾应用多种降糖药物治疗，血糖控制不稳定，时高时低，半年前出现手足麻木、视物模糊症状，就诊于医院诊断为糖尿病周围神经病变，糖尿病视网膜病变（Ⅲ期），自觉精神及经济压力增大，糖尿病并发症已出现，生活无望，就诊前一个月出现情绪低落，口渴乏力症状加重，偶遇胸闷心慌，胁肋胀痛，胃胀，善太息，时时悲伤欲哭，出现幻觉，视物模糊，手足麻木刺痛，纳差，夜寐差，多梦，二便可，舌暗红少苔，有瘀斑瘀点，脉弦。

辨证：肝郁气滞，气阴两虚兼瘀。

治法：疏肝解郁，益气养阴，活血化瘀。

处方：柴胡12g，陈皮10g，白芍30g，川芎12g，枳壳15g，香附10g，甘草6g，黄芪30g，天花粉15g，太子参30g，丹参30g，山药10g，生地10g，郁金15g，远志10g，茯神12g，鸡血藤15g，海风藤15g，炒酸枣仁50g。14剂，水煎服。

二诊2017年6月20日：患者口渴乏力、胁肋胀痛、胃胀症状好转，情绪稳定，睡眠安，但仍有胸闷心慌，手足麻木刺痛症状，患者胃气已通，仍需加强活血化瘀力度，上方去枳壳，鸡血藤、海风藤剂量调整至25g，加蜈蚣1条，续服14剂。

三诊2017年7月5日：患者诸症皆见好转，舌上瘀斑瘀点明显减少，血糖控制平稳，空腹血糖：6～7mmol/l，餐后2h血糖：8～9mmol/L，续服上方14剂，后电话回访，患者血糖控制平稳，症状基本消失。

[按]患者消渴日久，阴虚为本，燥热为标，耗伤阴液，灼伤气血，故见气阴两虚，出现口渴乏力症状加重，本患情绪抑郁不舒，焦虑难解，肝郁气滞，故有胸闷心慌，胁肋胀痛，胃胀，善太息，时时悲伤欲哭，出现幻觉的症状，气机失于条达，无法正常推动血液运行，形成血液壅滞导致血瘀形成，故出现手足麻木刺痛、视物模糊等糖尿病并发症症状，阴不敛阳，则见失眠多梦，舌暗，苔暗红少苔，有瘀斑瘀点，脉弦。张老师认为，本患

辨证为气阴两虚兼瘀证复又肝郁气滞，加重了气滞血瘀。治当疏肝解郁，活血化瘀，益气养阴。方用柴胡疏肝散合自拟滋益方加减，方中柴胡为疏肝解郁之要药；白芍直入肝经，疏肝且缓急止痛；陈皮、枳壳辅助陈皮以行气；香附则行气活血，为血中之气药；黄芪补气；天花粉生津止渴；山药、生地滋阴、辅助降糖；茯神、远志、酸枣仁交通心肾、助睡眠；郁金既有疏肝解郁，又有活血通络之功，予丹参以活血通络；鸡血藤、海风藤活血化瘀，止痹痛、甘草调和诸药。诸药合用，证药相符，共筑疏肝解郁、活血通络、益气养阴之功。从本案亦可看出，糖尿病患者以气阴两虚为本，兼有血瘀，复又肝郁气滞，从而加重了血瘀，治疗上肝疏瘀解，才能气通瘀化，再加上益气活血，相得益彰，疗效显著。

二、治疗失眠（不寐）

[临床表现]不易入睡，睡而易醒，醒后不能再睡，或时醒时寐，严重者彻夜不眠，伴有心烦或心悸，多梦易惊醒，健忘，神疲等症状。

[辨证]肝郁气滞，阴阳失调。

[治法]疏肝解郁安神。

[方药]解郁安神汤。

[附]病案举例

患者程某，女，35岁，无业，2018年6月5日初诊。

主诉：失眠半个月，患者于半个月前被工作单位辞退而心情郁结，继而失眠，不易入睡，睡而易醒，多梦易惊，伴脾气暴躁、心烦、神疲健忘，舌红，少苔，脉弦细。

辨证：肝郁气滞，阴阳失调。

治法：疏肝解郁，调节阴阳。

处方：柴胡12g，陈皮10g，白芍30g，川芎12g，枳壳15g，香附10g，甘草6g，百合30g，合欢花15g，远志10g，茯神12g，珍珠母10g，炒酸枣仁50g，柏子仁20g。14剂，水煎服。

二诊2018年6月20日：诸症较前好转，患者自诉口苦，予上方加龙胆草6g，续服14剂，后随访症状好转。

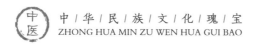

[按]本患因情志不遂，肝气郁结，肝郁化火，邪火扰动心神，脏腑机能紊乱，气血失和，阴阳失调，阳不入阴而致不寐。故本病例系因肝气郁滞、阴阳失调所致诸症，治病求本，故予疏肝解郁、调节阴阳为主要治疗原则，方用解郁安神汤治疗。方中柴胡、白芍疏肝解郁，陈皮祛湿行气，枳壳辅助陈皮增强行气之力，香附、川芎则行气活血，茯神、远志、酸枣仁、柏子仁交通心肾、助睡眠，百合、合欢花除烦，珍珠母安神定惊，炙甘草调和诸药，诸药合用，共达疏肝解郁、调节阴阳之功。

滋益方

[组成]黄芪50g，黄精30g，党参30g，白术15g，丹参15g，葛根15g，天花粉15g，茯苓15g，陈皮15g，山茱萸15g，生地15g。

[用法]水煎服。

[功用]益气养阴。

[主治]消渴诸证（多饮，多食，多尿，形体消瘦）。

[方解]方中黄芪、党参、白术益气健脾；生地滋肾填精；黄精补益脾阴而固精；山茱萸甘酸敛阴；天花粉甘苦微寒以生津止渴，三药相伍共达益气养阴，生津止渴；丹参活血化瘀；陈皮理气宽中，诸药合用，共达益气养阴之功。

【张氏临证经验】

治疗糖尿病（消渴病）

[临床表现]口干口渴，多饮多尿，消瘦乏力，舌质红，苔薄白，脉细涩。

[辨证]气阴两虚。

[治法]益气养阴。

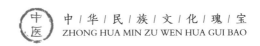

[方药]滋益方加减。

[附]病案举例

患者董某，男，64岁，退休工人，2018年7月8日初诊。

主诉： 间断口渴多饮多尿3年，加重伴乏力1周。患者于3年前无明显诱因出现口渴多饮多尿症状，形体逐渐消瘦，无善食易饥，无心悸眼突，无颈部肿大，就诊于当地医院，诊断为2型糖尿病，口服磷酸西格列汀片治疗，症状缓解，近1周症状加重并伴有乏力症状，为求系统治疗而来诊。症见：口渴多饮多尿，乏力，五心烦热，纳可，夜寐欠安，小便可，大便干。舌质红，苔薄白，脉细涩。

辨证： 气阴两虚兼瘀。

治法： 益气养阴，活血通络。

处方： 黄芪50g，黄精30g，党参30g，白术20g，丹参15g，葛根15g，天花粉15g，茯苓15g，陈皮12g，山茱萸15g，生地15g，桃仁15g，红花15g，酸枣仁35g。14剂，水煎服。

二诊2018年7月22日： 患者口渴多饮多尿症状较前好转，睡眠仍较差，上方加柏子仁25g，合欢皮25g，首乌藤25g。14剂，水煎服。

三诊2018年8月10日： 患者症状较前好转，血糖平稳，嘱监测血糖，病情变化随诊。

[按]患者久病耗气伤阴，肾精亏虚，加之饮食不节，损伤脾胃，运化失司，气津生化乏源，气虚故见乏力；津亏不能上承于舌，故见口渴、多饮；气虚膀胱气化固摄无权，故见多尿，舌质红，苔薄白，脉细涩，均为气阴两虚兼瘀之象。故予益气养阴、活血通络之滋益方多有疗效。张老师于本方中巧用对药来治疗消渴病：①生地黄、生黄芪：生地黄味厚气薄，具有滋肾阴凉血，养血润燥，凉血止血，生津止渴之功，生黄芪则补中益气，升阳，固腠理，二者合用，益气生津，健脾补肾，有效防止饮食精微漏泄，使尿糖转为阴性，具有降血糖、降尿糖之功；②葛根、丹参：葛根轻扬发散，既能解肌退热，生津止渴，又能扩张心脑血管，改善血液循环，降低血糖，丹参活血化瘀，祛瘀生新、凉血镇静安神，也具有降低血糖的作用，葛根伍用丹参，相互促进，生津止渴，通脉活血，使气血流畅，提高

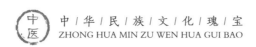
降糖疗效。此药对多用于气滞血瘀，气阴两伤，症见"三多"症状，或舌紫黯，有瘀斑、瘀点等血瘀症状的消渴病患者，还适用于长期糖尿病合并血管并发症的患者。